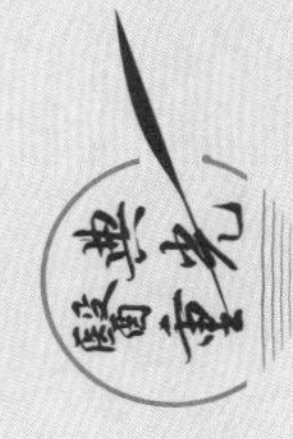

珍版海外中醫古籍善本叢書

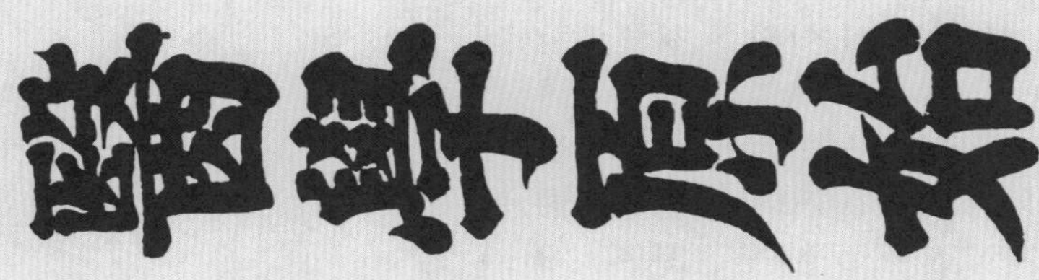

醫學原始

清·王宏翰　著輯

張志斌　整理

人民衛生出版社
·北京·

版權所有，侵權必究！

圖書在版編目（CIP）數據

醫學原始 /（清）王宏翰著輯；張志斌整理．—北京：人民衛生出版社，2024.3

（醫典重光：珍版海外中醫古籍善本叢書）

ISBN 978-7-117-34799-0

Ⅰ. ①醫…　Ⅱ. ①王…　②張…　Ⅲ. ①中醫生理學—中國—清代　Ⅳ. ①R223

中國國家版本館 CIP 數據核字（2023）第 189168 號

醫典重光——珍版海外中醫古籍善本叢書

醫學原始

Yidian Chongguang——Zhenban Haiwai Zhongyi Guji Shanben Congshu

Yixue Yuanshi

著　　輯：清·王宏翰
整　　理：張志斌
出版發行：人民衛生出版社（中繼綫 010-59780011）
地　　址：北京市朝陽區潘家園南里 19 號
郵　　編：100021
E - mail：pmph @ pmph.com
購書熱綫：010-59787592　010-59787584　010-65264830
印　　刷：北京雅昌藝術印刷有限公司
經　　銷：新華書店
開　　本：889 × 1194　1/16　印張：50.5　插頁：1
字　　數：430 千字
版　　次：2024 年 3 月第 1 版
印　　次：2024 年 4 月第 1 次印刷
標準書號：ISBN 978-7-117-34799-0
定　　價：689.00 元
打擊盜版舉報電話：010-59787491　E-mail：WQ @ pmph.com
質量問題聯系電話：010-59787234　E-mail：zhiliang @ pmph.com
數字融合服務電話：4001118166　E-mail：zengzhi @ pmph.com

醫典重光

珍版海外中醫古籍善本叢書

叢書顧問

王永炎

真柳誠［日］

文樹德 (Paul Ulrich Unschuld)［德］

叢書總主編

鄭金生

張志斌

叢書整理凡例

一、本叢書旨在收載複制回歸的海外珍稀中醫古籍。子書的書名一般以扉頁名稱爲準。無書扉頁者，以其卷首所題書名爲準，但『新刊』『新編』『校正』『家傳』之類的修飾詞不放進書名。

二、每種古醫籍之前有『提要』，主要介紹作者（朝代、姓名字號、籍貫，生活時間、簡要生平、業績、撰寫此書的宗旨等），書籍名稱，卷數，影印底本的基本形制、刊刻年代、堂號、序跋題識等，主要内容與特色，以及書目著録與底本流傳簡況。

三、叢書中的每種子書均依據影印本的實際標題層次編制目録。卷數與卷名爲一級，篇名爲二級。必要時出示三級目録。其中本草書的藥名爲最後一級。單純醫方書收方甚多者以歸納方劑的方式（如病名、功效等）爲最後一級目録，收方不多者可以方名爲最後一級目録。凡新擬篇目名均用六角符號『〔〕』括注。

四、影印本對原書內容不刪節、不改編，盡力保持原書面貌，因此原書可能存在的某些封建迷信內容，以及當今不合時宜的藥物（如瀕臨滅絶的動植物等）不便刪除，請讀者注意甄別，切勿盲目襲用。

五、本叢書采用影印形式，最大限度地保留原書信息，如眉批、句讀、圈點、補注、批語、印章、墨丁等，并保持古籍筒子頁甲面、乙面的對照關係，以及一切對版本鑒定、學術研究有價值的重要信息。在此基礎上，本叢書爲體現影印本的文獻價值和應用價值，將仔細檢查有無錯簡、缺頁現象，若有則盡力予以調整、補缺，并在不損傷原書文字的前提下，盡力消除污髒殘損痕跡，以利閲覽。

提要

醫學原始九卷爲醫學基礎理論及針灸書，清王宏翰著輯於康熙二十七年（1688）。康熙三十一年（1692）體仁堂初刊，此本今國内僅殘存前四卷。另日本存有據初刊本抄成的江户時期抄本全帙，此即今影印本底本。

一、關於作者

今底本各卷卷首署名『王宏翰著輯』。『著』『輯』爲兩種不同的撰述方式，合用於同書，即相當于『撰』。王宏翰，字惠源，號浩然子，清康熙間雲間（今上海松江）人。王氏有家傳儒學的深厚根底，其祖王國臣、父王廷爵皆爲儒士。王宏翰自幼『勤習儒業，博學遍覽，因母病癖，潛心岐黄，參究有年』（韓菼序），可見家傳儒學的經歷對作者探討醫理確有深刻的影響。

王宏翰自叙介紹了其所學淵源：『從師討究，博訪異人，而軒、岐、叔和、仲景、東垣、河間諸家，及天文、坤輿、性學等書，羅核詳考。』由此可知除傳統儒學、醫學之外，王氏還得到了『異人』『性學』之傳。他説的『異人』，指明末清初在華的西洋傳教士。據考王宏翰世受西學影響，廣涉西書，且入天主教❶。其書明確提到的西士有意大利天主教耶穌會傳教士艾儒略（Julio Aleni）、高一志（Alphonso Vagnoni）。其中艾儒略所著性學觕述（1624年刊），介紹人體五官功能、各種知覺及壽夭生死之理；高一志所著空際格致則介紹古希臘四元行説及若干解剖知識。王氏所云『性學』，即西洋教士闡發西洋靈魂與身體相關的性命之學。這些與中醫傳統理論迥然不同的西來之學，給王宏翰以『撥雲睹日』般的震撼，也給他所撰醫學原始增添了新的内容。

二、主要内容與特點

『醫學原始』，即探究醫學的本原，性命的『本來之原』。王氏引進西説，謂『元神、元質』乃人立命之原。『元質』又本於『四元行』（火、氣、水、土），『資飲食而成四液，繇四液以發知覺，而五官、四司，得以涉記明悟』，從而使人具有不同於其他生物的靈性。王氏進而論五臟六腑，解釋胎生（先天）病原；又

❶ 范行準明季西洋傳入之醫學卷一對此有詳細介紹。

於各臟腑之下，詳論經脈絡穴起止病原；兼述周身俞穴主病及針灸補瀉之法。以上卽醫學原始的主體内容。

醫學原始前兩卷主述『立命之原』，運用西來性命之學，解釋人之受形立命本原，胎分男女之因，元神與靈性、元質與知覺的關係，并闡釋『四元行』理論體系的構成與運用，以及『四液』（黄、黑、白、紅四種體液）的形成與作用。此外，又詳述人知覺相關的外五官（視官、聞官、嗅官、啖官、觸官）、内四司（總知、受相、分别、涉記），解釋與腦功能相關的印象、甄别、記憶、寤寐睡夢等，其中許多理論與中醫傳統理論完全不同。

該書其餘七卷，内容與風格爲之一变。卷三至卷五，次第介紹中醫的經脉營衛呼吸、骨度、内景。然后以脏腑爲綱，每一臟腑先出圖説与脉診，次列相應的經脉腧穴圖説，講述經絡循行途徑與相應的腧穴位置。卷六論奇經八脉及其病狀。卷七至卷九以腧穴主症爲中心，介紹各種針灸治療方法，與臨床聯繫密切。要之，該書前兩卷内容屬於中醫基礎理論，後七卷則屬針灸學範疇。

王宏翰醫學原始屬於早期引進西醫知識較多的中醫著作之一。其中使用的許多新名詞術語，被日本醫家翻譯西醫書籍用作參考。王宏翰介紹的『四元行』『四液』等説乃是西方舊式傳統理論。至明末清初，西方醫學在解剖、血液循環等方面的新發現、新理論迭出，舊式理論日漸式微，不受待見。而在中國，其時傳統陰陽五行、氣血營衛理論根基深厚，如日中天，與臨床結合緊密，故很難理解、接納外來的『四元行』『四液』等學説。儘管其中腦主記憶等説頗爲新鮮誘人，卻無法動搖中醫理論的根基。因此，清初出現的醫學原始雖然在考察西醫傳入具有重要的參考價值，卻無法對當時的中醫理論體系産生影響。也因此該書雖經刊行，清代卻再無翻印本，在中國也無全帙存世。

三、影印底本

據醫學原始現存的序與自序，可知該書在撰成後數年就由體仁堂刊行。但此後清趙魏竹崦庵傳鈔書目著録了王宏翰醫學原始，其卷數卻僅爲一卷❶，可見殘損嚴重。國内中華醫學會上海分會圖書館藏康熙初刊本醫學原始，亦僅殘

---

❶ 轉引自李茂如等編著的歷代史志書目著録醫籍匯考。

存前四卷。該殘本於 1989 年被作爲明清中醫珍善孤本精選十種之一影印問世[2]。該書諸序均未提及原書卷數，影印本『内容提要』也未檢查書中内容，就斷言該書四卷[3]。據王宏翰自敘，其書『一藏一府之下，詳論經脉絡穴起止病原，分列每經正側細圖，致内照灼然，及奇經八脉之奥，亦并陳綴』。則康熙殘本卷四之後還應該有胃、小肠、大肠、膀胱四腑，以及奇經八脉。故謂該書全帙爲四卷并非事實。

二十一世紀初，在從日本搶救複制回歸中國散佚古醫籍時，發現日本國立公文書館内閣文庫尚存有王宏翰醫學原始江户抄本全帙，遂將其複制回歸。該抄本八册，書號：302–83。抄本首爲手繪底本扉頁，題字爲『致知格物洞徹性理 / 雲間王惠源先生著 / 醫學原始 / 體仁堂藏板』。據此可知，該抄本的底本即康熙體仁堂刻本。該本依次有康熙三十一年韓菼序、繆彤序、徐乾學序，

[2] 見明清中醫珍善孤本精選十種收録的醫學原始。

[3] 上海科學技術出版社 1989 年出版的醫學原始的『内容提要』稱『醫學原始四卷』，實误。

康熙二十八年沈宗敬序，二十七年王宏翰『醫學原始自敘』。比初刊殘本還多出繆彤序。此後爲原書目録，其中卷四之目後，還有五到九卷的目録，其内容與王宏翰自敘所言吻合。其後爲正文。對照現存康熙初刊本，抄本雖無版框行格，但其每半葉九行，行二十字，與初刊本全同，據此，可以認定此江户時期抄本的底本就是康熙間體仁堂刻本，該抄本高27.4釐米，寬18.6釐米，無抄寫人名。

此江户抄本卷首有藏書印六枚，依次爲『石川文庫』『多紀氏藏書印』『江户醫學藏書之記』『大學東校典籍局之印』『圖書局文庫』『日本政府圖書』。此六印中，除『石川文庫』之印來源不明外，其餘五印，均爲收藏者所鈐。該書曾爲多紀家藏書，後歸江户幕府官辦醫學館，明治間再轉藏大學東校、圖書局文庫、内閣文庫。

將日本江户抄本與康熙刻殘本比較，前者爲全帙九卷，還有殘刻本所無的繆彤序，後者僅殘存四卷，且現代已有影印本，故本次影印選用日本江户時期抄本爲底本。江户抄本卷二原脱兩葉，卷四有十九葉裝訂錯簡，則依據康熙殘本予以訂補。

目錄

❶ 本論第五頁末句爲『……已成精血也』，下接首句爲『夢有正夢邪夢……』之頁，此兩頁之間原脱四頁，今據清康熙三十一年體仁堂刻本補。

❶ 此下原187葉右頁『……單乳蛾』之後，錯簡19葉（至『治以三棱鍼……』頁之前），今據清康熙原刻本乙正。

❶ 心包絡圖説考：原無。據原目録補。其下原錯簡，與『肝臟圖説考』相連，今據清康熙原刻本乙正。

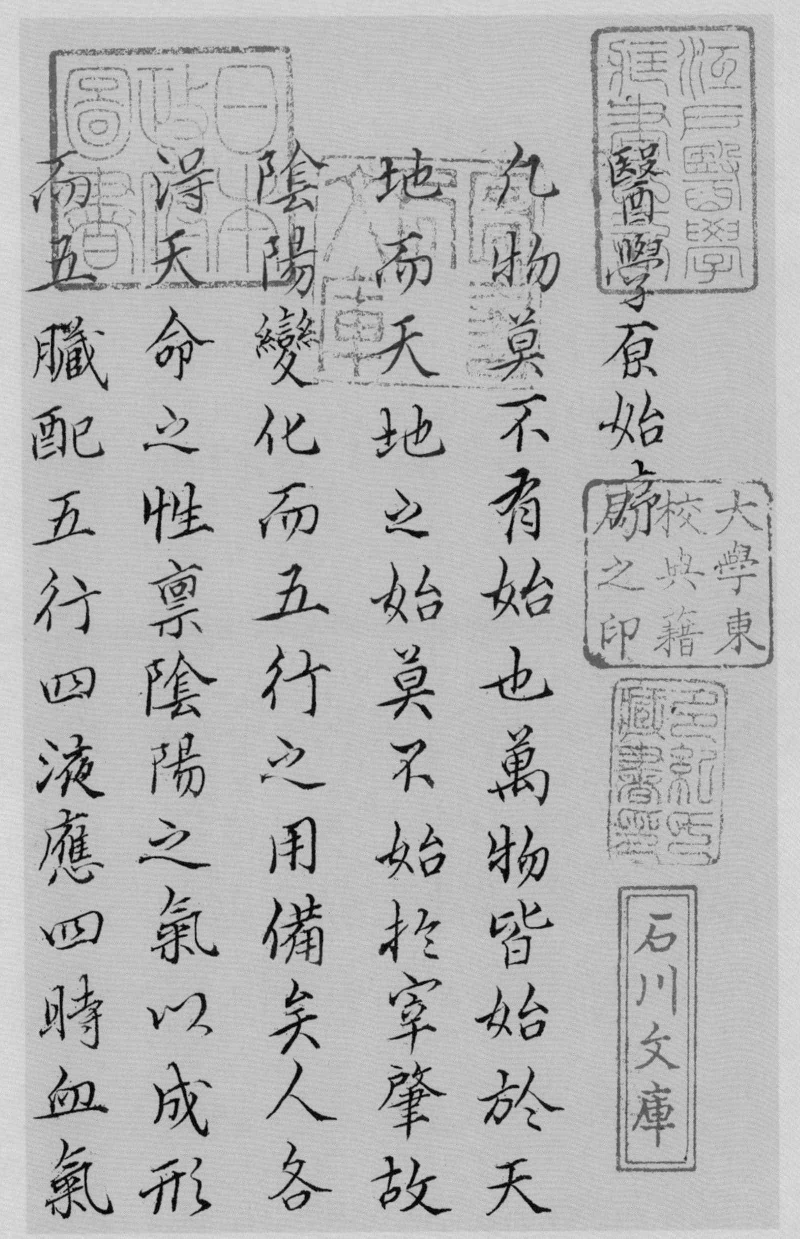

醫學原始序

凡物莫不有始也萬物皆始於天地而天地之始莫不始於穹肇故陰陽變化而五行之用備矣人各得天命之性禀陰陽之氣以成形而五臟配五行四液應四時血氣

大學東校典籍局之印
石川文庫

盛則精神旺血氣舛則疾病生此自然之理也帝王之治民也善者因之其次利導之其次教訓之其次整齊之沉潛剛克高明柔克依然有風雨雷霆之化焉岐伯之治病也亦猶是而已察其體之虛實

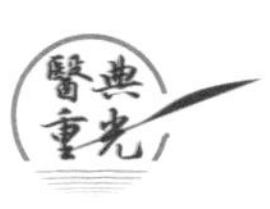

強弱按其脉之浮沉遲數孰為寒
涼甘苦孰為君臣佐使利用溫補
利用攻下以視天地春溫秋肅各
協其宜原始之義大矣哉王子惠
源少時勤習儒業博學遍覽因母
病癖潛心岐黃叅究有年著醫學

原始一書問序於余夫醫理微奥余亦何敢輕言今觀王子所著皆闡達性學之理如元神元質一説指人心道心之精一又受形男女之論明受賦五命之本詳知覺運動之機定五官四司之委悉五行

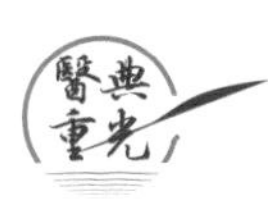

之性自古未辯而王子辯以金木
皆歸於土不得為元行立火氣水
土為四元行種種卓然精確皆補
先哲之未發又寤寐瞻夢之理前
人言之未能盡善而王子立論獨
宗儒理其藏府經脈無不備詳明

確真探源星宿登峯造極宜乎王母之病霍壽藝此王子隱孝之明驗也抑又聞王子為文中子之裔河汾家學獨得其傳故其為書元元本本皆有精義融貫其間善哉醫始也神乎其道矣爰為之序

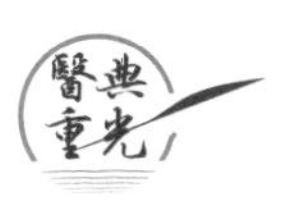

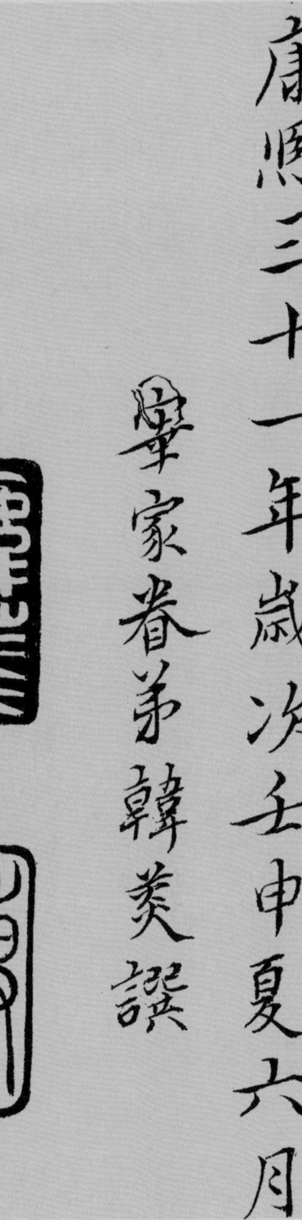

康熙三十一年歲次壬申夏六月

年家眷弟韓菼譔

醫學原始序

古聖法天地生成之德，極羣黎陷溺之危、立德立言垂爲訓典，其所以覺世淑民者、莫不有治身心保性命之道、以傳諸奕禩、故神農黄帝俶貸岐伯君相咨訪，孜論得失，著

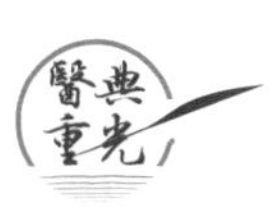

為不易之經。意旨淵深、道法具備，世寶其言、人尊其術，歷億萬載而不敢不尸祝之者，誠有見乎以爲道之足以佐理治平也。然留心未易言矣。古帝曰：上藥養命，中藥養性，其理原于吾儒明心見道之學。慎習

復性之功，推而廣之，顯而充之，以葆元衛本，不失其爲粹養之士。上而凜危微之旨，以盡性知命，可底聖賢之域。蓋防于未然，謹于已然者，貴治於未病之先，非俟既病而後藥之也。未可視醫爲小道而不

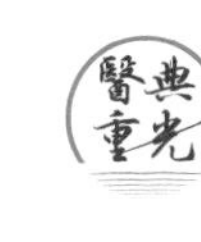

關乎天人性道之旨也。故古之論醫者，必具人能知天。地。神。祇。之次。能明性命吉凶之數，審虛實之分，定順逆之節，貫徹達幽，不遺細小，然後謂之良醫。王子慮源折肱，斯道久矣。形之著述，有醫學原始一

書具闡天人。性理者、有揆乾坤蘊奧者、次論生人形氣變動之端、陰陽夢覺之理、而後剖明臟腑脈絡之旨者、探其本、抉其微、參之古籍、佐以名言、皆補前哲所未發、益人壽世、振聾啓瞶、利濟之功、豈

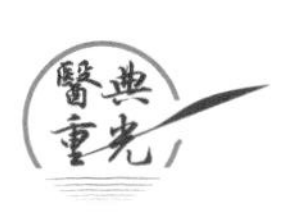

淺鮮哉其書付梓垂峻問序于余
余嘉其遠宗近攷别有會晤與人
世守專家之業行之於草木之性
湯散成方之論循其末流而不識
其本原之所在者豈可同年而道
哉是書也洵足以備心保命佐理

治平傳諸弁禩也夫是爲序

康熙三十一年歲次壬申仲春吉旦

年家眷弟綏彤譔

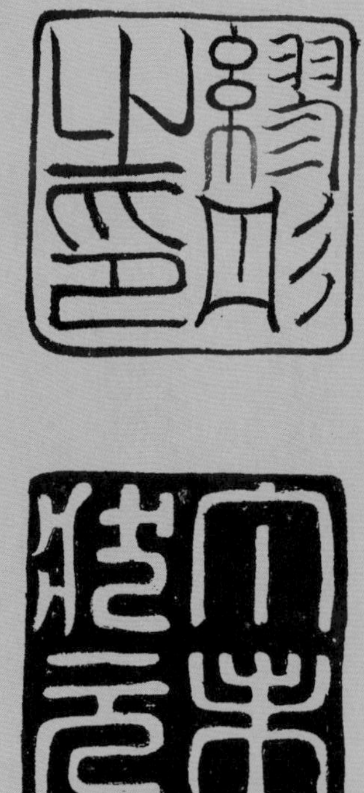

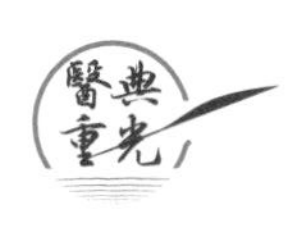

醫學原始序

聞昔人有言曰先秦燔經籍獨存醫學種植卜筮之書然歷世久遠六經具在而醫藥種植卜筮之書雖不經秦火至於今無一存者余嘗讀漢書藝文志醫經凡七家經

方十一家俱二百餘卷可謂盛矣今按志考之自黄帝内外經以下雖藏書之家蓋什不得二焉豈非昔人之言信而有徵歟雖然書之傳係乎其術之精術之不精雖著書汗牛終同於草木之榮華鳥

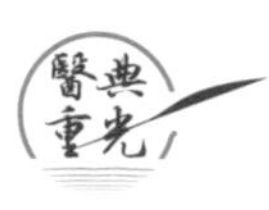

獸好音之過耳矣苟能精其術則輯古之要攄己之得以拯救生靈開示來學如漢如唐如宋元明號神醫者已慮數十家皆有論著班班可考後之讀者奉其書守其成規未嘗不凜如蓍蔡炳如日星夫

豈盡如昔人所唯者耶王子惠源儒也精乎醫有聞於時又能苦心斯道於後世經方傳授之外別有所會著醫學原始一書大卒能探其大本大原之所在而發以名論闡性命之理明天地之道盡陰陽

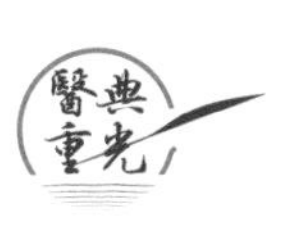

之秘非如今之專家治之藥性脈訣僻隘而固陋者甚書殺青岳竟欲余一言弁其首曰非公言不可以信今傳後夫余固不知醫者雖有言何足以不朽惠源獨惠源之書自可以信今傳後則余之附名

是書當亦所不廢也是爲序

康熙三十一年歲次壬申中秋日

年家眷弟徐乾學譔

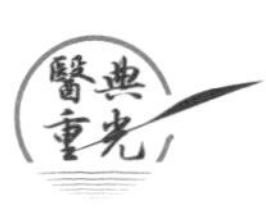

醫學原始序

渺衆慮而廣生生之道者惡乎宜哉具將起軒岐於荒古咨倉扁於冥漠乎曰是殆不然吾聞作者為聖述者為明作者固神靈首出洞曉陰陽深達造化具於疾病死亡如觀掌中奄窠鑒於微茫窮於香渺故其著為書

也元元本本殚見洽聞述者亦頗異
特達格物窮理知白守黑其於寒暑
燥濕如辨水中淄澠探之茫茫索之
冥冥故其輯為編也洋洋灑灑日照
月臨依古以來作者既已倫畧則神
而明之者孰不賴乎述者哉雖然世
氏綿邈閫醫理而明醫學者文成數

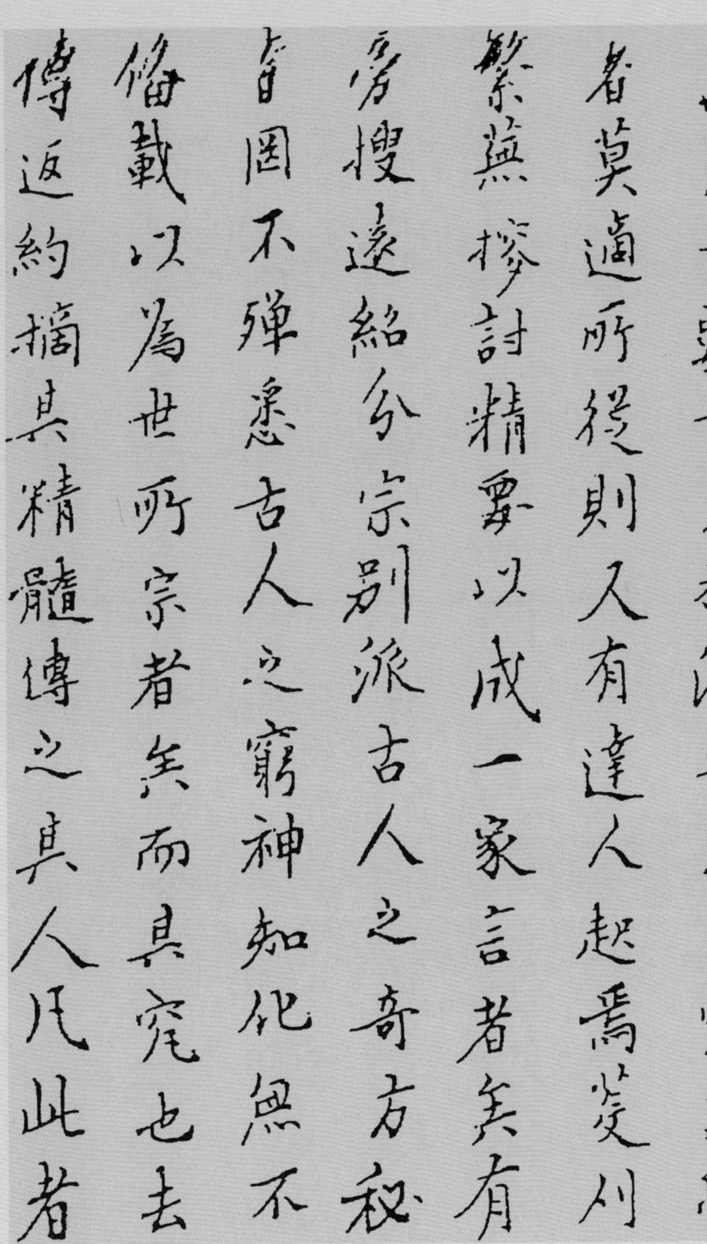

萬其旨數千充棟汗牛莫可究詰學者莫適所從則人有達人起焉芟刈繁蕪摻討精要以成一家言者矣有旁搜遠紹分宗別派古人之奇方秘旨罔不殫悉古人之窮神知化無不備載以為世所宗者矣而其究也去博返約摘其精髓傳之其人凡此者

述不一家要其探本窮源彰往察來不爽累黍其揆一也而又何述之非聖哉吾郡王子慮源與婿倩顏子掞咸風雨討究嘗與余稱其醫理精深明性道之原究人身生長之徵參天地造化之機以所著醫學原始索予一言為序夫王子乃文中子之裔而

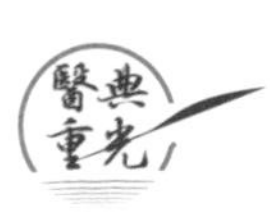

儒本家傳因知其操程朱之奧明太
極西銘之理以儒宗而演羲黃之學
宜其闡發之精也而立論元神元質
性命之本又詳五官四司知覺之原
如燭照而數計直發千古之奧其究
原致疾之根條晰百脈經絡如響應
而影從其參考四行之原開前哲之

未發講究寤寐睡夢之由啓後學之迷蒙也使讀者知人之所以尊生與人之所以慎疾莫不防微杜漸之思為何待望而知之之謂神聞而知之之謂聖始稱奇術哉孔子言聽訟非難與訟為難王子以治疾非貴謹疾為貴真得聖門之心傳而讀書糟粕

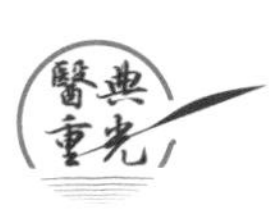

之謂歟故曰醫者意也書猶筌蹄也
變而通之測乎神參而互之存乎識
勿藥有喜存乎機此固王子編書之
意而予之所為心識其所以然者也
是為之序

旹

康熙二十八年歲次己巳桂月朔旦

賜進士第翰林院庶吉士

年家眷弟沈宗敬拜撰

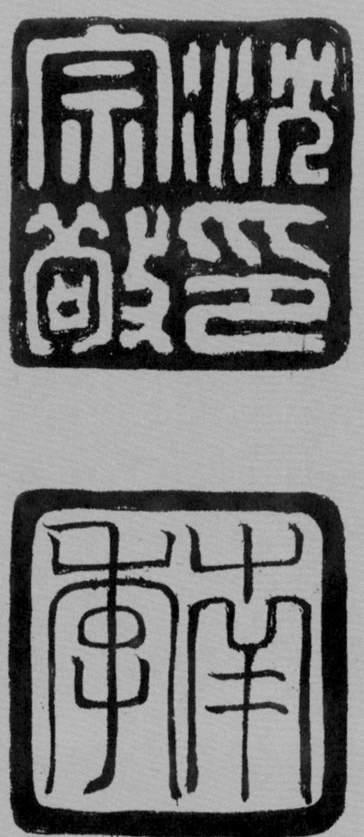

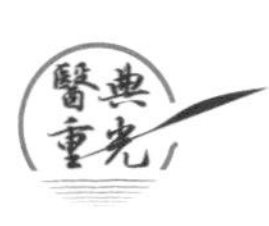

醫學原始自敘

蓋聞憂於道者神清，精於學者靡暇，是以學問之原，須應致知格物，而格學之功，莫不有機焉。余少苦志業儒，因慕古人有言不為良相則為良醫，然良医豈易言哉。上知天文氣運之變化，下達地理萬物之質性，中明人事情欲之乘克，庶幾醫學之原在於斯矣。愚雖不敏，每思人之性命，於天而本來之原，務須明確不致貿々虛於是從師討究，博訪異人，而軒岐、叔和、仲景、東垣、河間諸家，及天文、坤輿、性學等書，羅挍詳攷，而天地造化之理，五運六氣之變遷，人身氣血之盈虛，藏府經絡之病機，悉皆參論。至於人之受命本來，最為關切，先儒雖有諄諄之論，今儒務末置而不講，雖有論者，俱多遠儒近釋，大医大儒道原二理，亦豈憒憒。予愚慨性命之學不明，今而幸聞，凡究確而得於心者，不敢私秘，

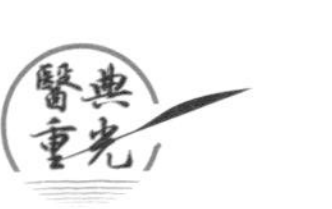

首立元神元質一説明人道之生機上帝賦畀之本原一燭了然不使誘入修煉旁門之悞次論受形男女之分別知受賦立命之原命既立矣而元質生機原係四元行締結資飲食而成四液錄四液以發知覺而五官四司得以涉記明悟主寤寐臨夢前人論而不確或言夢乃魂出而成殊不知魂合身生魂離身死豈有魂遊千萬里之外而一喚即歸醒之理乎又道家

託言出神遠遊虛幻妄誕之談俱經分晰理明又五藏六府其中各有胎生之原病如心藏偏歛弱小者心脆心脆則善病消癉熱中肺藏合腋張脇者肺下肺下則善脇下痛医途此症皆不明有靈素何以知其原人醫不知經絡猶夜行無燭是以一藏一府之下詳論經脉絡穴起上病原分列每經正側細圖致内照朗然及奇經八脉之奧亦並陳緻至周身俞穴主病針灸

補瀉之法俱經詳悉而引經用藥之理靡不由
斯允昔賢與儒說不出於醫而有關於性旨者
亦辯悉而著之間以不揣之愚附管窺以綴其
中皆出乎性學之實理不敢以臆為度也使學
者知變化曲折之深得探性命之原亦未必不
於是而得之豈止醫道云乎哉付諸梨棗以公
於世若當吾世有高明之彥積乎學之深而更
得其淵源為余臆之所未及者猶幸而望其教

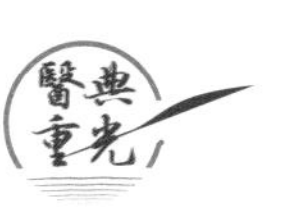

我以教天下者也

康熙二十七年端月下浣

雲間浩然子王宏翰自譔

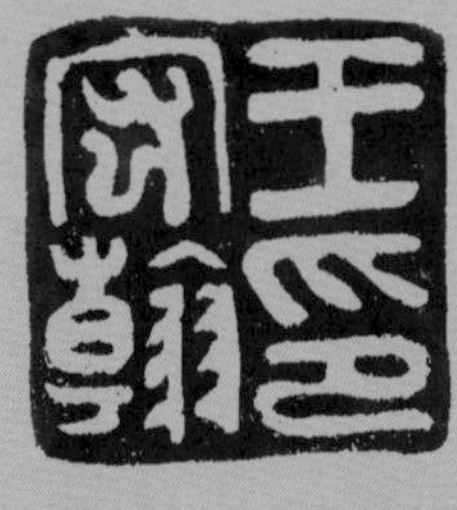

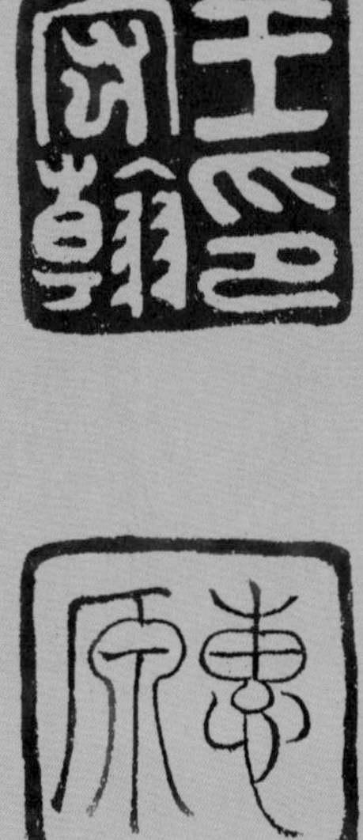

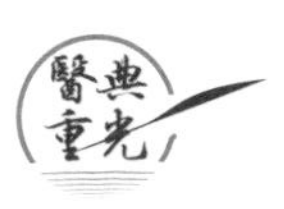

醫學原始　目錄

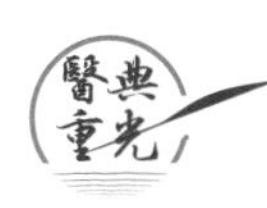

四卷

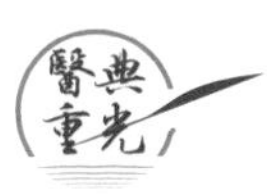

五巻

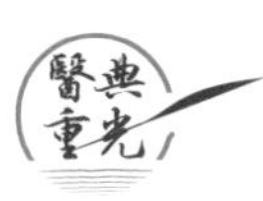

六卷

七卷

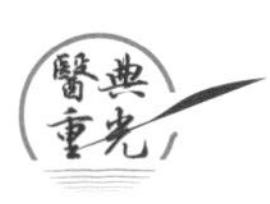

八卷

九卷

醫學原始　卷之

雲間浩然子悳源王宏翰著輯　男　聖來王兆文
聖發王兆武　參較

天人合一論

人受天命之性，稟陰陽媾合以成形，肢體百骸知覺運動，無不與天地相合，故曰人乃一小天地也。但大醫大儒，道無二理，學宜窮理格物，務得致知之功，庶可與講儒而論醫。然儒能窮危微精一之奧，明修身治平之道，致斯民於衽席之間者，始可稱之爲大儒醫

大學東校典籍局之印
石川文庫

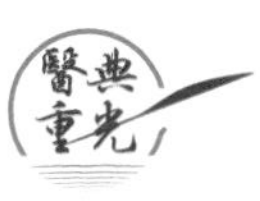

能格致物性參究天人性命之旨宗儒理而斥旁門
使人均沾回春之澤者始可稱之爲大醫是以上古
聖賢念切生民疾病之危立經立典垂訓萬世而靈
素諸書俱講究藏府脉絡之委病機經穴之奥立九
針詳運氣極悉民疾盡善盡美矣則知格物性命之
學天地風雷變化之理上古聖神良有真傳歷洪水
遭秦火書籍散亡莊列淮南輩突出立言荒唐幸賴
程朱諸儒援溺挽頽性學一明惜乎宋儒以後講道
學辨性命往往不入於禪則流於老至失大學明德

真旨今余得遇西儒黎天講性溯源而至堯舜孔孟
其理惟一既明性命之本則知吾儒之途明亮正大
原無徑竇可以駁雜也立元神元質之論明上帝賦
畀之原乾坤絪緼之奥則知人身之小天地與覆載
之大天地兩相胞合原無旁門可以假借混淆也既
明性命之旨而受形之理前人議論各立已見據此
驗彼不能兩徵余彙集諸朱聖濟等諸言辨悉而約
不易之論嗣音艱難者得以廣種庶無歧途之歎參看
性原脉鑑又記心一端思想之機納像之庫藏無不從總

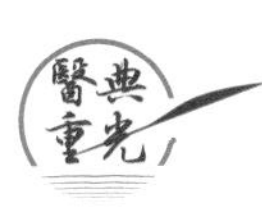

知受想分別渉記之四穴向古以來沉淪而不覺今幸得西傳特表而出之使人人得覽知記性之原頓覺而明悟回思久遠之事神升立取頃刻而托出也空際中惑世之事多端迷害愚人者不淺皆因不明天文之理四元行之變化日月之蝕雷震彗孛之本今盡悉而詳辨之又舉切近者八端如雙火單火躍羊拈尖等火通世咸疑鬼神所使又空際之飛龍乃煠氣爲寒雲所逼像似龍形槩世悞認真龍皆詳確四行之情變化之由以釋世人永惑之害免陷旁門魔溺之境也

總論

本藏篇黄帝曰人之血氣精神者所以奉生而周於性命者也經脉者所以行血氣而營陰陽濡筋骨利關節者也衛氣者所以溫分肉充皮膚肥腠理司開闔者也志意者所以御精神收魂魄適寒溫和喜怒者也是故血和則經脉流行營覆陰陽筋骨勁強關節清利矣衛氣和則分肉解利皮膚調柔腠理緻密矣志意和則精神專直魂魄不散悔怒不起五臟不受邪矣寒溫和則六腑化穀風痺不作經脉通利肢節

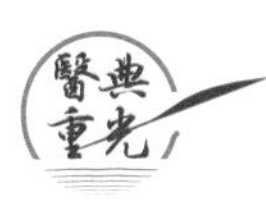

得安矣此人之當平也五臟者所以藏精神血炁魂魄者也六府者所以化水穀而行津液者也此人之所以具受於天也無愚智賢不肖無以相倚也然有其獲盡天壽而無邪僻之病百年不衰雖犯風雨卒寒大暑猶有弗能害也有其不離屏蔽室内無怵惕之恐然猶不免於病者

岐伯曰五臟者所以參天地副陰陽而運四時化五節者也又曰五臟皆小者少病苦燋心大愁憂五臟皆大者緩於事難使以憂五臟皆高者好高舉措五臟

皆下者好出人下五臟皆堅者無病五臟皆脆者不離於病五臟皆端正者和利得人心五臟皆偏傾者邪心而善盜不可以爲人平反覆言語也本藏府原病在各藏府内已分晰又曰視其外應以知其内臟則知所病矣

蕭廷瑞曰眼不視而魂在肝耳不聞而精在腎舌不動而神在心鼻不嗅而魄在肺精神魂魄聚於意土也

西山真景元曰人之生也精與氣合而已精者血之類是滋養一身者故屬陰氣是能知覺運動者故屬陽二者合而爲人精卽魄也目之所以明耳之所以聽

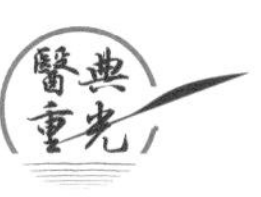

者卽精之爲也此之爲魄氣充乎體凡人心之能思慮有知識身之能舉動與夫勇決敢爲者卽氣之所爲也此之謂魂

張横渠曰寤形開而志交諸外也夢形閉而氣專乎内也寤所以知新於耳目夢所以緣舊於習心所謂飢夢取飽夢與凡寤夢所感專語氣於五臟之變容有取焉爾

内經營衛生會篇曰壯者之氣血盛其肌肉滑營衛之行不失其常故晝精而夜瞑老者之氣血衰其肌肉

枯氣道澀五臟之氣相搏其營氣衰少而衛氣內伐

故晝不精而夜不瞑

又曰多卧者腸胃大而皮膚澀分肉不解衛氣行遲故

也

張子和曰思氣所至爲不眠爲嗜卧

巢元方曰脾病困倦而嗜卧膽病多煩而不眠

內經淫邪發夢篇曰陰氣盛則夢涉大水而恐懼陽氣

盛則夢大火而燔焫陰陽俱盛則夢相殺上盛則夢

飛下盛則夢墮甚飽則夢與甚飢則夢取此皆有餘

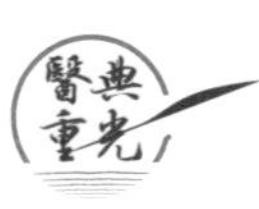

也厥氣客於項則夢斬首客於陰器則夢接內客於
脛則夢行走不能前及居深地窌苑中客於股胘肱則
夢禮節拜起客於胞䐈則夢溲便 此皆不足也
脉要精微論曰短蟲多則夢聚衆長蟲多則夢相擊毀傷
天年篇曰人生十歲五藏始定血氣已通其氣在下故
好走二十歲血氣始盛肌肉方長故好趨三十歲五
藏大定肌肉堅固血脉盛滿故好步四十歲五藏六
腑十二經脉皆大盛以平定腠理始踈榮華頹落髮
頗班白平盛不搖故好坐五十歲肝始衰肝葉始薄

膽汁始減目始不明六十歲心氣始衰苦憂悲血氣
懈惰故好臥七十歲脾氣虛皮膚枯八十歲肺氣衰
魄離故言善悞九十歲腎氣焦四藏經脉空虛百歲
五藏皆虛神氣皆去形骸獨居而終矣

壽夭剛柔篇黃帝問於伯高曰余聞形有緩急氣有盛
衰骨有大小肉有堅脆皮有厚薄其以立壽夭奈何
伯高答曰形與氣相任則壽不相任則夭皮與肉相
果則壽不相果則夭血氣經絡勝形則壽不勝形則
夭黃帝曰何謂形之緩急伯高答曰形充而皮膚緩

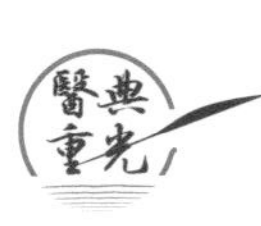

者則壽形充而皮膚急者則夭形充而脉堅大者順也形充而脉小以弱者氣衰衰則危矣若形充而顴不起者骨小骨小而夭矣形充而大肉䐃堅而有分者肉堅肉堅則壽矣形充而大肉無分理不堅者肉脆肉脆則夭矣此天之生命所以立形定氣而視壽夭者必明乎此立形定氣而後以臨病人決死生

黄帝曰余聞壽夭無以度之伯高答曰墻基卑高不及其地者不滿三十而死其有因加疾者不及二十而死也黄帝曰形氣之相勝以立壽夭奈何伯高答曰

平人而氣勝形者壽病而形肉脫氣勝形者死形勝氣者危矣

雷公曰不知水所從生涕所從出也帝曰夫心者五臟之專精也目者其竅也華色者其榮也是以人有德者則氣和於目有亡憂知於色是以悲哀則淚下位下水所由下生水　者積水也積水者至陰也至陰者腎之精也宗精之水所以不出者是精持之輔之裹之故水不行也夫水之精爲志火之精爲神水火相感神志俱悲是以目之水生也故諺言曰心悲名

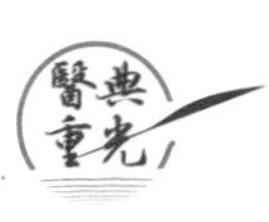

曰志悲志與心精共湊於目也是以俱悲則神氣傳於心精上不傳於志而志獨悲故悲出也泣涕者腦也腦者陰也髓者骨之充也故腦滲為涕髓者骨之主也是以水流而涕從之者其行類也夫涕之與泣者譬如人之兄弟急則俱化生則俱生其志以早悲是以涕泣俱出而横行也夫人涕泣俱出而相從者所屬之類也

雷公曰人哭泣而淚不出者若出而少涕不從之何也帝曰夫涕不出者哭不悲也不哭者神不慈也神

不慈則志不悲陰陽相持故安能獨來火[夫]志悲者惋
惋則沖陰沖陰則志去目悲志去則神不守精精神
去目涕淚出也且子獨不念不謂夫經言乎厥則目
無所見夫人厥則陽氣并於上陰氣并於下陽并於
上則天獨光也陰并於下則足寒足寒則脹也夫一
水不勝五火故目眥盲是以氣衝風泣下而不止夫
風之中目也陽氣內守於精是火氣燔目故見風則
泣下也

口問篇黃帝曰人之哀而泣涕出者何氣使然岐伯曰

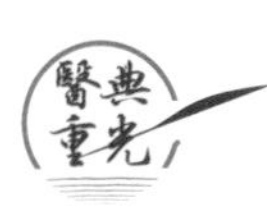

心者五臟六腑之主也目者宗脉之所聚也上液之
道也口鼻者氣之門戶也故悲哀愁憂則心動心動
則五臟六腑皆搖搖則宗脉感宗脉感則液道開液
道開故涕泣出焉液者所以灌精濡空竅者也故上
液之道開則泣泣不止則液竭液竭則精不灌精不
灌則目無所見矣故命曰奪精

論勇篇黃帝曰夫人之忍痛與不忍痛者非勇怯之分
也夫勇士之不忍痛者見難則前見痛則止夫怯士
之忍痛者聞難則恐遇痛不動夫勇士之忍痛者見

難不恐遇痛不動夫怯士之不忍痛者見難與痛目
轉面盻恐不能言失氣驚顏色變化乍死乍生余見
其然也不知其何由願聞其故少俞曰夫忍痛與不
忍痛者皮膚之薄厚肌肉之堅脆緩急之分也非勇
怯之分也黃帝曰願聞勇怯之所由然少俞曰勇士
者目深以固長衡直揚三焦理横其心端直其肝大
以堅其膽滿以傍怒則氣盛而胸張肝舉而膽横眥
裂而目揚毛起而面蒼此勇士之由然者也黃帝曰
願聞怯士之所由然少俞曰怯士者目大而不減陰

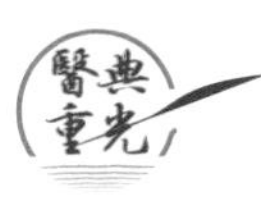

陽相失三焦理縱髑骬短而小肉系緩其膽不滿而
縱腸胃挺脇下空雖方大怒氣不能滿其胸肝肺雖
舉氣衰復下故不能久怒此怯士之所由然者也

老子曰神處心神守則血氣流通魄在肺魄安則德脩
壽延魂居肝魂靜則至道不亂意託脾意寧則智無
散越志藏腎志榮則骨髓滿實

五癃津液別篇曰五臟六腑心為之主耳為之聽目為
之候肺為之相肝為之將脾為之衛腎為之主外故
五臟六腑之津液盡上滲於目心悲氣并則心系急

心系急則肺舉肺舉則液上溢夫心系與肺不能常
舉乍上乍下故欬而泣出矣

黃帝曰首面與身形也屬骨連筋同血合於氣耳天寒
則裂地凌冰其卒寒或手足懈惰然而其面不衣何
也岐伯曰十二經脉三百六十五絡其氣血皆上於
面而走空竅其精陽氣上走於目而爲睛其別氣走
於耳而爲聽其宗氣上出於鼻而爲臭其濁氣出於
胃走唇舌而爲味其氣之精液皆上熏於面而皮又
厚其肉堅故天熱甚寒不能勝之也

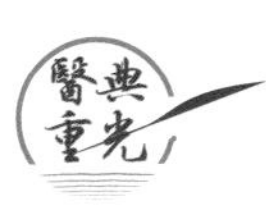

上古天真篇曰上古之人其知道者法于陰陽和于術數飲食有節起居有常不妄作勞故能形與神俱而盡終其天年度百歲乃去今時之人不然也以酒爲漿以妄爲常醉以入房以欲竭其精以耗散其真不知持滿不時御神務快其心逆于生樂起居無節故半百而衰也

又曰女子七歲腎氣盛齒更髮長二七而天癸至任脉通太衝脉盛月事以時下故有子三七腎氣平均故真牙生而長極四七筋骨堅髮長極身體盛壯五七

陽明脉衰面始焦髮始墮六七三陽脉衰于上面皆
焦髮始白七七任脉虚太衝脉衰少天癸竭地道不
通故形壞而無子也丈夫八歲腎氣實髮長齒更二
八腎氣盛天癸至精氣溢寫陰陽和故能有子三八
腎氣平均筋力勁強故真牙生而長極四八筋骨隆
盛肌肉滿壯五八腎氣衰髮墮齒槁六八陽氣衰竭
于上面焦髮鬢頒白七八肝氣衰筋不能動天癸竭
精少腎氣衰形體皆極八八則齒髮去腎者主水受
五藏六府之精而藏之故五藏盛乃能寫今五藏皆

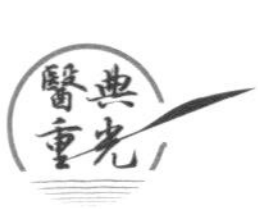

衰筋骨解墮天癸盡矣故髮鬓白身體重行步不正而無子耳

又曰有其年已老而有子者此其天壽過度氣脉常通而腎氣有餘也此雖有子男不過盡八八女不過盡七七而天地之精氣皆竭矣

浩然按人之先天禀氣者乃男女交媾之時陰精先至陽精後衝陰開裹陽則成男陽精先至陰精後參陽開裹陰則成女是以女爲陰陰中有陽陽中之數七故一七而陰精始盛二七而陰血溢男爲陽陽中有

陰陰中之數八故一八而陽精始實二八而陽精溢
也至於年老而能生子者乃先天之氣稟厚然雖生
子男壽不過八八女壽不過七七者乃父母元氣不
充先天稟薄故不能長壽也雖年老而能生子者子
必氣脉衰微髓不滿脛時未至冬足先怕冷暑至中
年必先畏熱怯寒凡子形肖父母者以其精血嘗於
父母之身無所不歷也

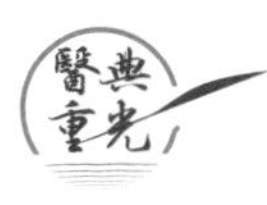

元神元質說

元神即靈性一曰靈魂一曰神性一曰靈神即天之所命之靈性也元質即體質內含覺性一曰知覺一曰體魄覺性之原一曰元火一曰元氣一曰精血即母胎中先天之禀受也覺性靈性相去幾希古人常疑覺即是靈靈即是覺覺爲形質之用形質即元質而元質即形體精血之質是父母受生所禀精血形質之元體也靈爲義理之用一局促現在一照徹無涯二者其性相遠奈何世人不辨混而一之乎良繇並處身中無形可辯有時血肉勝即靈爲覺役

有時義理勝則覺爲靈役有時形質義理互相低昂而覺靈雜揉莫適誰勝人遂認爲一物也夫靈覺二性前儒雖有諄諄之論但未考耳晦菴註大學云明德者人之所得乎天而虛靈不昧此指靈性者也本靈神妙不虛人以形質之軀視之故曰虛靈也爲氣稟所拘人欲所蔽則有時而昏此指覺性者也孟子所謂口期易牙耳期師曠目期子都獨至於心指出同然在於理義分明各一脈絡後又分別其官耳目不能思而蔽於物心則能思而屬大體可見甘食悅色是皆覺性所動而不

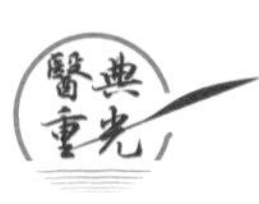

闢乎靈性理義悅心是乃眞靈性也虞廷人心道心之訓可味人心生於形質之私道心生於靈明義理之正告子生之謂性之失亦可鑒也若謂覺即是靈則甘食悅色人乃無所不至順縱恣欲必且流爲禽獸此果率之即爲道修之即爲教故覺不可混於靈也或曰若然何以儒重先覺釋重大覺而天之生民又使人人覺耶曰此不過借用字義分别二種如人心痛則覺痛痒則覺痒熱則覺熱寒則覺寒此何以故血脈流通使之然也設一肢一節痿痺不仁即痛痒寒熱全然不覺此果

可謂靈性有所不到耶可見人之能覺觸繇氣血不必俱繇靈性又覺與不覺口吻常譚借此易曉之交分别二義大都知覺有二一爲觸覺即五官四司計在卷二所觸有形之物而知其冷熱順逆之情此人與禽獸所均有者也一爲靈覺即義理之明悟以分别事物之善惡而定趨避焉是以惟人冣貴而出於靈性者也但靈性有記含明悟愛欲之三德其理深奥兹不詳及又世人常稱靈魂是氣者殆由魂本神妙非目可接氣亦微渺難以目擊姑取其近似者名之耳

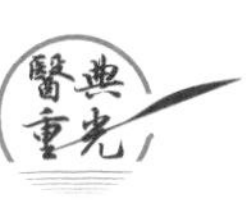

實起越於氣之上而靈性實非氣也或疑人在氣中呼吸賴氣以生若呼吸之氣一盡身即死者之說艾儒畧曰此因不明氣乃回元行之一也然人之呼吸晝夜出入時刻不停不知幾經更易設謂性即是氣則性亦豈有更易之理乎晦菴又云或生於形氣之私或原於性命之正而爲知覺者不同以靈神氣禀二者分晰了然而靈自靈氣自氣斷非一物明矣然靈性疑氣之說因人未明天地之理蓋人乃一小天地也聊述一端可不辯自明矣參文書云天有十二

重自地而上二百六十里有奇為氣域（萬物皆在氣域中變化）氣域上為火域氣域分為三際近地為和際中為冷際上為熱際（因近火域故熱）氣域而上至月輪天是第一重為元火之界界中不容物入四元行者火氣水土也水輕於土故水在土之上氣輕於水故氣在水之上火輕於氣故元火在氣域之上月天以上無氣亦無火也推此倘靈性是氣則身後一靈何能上陟乎而靈性非氣又顯然自明矣然草木有生性賴生氣之發育禽獸有覺性從肉軀而發賴血氣之精華氣衰

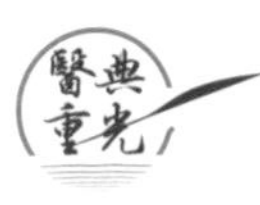

則生気散則滅故禽獸死後滅而無靈也惟人之性
上帝賦畀純爲神靈絶不屬氣魄合則身生魄離則
身死也夫人之疾病皆繇元質稟氣與後天培養精
血失調或飲食勞逸過度或時令與地土不和而生
者善調攝者斟酌藥性氣味之厚薄寒熱温平甘苦
之升降用之以扶柔而復強使藏府氣血調和以樂
天年耳蓋世人不明性命之本來而貿貿一生老死
而不悟者槩衆矣醫者操乎司命之權若不格學明
理何能起沉痾於頃刻哉此篇冠於受形之前者使

學者知性命之本有自來爾

○陳皐菴曰：自古名醫著述，真汗牛充棟，從未講究性學之原。先生宗儒理而精醫，所論皆超出前人，立元神元質者，發虞廷人心道心之奧，危微精一之理，直貫大聖之心傳，為吾儒之柱石也。至靈神非氣之論，足破老氏運氣煉神、運神離身朝天之誑；又論草木止有生氣，禽獸止有覺氣，氣聚則生，氣散則滅，如此則草木禽獸與靈顯然明晰，則佛氏所創蓮花現佛、龍蛇聽講、禽獸得道、成佛成仙之說，俱屬誕妄矣。惑世害人，千百年來，一旦卓然闡發，為後學誤入害門之明鑑。宗吾儒天命之性也，但靈覺之混襟氣行之相似，講論雖微，而學者更須靜心參悟，至天地之理大氣水上元行之性，務須熟讀玩味，反覆而細繹之，庶可得具性學之旨云爾。○殷吉生曰：軒岐家言，人一小天地也，及詢其故，且不知大天地為何物。今讀先生元神元質說，洞見天地之本體、人物之本性，凜若蓋觀者在，不特療人形疾，直療人神疾也。夫一

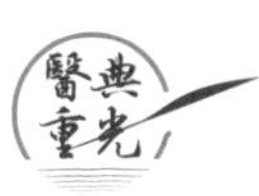

受形論

易曰天地絪緼萬物化醇男女媾精萬物化生乾道成男坤道成女絪緼者升降凝聚之謂也媾精者配合交感之謂也此蓋言男女生生之機造化之本源性命之根本也

褚澄曰男女交暢陰血先至陽精後衝血開裹精則生男陽精先至陰血後參精開裹血則生女陰陽均至非男非女之身精血散分駢胎品胎之兆父少母老產女必羸母壯父衰生男必弱補羸女則養血壯脾

補弱男則壯脾節色羸女必及時而嫁弱男必待壯而婚男子陽氣聚面溺死必伏女子陰氣聚背溺死必仰走獸溺死仰伏皆然也

道藏經言月水止後一三五日成男二四六日成女

李東垣謂血海始淨一二日成男二四五日成女

聖濟經曰因氣而左動陽資之則成男因氣而右動陰資之則成女謂子宮一系在下上有兩岐一達於左一達於右也

朱丹溪乃非褚氏而是東垣主聖濟左右之說而立論歸於子宮左右之系

李時珍曰褚氏未可非也東垣未盡是也蓋褚氏以精

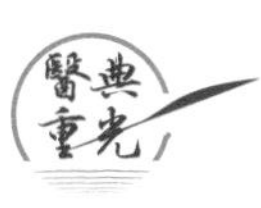

血之先後言道藏以日數之奇偶言東垣以女血之
盈虧言聖濟丹溪以子宮之左右言各執一見會而
觀之理自得矣夫獨男獨女之胎則可以日數論而
騈胎品胎之感亦可以日數論乎稽之諸史載一産
三子四子者甚多其子有半男半女或男多女少男
少女多西樵野記載國朝天順時揚州民家一産五
男皆育成觀此則一三五日爲男二四六日爲女之
說豈其然哉有一日受男而二日復受女之理乎此
則聖濟丹溪褚氏主精血子宮左右之論爲有見而

道藏東垣日數之論爲可疑矣王叔和脉經以脉之左右浮沉辯猥生之男女高陽生脉訣以脉之縱横逆順别騈品之胎形恐亦臆度非確見也

浩然曰諸家皆以父精母血而成胎若此之言則女子豈無精乎今余畧論而發明之夫人之生男女俱有精男女俱有真元之神炁精者神炁之安宅也無精則無炁女人經後受胎者以月水始淨新血方生此時子宫乃開男女交會之時皆有精有炁但男子陽中有陰女子陰中有陽兩者媾動皆精氣相感而成胎

成胎之後俱屬後天矣一切之人莫不有命命中氣
精非吾之氣也乃父母之元陽無精則無氣非吾之
精也乃父母之元質真氣爲陽真水爲陰陽藏水中
陰藏氣中氣主乎升氣中有真水水主乎降水中有
真氣真水乃真陰也真氣乃真陽也二者不能相離
所謂動而無動靜而無靜真陰根陽真陽根陰也
且夫乾爲父坤爲母常理也而有五種非男不可爲父
五種非女不可爲母何也豈非男得陽氣之虧女得
陰氣之塞耶五不女螺紋鼓角脈也（螺者牝竅內旋有物如螺也紋）

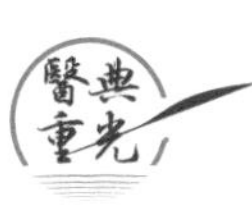

者竅小即實女也鼓者無竅如鼓也角者有物如角古名陰挺是也脉者一生經水不調及崩帶之類是也

五不男天揵音堅漏怯變也天者陽痿不用古云天宦是也揵者陽勢閹去寺人是也漏者精寒不固常自遺洩也怯者舉而不強或見敵不興也變者體兼男女俗名二形晉書以謂亂氣所生謂之人痾其類有三有值男即女值女即男者有半月陰半月陽者有可妻不可夫者此皆具體而無用者也

人之變化有出常理之外者乃絪縕一氣之所施如男化女女化男男生潼女生鬚腸生背產之奇異時珍綱目有人傀之篇啓玄密語書五行類應篇中俱詳載分明而博雅之士所當覽識以備多聞耆咎之徵

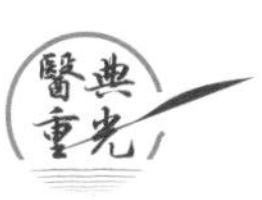

診脉分男女攷

陰摶陽别謂之有子摶者近也陰脉逼近於下陽脉則出於上陽中見陽乃知陽施陰化法當有子

少陰脉動甚者姙子也手少陰屬心足少陰屬腎心主血腎主精精血交會投識於其間則有姙

三部脉浮沉正等無病者有姙也左手尺脉浮洪爲男右手尺脉浮洪爲女兩手尺脉俱浮洪爲兩男俱沉實爲兩女

姙娠脉三部俱滑大而疾在左是男在右是女

一云中指一跳一止者一月胎二跳二止者二月胎也

一云寸關尺三部脉浮沉正直齊等舉按無絕及尺内舉按不止往者真的懷胎也

滑疾不散三月胎但疾不散五月母若懷胎五月是以數足胎成就而結聚必母身體壯熱當見脉息躁亂非病苦之症謂五月胎已成受火精以成氣故身熱脉亂是無病也

婦人懷胎凡男抱母女背母或上或下爲天胎或左或右爲壽胎貴者胎動必匀自無毒病賤者胎亂動毋常

有病壽者母必安夭者母多病男胎母氣足神常清
女胎母氣不足神多亂母聲清孕生福壽之男母聲
濁孕生孤苦之子

姙娠辨分男女外驗有四一受孕後身更輕快更壯健
其性常喜面色加紅是男胎也因男性熱倍於女故
胎詰倍加母之熱性面發紅色更喜美好之飲食若
女胎則反是因女之性冷故也二若胎是男必四十
日後即兆運動女則運動遲必在三月後矣三胎是
男則左肢之行上愈覺輕便左之乳體必先高硬四

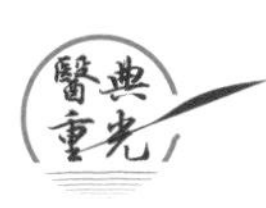

胎是男用行亦便於右若女則必便於左也

女人受孕內外皆有徵驗者七眼懶看俗謂慈眼也眼
變爲微黄一也月經既止孕氣上升頭有骨眩二也
心常悶躁三也易生厭煩因內孕之氣昏故不喜事
物四也體重懶行五也齒膝交疼因胎火孕旺所致
六也懶厭美好之味反喜粗糲之物及鹹酸辛辣等
味七也此因子宮凝閉月信不行故發不和之性變
平昔之嗜好思不倫之食或一月或兩三月即止者
因胎具百肢頭已生髮故至四月則一切不和之性

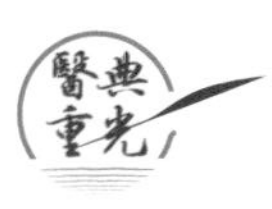

恙反正矣因胎漸大能吸母液以資養則子宮既無餘液之孚氣故不和嗜好之性自無也

胚在母腹中未足一月不得結成必循性本之德足三十日始得結上下百肢其體纖小如蛛網織聚也如未足六十日不能運動必足六十日則始能運動其母亦覺胚胎之運動輕快也但男胎須四十日以後乃結成整足靈性遂得賦焉女胎必八十日後始能結成整足乃得賦之靈性也未受靈性曰胚已賦靈性曰胎也

姙娠一月曰始胚陰陽新合寒則痛熱則驚擾必靜毋

恐畏足厥陰脉所養不可針灸其經（每月皆倣此）二月曰胎形成胎也兒精成於胞裹有寒不成有熱即萎足少陽脉所養三月曰始胎形象始化未有定儀因感而變見物而化正胎教之所端慎蓋三月為定形分男女也（見物而變者乃變易性情亦是以女可以變男以男可變女也故君子慎重胎教者正為養性情也今人不明誤認胎在三月男女之形未定可以將法使女變男之說惑世此因未究確受胎之理故蹈變男變女之證可詳前後各篇其理可自了然矣）手心主脉所養四月形象具成血脉以通耳目而行經絡六府順成手少陽脉所養五月筋骨毛髮生兒四肢成足太陰脉所養

脾主四肢也六月筋成皃口目皆成足陽明脉所養胃主口目也七月骨成皃皮毫生勞身摇肢無使定止動作屈伸以運血氣手太陰脉所養肺主皮毛也八月膚革成皃九竅完足手陽明脉所養大腸主九竅也九月三轉身皮毛成六府百節無不畢備足少陰脉所養腎主骨髓續縷完成也十月足太陽脉所養受氣足五臟全備六府通納天地氣於丹田故使關節人事皆備惟待時而生也夘有不足十月之胎有十一二月不等月之胎者又有瑞胎妖胎之異者此關天地之氣

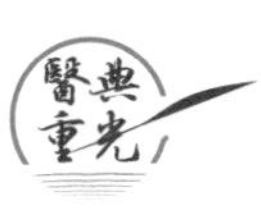

運係人事之正氣又不拘此篇之論也

諸陰陽各養三十日活兒於胎中然手太陽少陰不養者下主月水上爲乳汁以活兒養母也故娠婦不可針其二經恐致墮胎也

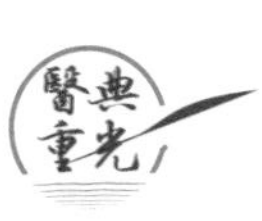

子形似父母或似祖伯母舅說

子形所似者蓋因作受之時（交媾也男作女受也）其精質既和合一或多而德大一或少而德小故胎子似父或似母也大抵似父者居多因男女之作受妻心必全屬於夫易受其夫之像亦易印於精質之德所以胎子即肖其父容也又男人之意獨在生子不專在於婦乃不能受其像於心而印於胎故母之容子所以不似也若男心切定於女必受其女之貌印其德於精質則胎子必似其母也或有似其祖或似其伯叔母舅

者因男或先見父之像或恒憶其父之如在或其父之德既在於子之性類而受其相孚之像乃印其德於精質是以胎子似其祖容也似其至親者亦由此

夫世之有黑人而生白人者因夫婦作受之時女人切想白之像而傳通於精質之德故胎子即成白之貌此本性之當然非怪事也因知胎子之相似皆依賴形體所發之形模隨其父母切想之像以印其德故子因以各肖其像而已由此益知夫婦作受之時不可生憂怒之情及發焦悶之氣勿思醜像及懷悪念

戒絶不和邪理乖戾之意務以相和相愛止以傳生
為願如此必得其佳美之形模卽產亦易生且又免
其精質所帯之諸苦也
又胎在母腹時倘以不佳之血養成其形體生子所發
之性情亦不必佳矣是以免亂擇母務必詳慎恐知
覺嗜好之情幾與類也此古人所以重胎教也
人具天地之性秉萬物之靈陰陽和平氣質完美或附
贅垂疣駢拇枝指侏儒跂蹩而形質美惡者雖皆胚
胎造化之施然其原始在父母自作所致也或男人

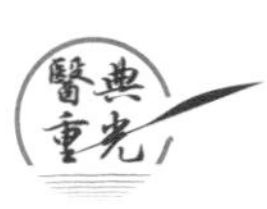

修身積德寡慾靜養而婦人性沉淑德謹和胎教所生之子自必英慧美好也或夫婦頑嚚㐫暴乖戾尤愆而生子稟質怪異何必多疑哉

夫兒痘疹之患亦受於結胎之始然胎氣借母氣以滋息其母七情五辛風雨晦冥寒暑妖氛跌蹼坎坷飢飽勞役母受之兒亦受之內蘊此毒外感不正之氣觸其藏者藏毒出而為痘觸其府者府毒出而為疹若母能凜遵胎教不但生子鮮受夭亡之患而聰慧之質英睿自多矣

命門圖説

按銅人圖脊骨自上而下十四節自下而上七節有命門穴兩傍有腎俞穴則知中是命門兩傍皆腎

腎 命門 腎

也臍與命門生於百體之先故命門對臍中易曰一陽陷於二陰之中命門猶儒之太極也

浩然曰夫男女交媾之始皆動元火元氣而後精聚兩火

氣感則兩精滲洽凝於子宮如爐煉金如漿點腐兩
精凝結細皮即成胚胎之胞衣矣兩精既相感凝猶
如哺雞之蛋雖未變未熟而在將變之時其內體尚
未盡凝猶如汁包即有多線相接合其外白而內紅
如以血酒之中見小雞將變其臍與細皮並化成胞
衣矣人之胚始子宮繫相似也夫兩精凝結細皮變
為胞衣此細皮不但為胞衣裡益凝結之體更為胚
胎脉絡之系乃先生一血絡與一脉絡以結成臍與
命門但臍絡乃九日後結成而臍系於胚以代日之

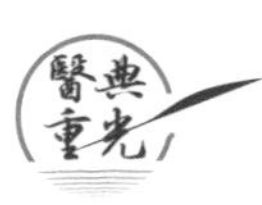

用吸取母血以養漸化為胚胎也但先生一血絡之根而漸變多細血絡亦以一脉絡之根漸變為多細脉絡而周於精質之體以通受母之血與元火生活發動如酵水和麵罯鬱而熱發也遂成三泡如雨滴下之水泡三泡既發首成三肢心一肝一腦顱一是胚胎形模之兆發也心為百體之君元火之府生命之根靈神之寓故四藏皆系於心而次第生焉但心一系系于脊之上七節之旁貫脊上通於腦下通命門與腎魂居於肝為藏真之處肝生四液為生氣之門腦

顱居百體之首爲五官四司所賴以攝百肢爲運動知覺之德腦顱既成而後全體諸骨漸成諸骨既成乃生九竅首七眼耳鼻口下體二前後便也女則加一子宮爲生育之須人之始生先臍與命門故命門爲十二經脉之主一曰眞火一曰眞氣一曰動氣眞火者人身之太極無形可見先天一點之元陽兩腎之間是其息所人無此火則無以養生曰眞氣者稟於有生之初從無而有即元氣之本體也曰動氣者蓋動則生亦陽之動也命門具而兩腎生兩腎者靜物

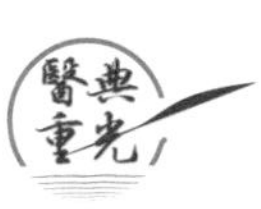

也静則化亦陰之静也命門者立命之門乃元火元炁之息所造化之樞紐陰陽之根蔕即先天之太極四行由此而生臟腑以繼而成越人曰臍下腎間動氣人之生命也五臟六腑之本十二經脉之根呼吸之門三焦之原又曰命門者諸精神之所舍原炁之所繫也故男子以藏精女子以繫胞其氣與腎通

内經曰女子胞者地氣之所生藏於陰而象於地名曰奇恒之府其原始自心之下系貫七節之傍其系曲屈下行接兩腎之系下尾閭附膸腸之右通二陰之

門前與膀胱下系溲溺之處相並而出乃是精氣所泄之道也若女子則子户胞門亦自膽腸之右膀胱下系相並而受胎故悉精血脉腦皆五臟之真以是當知精血來有自矣

夫人之有三焦如天之有三才三焦者原氣之別使也

且夫天地之陽精爲日陰精爲月要知天明則日月不明之理人身中之命元亦以此推之正謂一言而終推之無窮

李時珍曰夫三焦者元氣之別使命門者三焦之本原

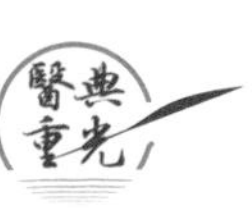

蓋一原一委也命門指所居之府而名為藏精係胞之物三焦指分治之部而名為出納熟腐之司命門上通心肺下通二腎貫屬於腦為生命之原相火之主精氣之府靈樞已著其學薄緩急之狀而難經不知原委之分以右腎為命門謂三焦有名無狀高陽偽訣承其謬說以誤後人至朱肱陳言戴起宗始闢之而知者尚少

浩然曰後人皆以右腎為命門就以右尺為命門脈承誤面訣誤又言右尺陽絕者無子尸脉也且夫兩尺皆

候腎之脉也亦皆命門脉也而左尺脉衰無神者亦不能受胎非獨右尺而然也但兩尺者兩腎之脉也腎以主精精壯則真元旺真元旺則能成胎故曰無精則無氣未有氣精虛衰而能受胎者又曰少陰脉動甚者妊子也手少陰屬心足少陰屬腎心主血腎主精精氣交會投識於其間故有妊也

吴草廬曰醫者於寸關尺輒名之曰此心脉此肺脉此肝脉此脾脉此腎脉者非也五臟六腑凡十二經兩手寸關尺者手太陰肺經之一脉也分其部位以候

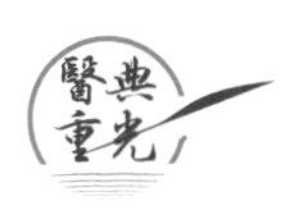

他臟之氣耳脉行始於肺終於肝而復會於肺肺為氣所出之門户故名曰氣口而為脉之大會以占一身焉

李時珍曰兩手六部皆肺之經脉也特取此以候五臟六腑之氣耳非五臟六腑所居之處也凡診察皆以肺心脾肝腎各候一動五十動不止者五臟皆足内有一止則知一臟之脉不至據此推之則以肺經一脉候五臟六腑之氣者可心解矣

浩然按草廬論六部之脉皆肺之氣而時珍承草廬之

論爲候臟腑之氣耳非臟腑所居之地也皆未發明脉氣之本來然要知肺氣之源源根之所從營者水穀之精氣行於脉中者也衛者水穀之悍氣行於脉外者也且夫脉之爲體者惟一真元之精炁也夫真元之爲真元者先天禀受之元質也

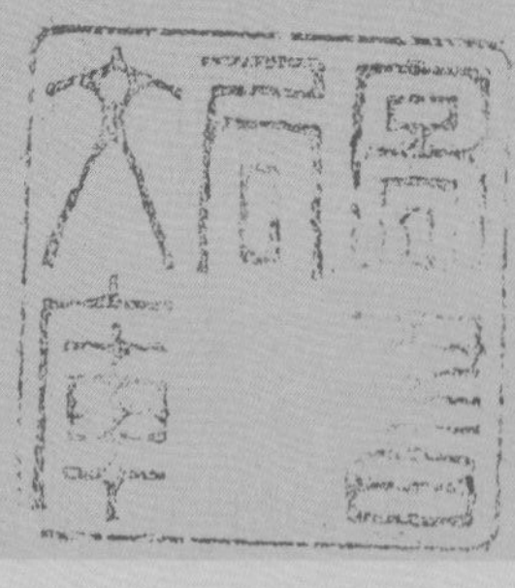

醫學原始　卷之一終

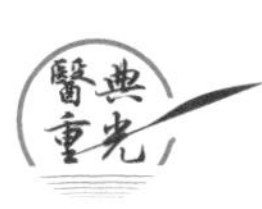

醫學原始卷之二

雲間浩然子思源王宏翰著

吳郡松房子萍齋鄭元良訂

夫世人盡知身乃一小天地也此真千古之確言若人不格知天地之內氣域之間變化之機四元行之性本則人身之性體何由知之與天地同也愚少自若舉業子疎凡三教諸子等書雖經辯論詳考遇老儒博學之士俱師禮問論勵志苦心潛學有年而本來性命之原俱無究竟後得泰西儒畧高一志性學等書

石川文庫

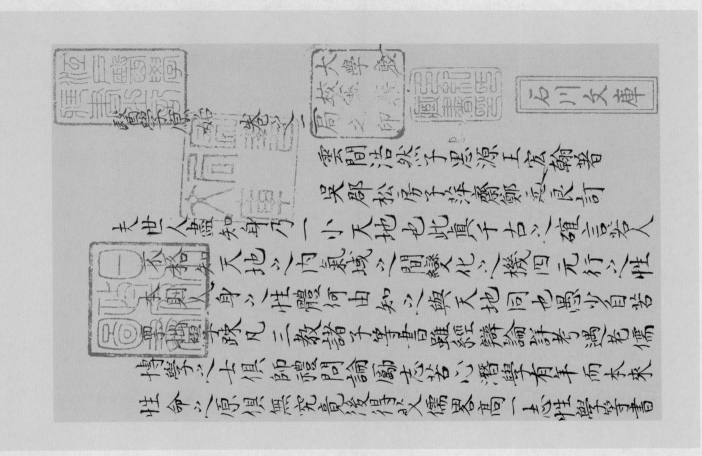

極論格物窮理之本理實明顯至立論天圜地圜之一端真發千古未明之旨講論性命醫道之理皆特見異聞出前聖未經論及者如披雲覩日覺道原之大凡究確而得於心義理明實前人未經發論者今特表而出之分别四元行四行變化生長四液知覺五官四司等論逐一條分縷晰梓之公於天下使人人觀之了然人與天地同也不致悮入旁門得悟性命之本來豈止醫道云爾哉

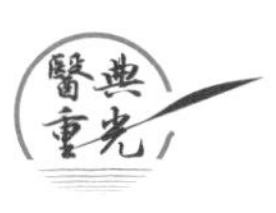

天形地體圖論

大圜者外天内地之總名也水附地以成一球凝奠居中天為大圜包其外有氣火充實其間在天則有經緯在地則有度數以地合天而太陽節氣與五星凌犯及各方之交食可得而推矣但天體地形古來俱以天圓地方立論至釋道兩家以天有三十三重之説甚為妄誕今我

朝睿聖欽天監擢用泰西南懷仁極詳天圜地圜之理天圜者天非可見其體因衆星出入於東西旋轉晝[illegible]

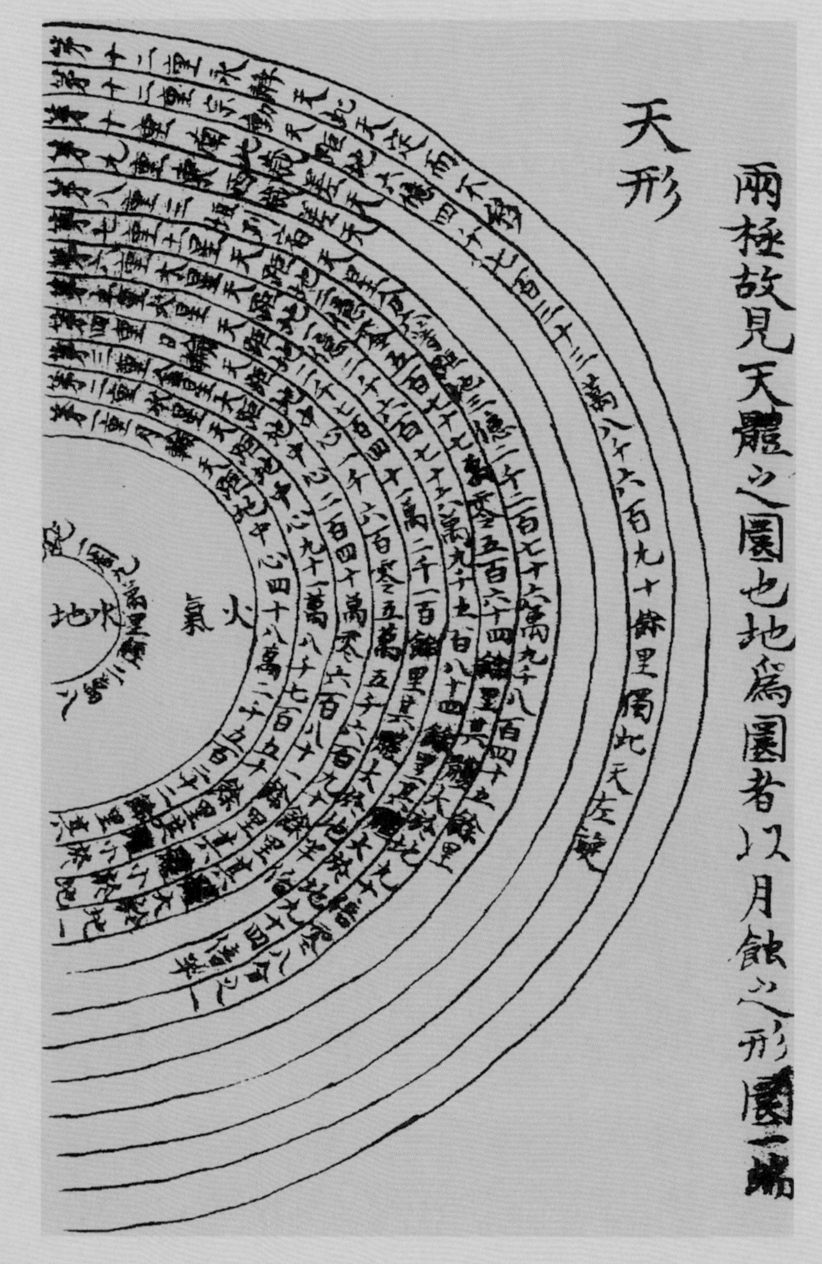
兩極故見天體之圜也地爲圜者以月蝕之形圜一端
天形
火
氣
地

宗動天當作十一重 元李新本作十二誤

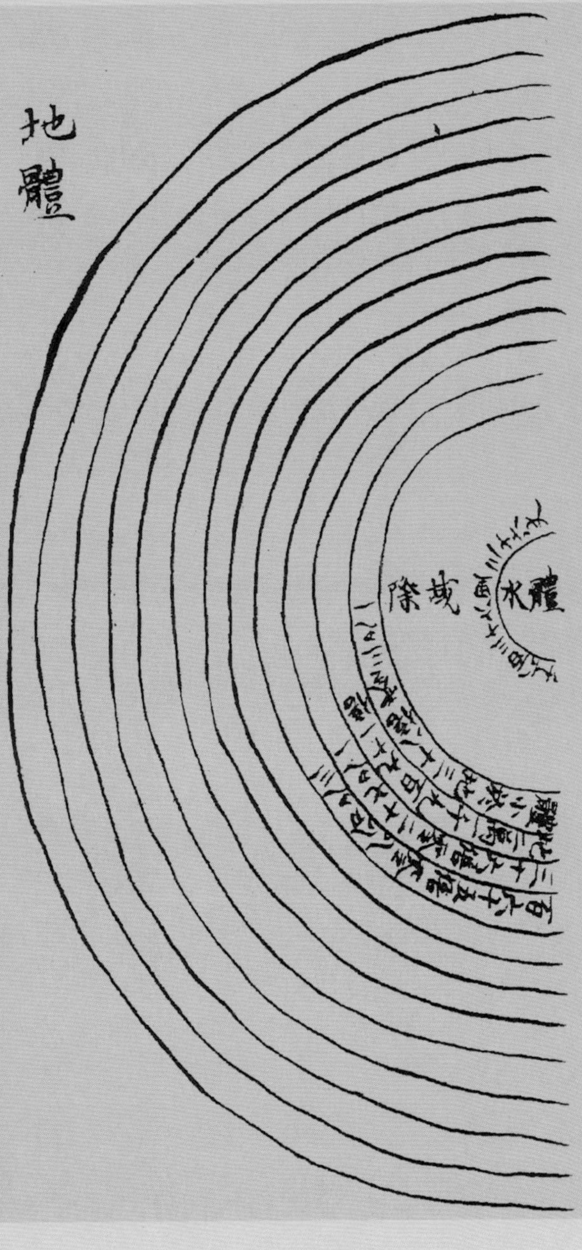

地體

推之則地體之本圓確矣夫地謂方者言其定靜不

發之德非言其形體也然天體如玻璃星宿之在天雖似木節之在板而德乃健能自運也天既包地則彼此相應天有南北二極地亦有之天有三百六十度地亦同之天中爲赤道自赤道而南二十三度半爲南道赤道而北二十三度半爲北道中華在北道之北周天之度縱横皆三百六十北極爲天樞與南極相對相距一百八十度赤道帶天體之紘（紘）距兩極各九十度黄道斜絡於赤道冬至日纏黄道距北極一百十五度在赤道外二十三度半夏至日躔黄道距北極六十七度在

赤道内二十三度春秋二分日躔距兩極各九十度乃黃赤二道相交之處也天有十二重第一月輪天運二十七日三十一刻行一周天第二辰星天其行隨日先後運歲一周天第三太白星天其行亦先後隨日運歲一周天第四日輪天運三百六十五日二十三刻行一周天第五熒惑星天運一年又二百二十一日九十三刻行一周天第六歲星天運一十一年三百十三日七十刻行一周天第七鎮星天運二十九年一百五十五日二十五刻行一周天第八三

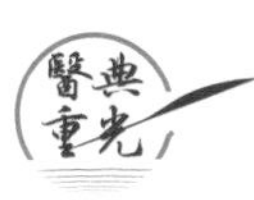

垣二十八宿天運二萬五千四百年行一周天第九
東西歲差天第十南北歲差天第十一宗動天第十
二永靜天定而不動也然各天自有本動遲速不一
若宗動天之運十二時行一周天從東而西亙古恒
然其下十重皆自西而東各舉本動也但宗動天運
行最速帶轉下十重天如蟻行磨上人目惟見自東
而西也然諸天層層承接中間絕無一間每重以上
層含抱下層而總一樞極故上天之運能挈下天而
運也此皆有專書測算若人不知天運地凝之本來
猶同夢夢今述一端明天體地形之本然云爾

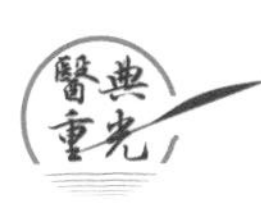

四元行論

行之名義

高一志格致書曰行者純體也乃所分不成他品之物惟能生成雜物之諸品也所謂純體者何也謂一性之體無他行之雜也蓋天下萬物有純雜之別純者卽土水氣火四行也雜者有五品如雨露雷電之類金石之類草木五穀之類禽獸之類人類此五品無不有四行之雜也惟元行雖畧有清濁其性則純而不雜也謂所分不成他品之物者何也言萬物皆有全有分凡分與全有同名者有異名者如一欟

曰土大山亦稱土一滴曰水大海亦稱水氣火亦然則分與全皆同名也所謂惟能生成雜物之諸品者何也雜物五品如上所云皆無不包四行之雜如人身骨肉屬土痰血屬水呼吸屬氣身中之熱屬火祼物之類所得四行之祼多寡不等如金石等以土爲主其餘次之烟霧等以氣爲主雷彗等以火爲主雜物諸品皆然故欲洞徹諸雜物之性情非先明元行之性情則無可由也

行之又曰或有於四元行中止立一行爲萬物母者其

數

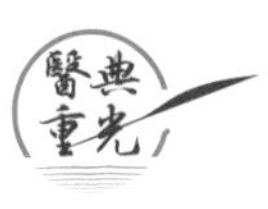

說各異而不相通前哲皆病之定四爲元行之確數曰土水氣火至全至純也其可証之理非一端茲且拈其五一曰元情之合蓋散於萬物者元情止有四主作且受者二曰熱曰冷熱冷屬陽主被且受者二曰乾曰溼乾溼屬陰令任相合如熱乾相合成火火性甚熱甚乾濕熱相合成氣濕冷相合成水乾冷相合成土元情有四元行亦有四也蓋情如性之傳種然若冷與熱乾與濕相反則不能成行蓋相對則必相拒而不相能於後圖可見。 二曰輕重之别純體

者或輕或重甚輕者火甚重者土也次輕者氣次重者水也即雜體亦不能外輕重但不得稱爲元行耳要其中甚輕者以火爲主甚重者以土爲主次輕者以氣爲主次重者以水爲主也　三曰元動之別動中亦有雜有純純動又有三皆以地心爲界四元行在天地之内惟地心爲至低在天之中心也旋動週心乃諸天之本動也從心至上乃輕行之本動也從上至心乃重行之本動也惟輕重又有甚次之別故甚重至心者土甚輕至天者火次重安土上者水次輕係火下者氣純動之界

天體亘古　亘作冝斫

惟四故元行亦惟四也　四曰雜體之敬壞凡雜體敬壞時必遺其內所含之跡假如木被火焚時必有氣之烱水之濕土之灰火之炎漸漸渫出則豈不驗雜體原結以四行乎否則木之所遺四行之跡由何發乎人身所含四液亦應四行則驗人身亦為四行所結成耳禽獸之體亦然　五曰天體冝（亘）古旋動即宜有不動之體以為中心是即地體也地性甚重甚濁得甚低之位則宜有一甚輕甚潔者對敵之必火也兩敵體以相反之性不能相適相近以生成萬物

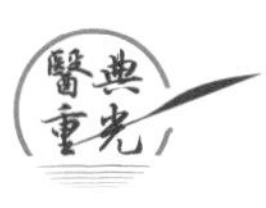

故複須氣水二行人居兩體之間而調和之故元行定四始爲至真至純也金木不得爲元行或曰五行之說乃從古立論今止論四行而去其金木請詳此理高一志曰五行之論古今多不相同按前諸論所謂行者乃萬形之所從出也則惟元行爲至純也既純則必無相雜矣試觀萬物之成概不由金木如人鳥獸諸類是也故金木不得爲萬物之元行也然金木之體皆實有火氣水土之相雜既雜則不能爲元行矣試雜者可爲元行則阜石等

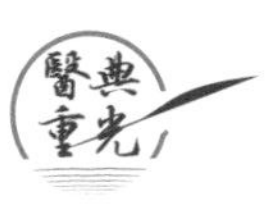

物俱宜置於元行之列則又不止於五矣何獨取於金木耶昔大禹陳謨特以水火金木土與穀列之爲六府只云其切於生民者洪範亦然未嘗謂爲元行及萬物之本也後儒言水而木木而火火而土土而金乃以爲相生之序此說誠有難以順非者夫木中兼有火土何獨由水生而火水未生時木安得以自成乎如土未生先木將於何地植乎夫物之相生今宜無異於昔也乃今之水與土與太陽之火真能生木必先有木種入土後以水漬以太陽照而後下生

根上萌芽而長成矣則古昔亦應如是何無所據而殊其說乎又木如生火則木性至熱矣水性至冷何能生至熱之木耶水既生木而木生火水乃祖火乃孫也則祖孫何至相反相滅一不仁一不肖至此極也乎初未有土金木時獨水於何居存用何器受含乎金由土生則與木何異蓋金生乎土內木生乎土上木皆自土發也且易註天一生水地二生火天三生木地四生金天五生土則五者之生若有先後定序矣今日曰金生水則金四當先於水一矣曰土生金

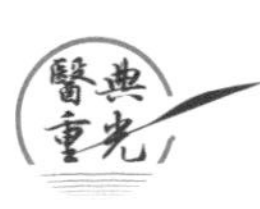

一恐土訛

則土五當先於金四矣火二雖居土五之前然陽三四何以生土木三雖居水一之後然陽火二何以承生於水一乎是其序均難解故五行之説似乎性理無合無據仍宜前所定四元行之數爲至純至眞也

行之序者萬物之文也四元行不雜不亂得所則安不序得則强上聲强力已盡自復本所本所者何止下而水次之火上而氣次之此定序也其故有三一曰重輕重愛低輕愛高以分上下重輕有甚次之别因是上之中有下下之中有上以分元行之四蓋水輕乎土

氣重乎火水在土之上氣在火之下也但水曰重而不曰輕氣曰輕而不曰重較從其衆故也蓋水對一土曰輕對二火氣曰重氣對一火曰重對二水土則曰輕也以是知水必下而不上氣必上而不下也　二曰和情蓋情相和則近相背則遠假如乾冷成土濕冷成水土水以冷情相和故相近濕熱成氣溼冷成水水氣以溼情相和故亦相近乾熱成火溼熱成氣氣火以熱情相和故亦相近若背情之行相反則遠假如水冷而濕火熱而乾二情相背故以相遠也問土火

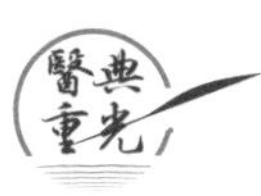

以乾情相和而極遠者以土火雖有相和之情重輕大異故權衡二故可以定四行之序　三曰見絨試益四行之序目前易試也火發為焰常有從下至上尖殺之形名曰火形益不能安下而奮力以上必向極高是也氣偶入土水之中不能得安而欲上行在土為地震為山崩在水為漚為泡試強一燃至水底忽然突出是也水若騰在氣域必被強而不得安迫強力已盡自歸本所如成雨者以太陽薰蒸地濕為雲雲稀屬氣故輕而浮雲密屬水故重而墜墜者復其

本所也土入水必下至水底而後安或問水多在下而土在上何也曰上主初造天地時無山無谷地面爲水所蔽但欲適物之便故山峙谷降水乃流而盈科如人身血脈周流非土在水上也詳上論可知也

火較諸行爲尊蓋其性與情皆精於諸行而其能力猶强猶遠其功猶大猶廣故其所居之處宜高於諸行乃易通達而輔造化也

行情之四元行各有本情火清而輕氣次之土濁而重水次之故諸行之動或上或下由之而異焉然察之復

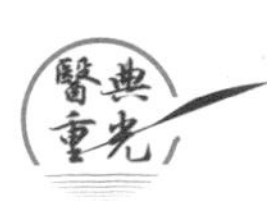

有可疑者試觀火或從上而下於氣域之中則火非極輕矣黃金水銀黑鉛等物皆重於土浮石以土爲主而浮於水上人尸亦然又海中多島流浮不停則土又非極重矣西有湖水投之石木不沉則水又有重於土者氣非極輕則稍帶重而雜水非極重則稍帶輕而雜雜則非純情矣以上觀之則四行之情似未確定且與上論難合也雖然按性理惟火爲極輕而氣次之惟土極重而水次之非由其情之雜也蓋四行之性雖有清濁之異而其本皆至純無雜則其

情雖異亦無不純惟相較之時似雜而實無雜也情隨性豈有性純而情雜者乎是以火本極輕故非至極高弗止氣本次輕故至於火輪之下即止而不復欲上土本極重故非至極低弗止水本次輕故至土上即止而不復欲下矣試觀水偶在土位之內必上而氣偶在火位之內必下則豈非其自然之情乎但所謂氣下水上非真下真上也蓋趨於重物之本位謂之真下趨於輕物之本位謂之真上乃氣從火之中而反本位非趨重物之本位豈宜謂之下耶水從

土之中反本位非趨輕物之本位豈宜謂之上耶惟俗言然耳或曰四行相較時似然而實非然亦通由是則上所設諸疑可氷釋也若謂火下而出乎本輪之外是必爲上天之勢所强乃諸天旋轉所帶也非自然之情也至金鉛水銀之情是皆重於所見雜性之土而不重於淺藏純性之土也蓋諸金之所以重而下者必得之於土乃何能以土勝土而以土之重勝土之重也惟由於土之或純或雜耳至人尸浮石島浮不沉之情是皆物內所含之氣使然吾斯所論者惟元行

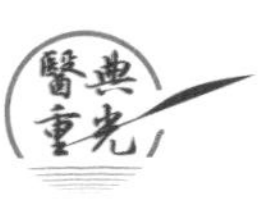

之純情而居其所得其序。姑不及其遇空與序之亂者也

四行情圖

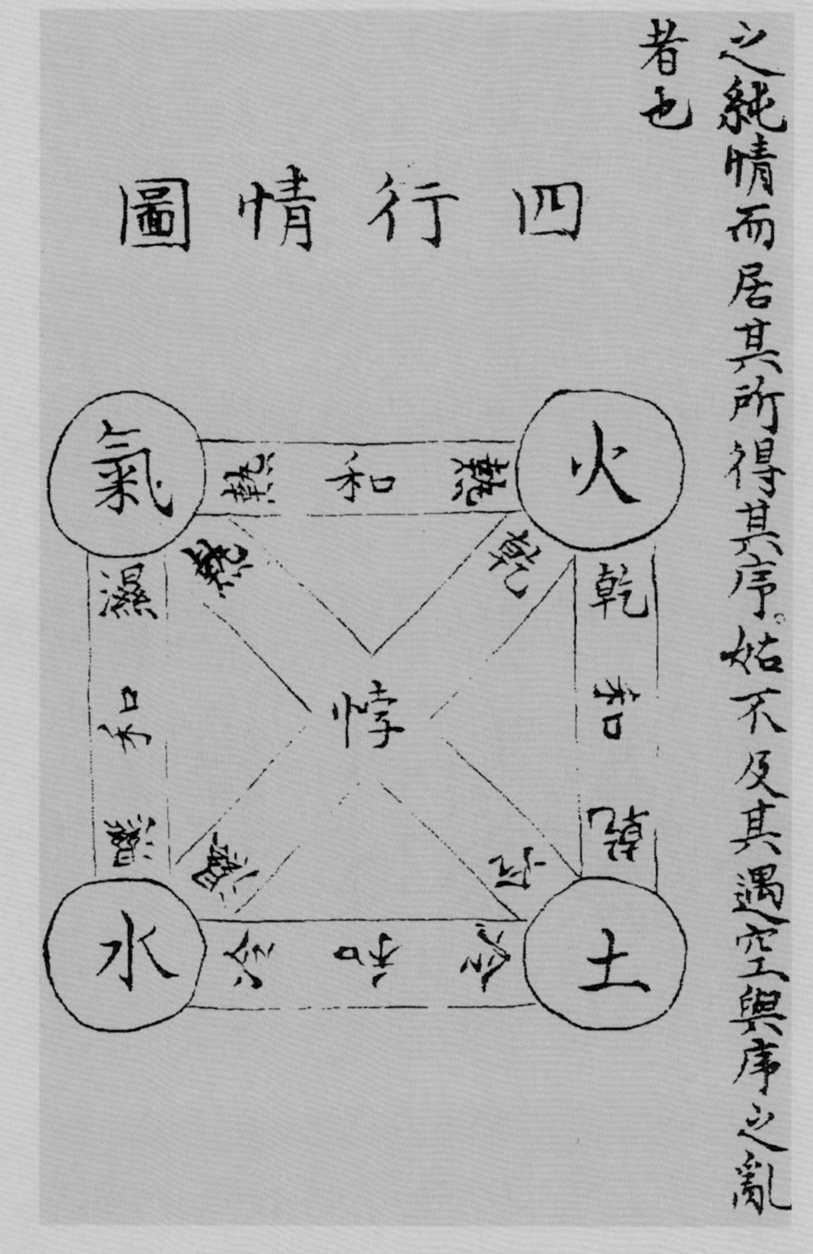

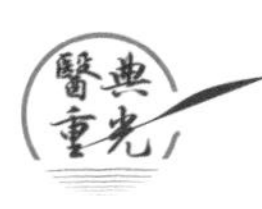

行之或曰天圓地圓之理已明但水氣火疑無定形似
形隨所居之器以爲體但天以旋運故宜圓形四行直
行何須圓耶曰此理人皆未經格致爾但四行形之
必圓其理有二　一曰宇宙之全正爲一球球以天
與火氣水土五大體而全成旦天包火火包氣氣包
水水包土重重相包則四形之體皆宜圓矣而天體
既圓其四行之形理所必圓無疑也　二曰四行皆
在月天之下面相切也若有他行則火行之上面或
方或尖而不圓必於月天之下面未能相切必致有

空闕爲物性所不容也但四行之上而既圜則其下之亦然苟下有他形則地心之週圍亦不成圓矣地面既無不圓則其相連之水與氣亦無不圓也　或曰氣上無火卽以地下之火爲元行乎曰火性至輕理宜沖飛諸行之上若論火輪之形不見者因元火非如下土焚爇之火但元火極淨極熱因無薪炭供焚之料以傳其光爾倘遇可爇之物其光立發如彗孛及流火之等可証也　或曰四行何取於圓乎曰上論天性已詳圓形之妙又圓形存物方者易散而

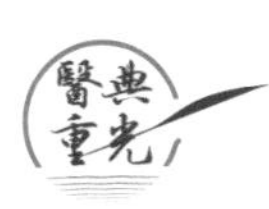

燬且非特四行諸天而圓至於人物肢體草木菓實無不皆圓至滴水成珠性固欲合以存不欲散而以致亡也　或曰氣無聲色疑爲無有曰無氣則天內空矣地何以戀空而得居其中萬物何以得生日月星辰何以得外光又何以隱德養育萬生乎益物惟聯絡庶得相濟相係但空虛是所大忌避也試風寂時人急趨走則前面若有物觸之者此非氣而何又人向空中揮鞭有聲何也夫聲從二物相擊而生若空中無氣則揮鞭亦無聲矣又空中寂靜無風其隙

影内塵埃滚滚何也此是氣所使之然也　凡物性多變圓水性更甚試以滴水洒空入塵者皆成圓體降爲雨雪亦復如是也　地之體圓以月蝕驗之益月蝕爲地影所掩似蝕月蝕之形既圓則地體之圓自無疑矣

行之
厚

地之廣厚何以證之曰乃用測法得之地球面之周廣約有九萬里則用一圜三徑之法則地厚有二萬八千六百三十六里三十六丈矣蓋地之廣以周天三百六十二度測之但每度定取地面二百五十

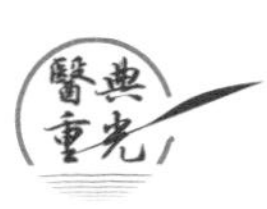

里合而總筭故得地有九萬里之數也　水較地之大小古今多疑水大於地俗又云三山六水一分田此言水在地面廣濶之大非謂聚天下之水有廣厚而言也近考西土涉海者嘗見海中各島及探其極深處不過十餘里也且地厚二萬八千九百餘里則地大於水也甚晰即或聚天下江湖川瀆之水不能比一大海聚天下衆海之水較地又不啻什百矣

氣域之厚約有二百五十里何以爲證如太陽攝土水清氣冲至火輪而止乃以甚乾甚清易燃而變火

其微者一燃即散是爲流星厚者燃不易滅久懸空中是爲彗孛此係氣之升在最高之域用法測之其高不過二百五十里也使氣再高彗孛之上尚有清氣此氣非變於火亦近火性當於火域内置算矣

元火之厚約有四十六萬七千九百五十三里八十二丈另有測法何以驗之從下面始則視彗孛便知氣火相分之處從上面始則視月輪便可以測月天與火相分之處也上下二界已定則其中之隔處如指掌矣然元火必如是寬者何也曰一因其甚遠於地一

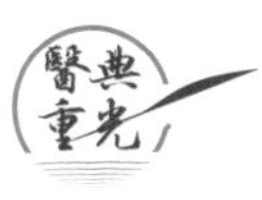

因其甚關於物倘不然則其熱不足以敵水土之寒
且太陽之光昭亦不足以氤氳宇宙之廣大卽人物
亦無由長育矣然南北二極之下有半年夜時者非
得空中元火之廣博而萬生何由得以長育乎　或
曰元行各足懷保生物如氣於禽鳥水於魚鱉土於
走獸且火域甚廣獨無此功耶曰元火在上懷保生
物其功最高顯達是以地下之火亦切普育生物也
夫物之生必欲冷熱乾濕四元情之和若無火熱之
德則萬物何以得育也然負形之物火內不能永存

者適見火惟[性]甚清甚强不容他情之襍也其懷保之功廣顯切達更非諸元行之可比者也

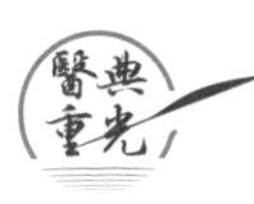

四行變化見象論

客曰前論火氣水土為元行真發千古之秘泄天機之奧雖聖人復出必取諸理也但空際中之風雲雨雪雷霆彗孛諸化工自地自天從何起滅亦有關於四行何曰此皆四行之升降相戰相薄所成但四行各有本質各有類聚濁者居下水土是也清者居上火氣是也火最輕亦最上氣次輕則次上土最重亦最下水次重則次下故天包火火包氣氣包水水包土重重相包如裹葱頭然且。四行雖分亦合合則成物又四行各不相和合則相淩一有不勝則物必敗今諸化工悉緣日光照地地成溫熱蒸爲濕氣氣情本暖暖者欲升復得日溫鬱隆騰起內有火行火本燔熱飈飈如烟復挾土體相附上行氣之本行有三際上近火行謂之熱際下近於土謂之溫際惟中際甚冷氣升離地則漸近冷際因於水土本情是冷是濕結而成雲是一雲體中有四行也雲至冷際冉冉欲化內多濕情濕情若勝卽化爲水旣成點滴自復歸地是爲雨也　若濕氣清微日中上升則爲風日所

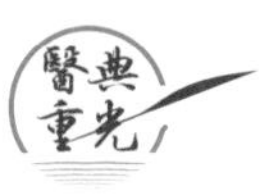

乾故浮雲以漸而散也　清微之氣升於夜時至冷際乃凝爲露也　但氣升不等所具四行各有偏勝或火土勝則爲霾霧或爲雷霆彗孛也　風之爲物亦是熱乾與雷霆彗孛一本内惟土氣如有所抑不得直升旋反下降後之騰者適與相觸升降不得横鶩於地則爲風耳　若雲化爲雨是其常分但早熯之年氣行大體多成燥乾雲雖時升濕性絶微更遇大風颺向他方或成他方之雨如風性燥乾微溼亦泯　客曰風既爲熱乾何西南來者則晴東北來者

每爲雨乎又南者則暖北來則寒何故曰此隨地起見耳若中國則南風暖者日在南氣皆暖故也北風冷者北方離日太遠地無暖氣冰海在北氣皆冷故也其爲晴爲雨者則東近海風之來每帶潮氣故多溼情內有北風性冷潮氣遇冷每化爲雨如有南風性暖潮風遇暖暖甚則晴潮甚則雨也若西則皆陸地風之來則帶土氣性燥內有南風則熱燥有北風則冷燥故皆爲晴若赤道晝短線之南地則北風爲暖南風爲冷耳　若冬之月冷際甚冷氣至其際則

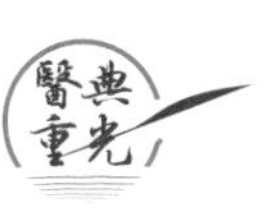

凝而爲雪露之爲霜亦然也客曰濕氣化雪既若露
之爲霜云何六出曰水法云凡物方體相等聚成大
方必以八圍一圓體相等聚成大圓必以六圍一此
定理中之定數也又凡水升空中在氣行體內氣不
容水急切圍抱不合四散水則聚而自保自保之極
必成圓體此定理中之定勢也故雲至冷際變而成
雨因在大氣之中一一皆圓初圓甚微以漸歸併未
至地時悉皆圓點也冬天甚冷一一凝冱悉皆散圓
及至下零欲求歸併却因凝冱不能得合輒相依附

求作大圓以六圜一即成花矣客曰既因依附就不相合亦宜摶聚云何成片曰地體不動天形左旋氣之冷際亦隨天運動勢神速難可思維有物遇之如鋸出屑雪既凝沍受其摩蕩宇中湊合尚得自由直處逢迎勢不可得正如涇米磨粉易令作片難以成團也　又雲從氣升當其上騰挾其火情火情炎上其勢壯猛土之精者亦隨而上一雲之中必具四行但水勝時多間或火土合氣水情絕少力勢既盛土之次分亦隨而上上遇冷際力勢稍微土之次分復

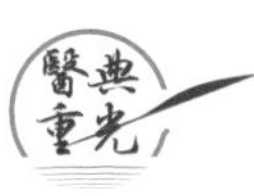

歸於地則成霾霧矣　若水雲甚盛火土上升阻於陰雲難歸本所陰雲逼廹既不相容火之與土上下不得奮迅決發徹爲雷霆電卽迸裂之光有電必雷有雷必電火迸上騰土經火煉凝聚成質質降於地卽爲雷楔音屑矣　其雷發雷震聲之遲速又因遠近之分也亦有火土自升不遇陰雲則不能成雷電凌高直突至於大際火自歸火挾上之土輕微熱乾畧似臭煤乘勢直衝遇大便燒狀如藥引卽夏月之奔星是也　其土勢太甚者有聲有迹下及於地或成

落星之石也　若土氣更精更厚如濃烟結聚不散甚乾而熱升於火際而燃則成彗孛附麗既久勢盡力衰漸乃微滅矣然彗孛乃衆燥熱之氣充塞空際而生見時多有暴風旱涸之患生焉　獨是夏月氣升濃厚決起上騰力專勢銳若勢積愈厚騰上愈速入冷際愈深變合愈驟結體愈大其濃厚專銳之極遽升遽入抵於極冷冷之深處比冬更甚以此驟凝結體為雹雹體大小又因入冷際深淺為其等差愈速愈深當愈大也上文是皆四行之變化空際中見

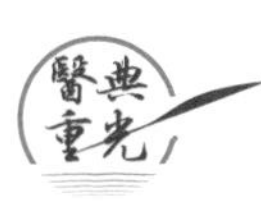

象之畧然从身與相似爾故謂人乃一小天地也

火象甚繁且顯今列八象於左以釋俗人之疑爾

火熛　熛氣繁而清潚騰空際伸而長之忽過火域之火燃之則形如火熛即俗云火把之象也但熛氣之質厚薄清濁不等故其光之巨微體之長短及隱見之遲速亦不等矣惟氣愈清薄則愈燃而亮愈易滅而散也

火鋒　熛氣至空中長短等齊停注不動而火燃之如火鋒或如火箭或火棟也

狂火

乾熱氣濁且多含膏油不能冲高忽值寒氣圍遏或風所觸激則易燃而浮但非法亂動故謂之狂火也人於夏秋月夜間疾行多見之或在人之前後左右何也其先因人疾行時逐其氣故也其後人引其氣此從故也其旁因氣為風或他體所運故也益此種之氣易為動浮大抵多顯於丘墳之中因内有積尸之氣爾故空懸之尸生是氣者尤多此種名曰燐火卽俗云鬼火也

躍羊火

燥氣冲高其體不廣而長厚薄不等始燃時先從

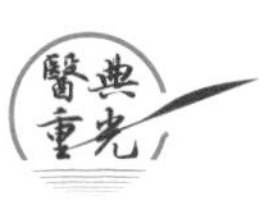

其氣之清薄者傳跳於其厚者致成羊躍之象或曰氣之體質略厚其外圍之氣略薄似羊身之絨火燃於外又連於中若羊之躍然也

垂線火 燥氣不均下厚且濁上薄且清清者先燃而炎上濁者後燃而垂下乃其形成若楹立或似一線垂上尖下厚之象也

拈頂火 薄細之燥氣從土飛出浮游不定以故易燃易散且多見燃於人行時之髮或燃於馬行時之騣因髮與騣有青油之故試將氈毛及細縎以手捋之即發

火且礫礫有聲亦是其類也

雙火 單火

單火者因地上燥熱之氣甚肥且黏偶被外風鼓擊或遇外寒圍逼因而燃之其氣猛而未散必生暴風也雙火者是氣既分爲二爲三乃消散之兆因知暴風將息矣故單火多凶雙火多吉航海者屢驗之俗云單火爲鬼雙火爲神所顯者俱謬也

飛龍

地出之氣不甚熱燥蓄厚沖騰之際忽遇寒雲必退轉下乃其旋迴之間必致點燃而成龍飛之象又因其氣上升之首本清潔其退迴時點燃之象猶龍吐

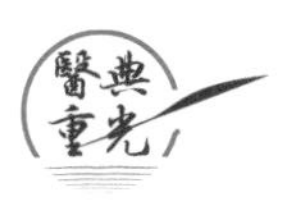

火而旋火尾必爲寒雲所逼因細而蜿蜒猶龍尾
然俗以爲真龍者謬矣

生長頼補養論

人受上帝賦畀之靈性以生而形體禀質含火気水土四元行之所結有冷熱乾燥之情而形體生命頼飲食補養以生長而生長乃人與禽獸草木皆得之今止論人之生長而凡物槩可類推物之所由生活者有二一爲元火一爲元濕譬如燈光有火有油無火則滅無油亦滅火常消油欲存其火必須補其所消之油庶可得以存其光也人之活體或受外物之侵或被内熱之損不補亦不能治也所以存養生命者

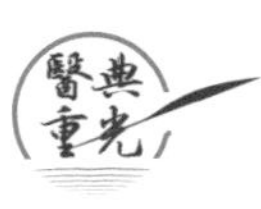

須飲食變化膏液之資補養其元濕以補其元火之所耗也如人內熱胃蒸飲食不進則元溼無補而元濕為熱漸消復無補養則身無元熱之德亦全無元溼之資靈性於是離身矣然生長之原能善補其所消則飲食自多變體循性運養其身自可久存也

夫飲食補養由三化而成一口化一胃化一肝化也口化不惟齒牙之咀嚼更以津液調和舌得展轉以助飲食之化而輸於胃胃受以化乃爲第二化也胃化飲食百脈共用至肝化液方佈散於百肢也胃之傷

有脾脾有黑液致胃覺飢使胃氣開而思食如火上之加薪也右邊有肝有膽肝爲血肝膽有細絡以通熱氣以助胃胃之所化既爲百骸所需百骸各以其火鎔焉胃化飲食乃成白色如乳粥之凝肝有多細脈絡吸胃化膏脂以入肝餘四糟粕乃入大腸而爲大便也肝以所翕之精華化爲因液散於百體節肝之第三化也四液中之最純者爲紅液血爲紅液也其液之次者成黃白黑三液而三液雖有本用在身然不能補養惟血能補血藏於肝區分爲二一灌溉周

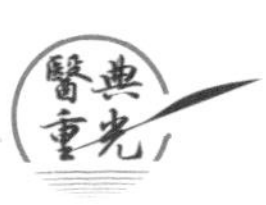

身運養百體一至於心心有二孔孔各有管路各有
小竅血先入右孔煉之即入左孔又細煉之以成生
活至細之德始成脈經甚熱至純之行血此氣甚熱
亦分之爲二一偕血偏流貫達百肢使血不凝運行
不息也一至頭腦蒸化爲髓又煉而成知覺之氣從
腦後下於内腎更細煉而至外腎以成精質之純體
心其苗乎腦其秀乎心其光乎腦其焰乎腦有細細
脈絡由此達於五官而成知覺之氣能使目視耳聽
鼻嗅口嘗若氣有阻滯不能至於五官則雖欲視欲

聽而無其力小則疲倦甚則聾瞽諸般之患生焉蓋生覺之功雖本於靈神之能然必外用五官百體内用氣血精脉運行猶作事之用器具也

精髓皆肝化之血所變即女人之孔乳亦血所化設將乳貯一器過一宿即化爲血色也

人之周身百肢各有三德亦名三能各以受補養其體之性一曰吸德吸取飲食也一曰變德變化飲食爲體也一曰除德泄德飲食既變爲體除其所餘以泄之也

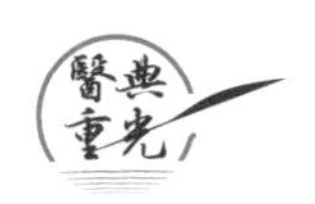

心主脈脈性甚熱血體重凝滯不行故凡周身之血必藉脈經至純甚熱之性運行於身也

四液總論

凡世物之體皆火氣水土相結而成故物皆有燥溼冷熱相輔而運亦相克而成故凡以四行結體者相戰相薄不免有勝有負迨其散也則物體隨之盡以此結者即以此滅而要終歸於四行也試觀生水受火化之時其本上必有滋潤出沫即水也必有烟即氣也必有焰即火也煨燼成灰即土也化既分婦归於四行則知初生之始亦必由四行以成矣是以人之氣體生時必有火情以暖焗身以化飲食有氣情以噓

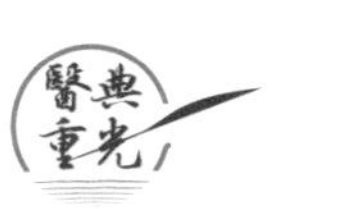

吸以偏注有水情以滋骨肉有土情以堅形骸而四液由此生焉此四液有合有分其所云合者皆能流注皆從肝生皆與血並行而其分於本位者則各不同益血中有純清而紅色者此本等之血有氣行之性者也血上有輕浮如沫而帶黄色者此乃黄液有火之性者也次有淡白而粘者此乃白液有水之性者也次有在底麤濁此爲黑液其性屬土者也四種之液若審察其脉刺而出之可以明見而其上下次第亦如在天地間四行之次序焉土至重而居下火

至輕而交上氣重火而輕於水水重於氣而輕於土故水在土上氣下氣在火下水上也此四液者雖偏體中之所必有然各有一本所主藏之黄液在膽黑液在脾白液多在腦紅液則多在脉絡中此四液之用原以浸潤藏府而體所由養皆賴於血血乏則痰以代之痰之為物亦以害人亦以養人黄液近热使血流行不滯黑液近冷使血不過於流而緩行白液則散在一身以滋百體汞行而出或從腦由腎而入膀胱也四液之外尚有他液如乳如汗如溺如濤之

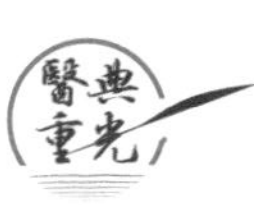

類謂之第二等液更有別、論總之不兼四行不能成體不賴四行不能自養也

夫水行之德在肝在腎者蓋肝生四液試將血貯於一器久之白液之在於血内者則必變爲水也腎藏精故水德亦在腎也

氣行之德在肺肺主噓吸吸外氣以凉心至舌轉動擊氣爲聲音爲言語及帯至耳遂得聽聞猶鐘擊之方響也凡音之得有聲者在氣無氣則無聲也

火行之德在心心性甚热生動覺至細之德以使五官

各得其本界之向

土行之德在脾脾主黑液而化飲食而骨肉亦土之德

故身死歸於土也

然火氣之德情俱細力殊厚乃少水土之德情俱麄其

力薄乃多也

人身有火德之熱以氣之淫潤之益濕凉熱熱暖淫兩

者和生命所以存也水土之德雖多然與他德相調

人身所以得成也

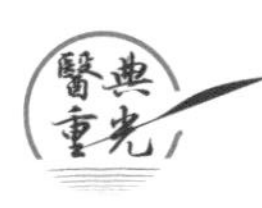

紅液黄液

凡紅黄白黑四液皆從肝生而黄白黑三液相和洽以行於紅液血絡之中也黄液以甚热陪血使血行不滞其細純者陪血麤者自肝滲至膽膽爲黄液之本所膽在右聯於肝膽以黄液養本體又以热助胃化飲食如薪焚釜下黄液自肝下腸以其热辣動腸中之渣滓也益腸無力德以瀉渣滓以黄液下而渣滓始可出也

紅液應氣主於春春之情濕與热兼故氣在中不使甚

熱甚濕而時令溫春之溫以方過冬也春之熱以將至夏也然春之氣主火水土三行故得溫與濕熱兩者相和也血應氣得氣之情春氣時血主黃白黑三液血之情溫如氣通行於周身與三液調和則恒無疾也

黃液應火主於夏夏之情熱與燥因日近北陸切對人而人遂發大熱燥也而黃液應火得火之情故夏時增生黃液於肝也若黃液過熱過多則易致重病如傷寒、肋旁痛諸症是也總之火與燥過多黃液即太

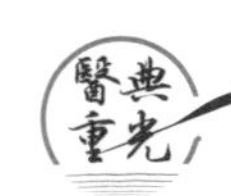

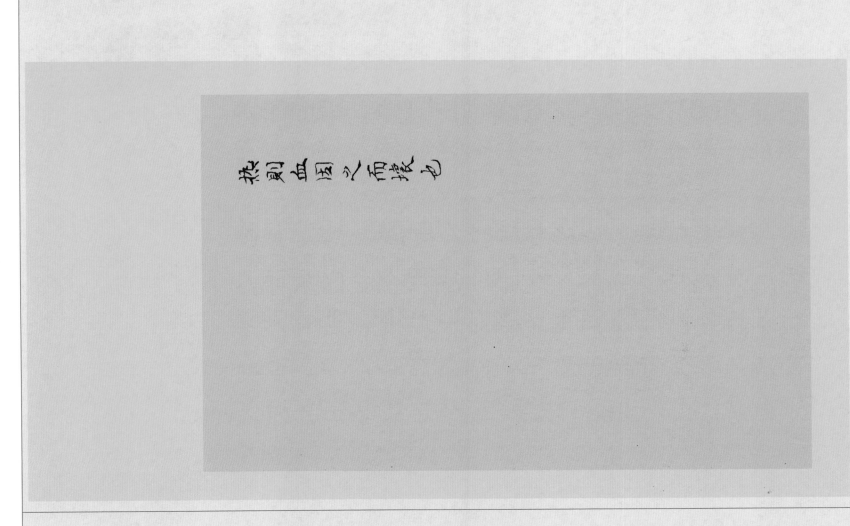

热則血困之而壞也

黑液

黑液應土主於秋秋之情燥與冷兼秋之燥以方離夏去熱也秋之冷以將至冬也而土甚燥次冷秋得燥冷之情故土主秋土冷燥冷軟臟猶之石灰易受外之溼氣也如冬則易受溼氣之寒夏則受濕氣之熱也因日近赤道者地熱遠赤道者地寒是皆土之受於外也故黑液應土得土之情而秋時增生黑液於肝自肝瀉之於脾故黑液之本所在脾脾在左黑液之用養脾也自脾上胃摠縐胃之皮人卽覺飢非此

黑液則不思食病者黑液散於周身故形貌皆黑甚至不欲食也但胃本無力德人覺饑惟藉此黑液耳黑液燥冷其爲病多危如癱疔諸患病愈重血愈爛皆黑液過重過冷之害也人有内生癱壓心之热忽而殞者病發於黑液也有受大難大辱以致猝死者益心燥悶發黑液之害也

白液

白液應水主於冬冬之情冷與淫兼冷爲日遠南行濕爲霜雪雨多故冬時之水主火氣土三行而白液應水得水之情主紅黃黑三液故冬時增生白液於肝也

白液之情冷淫飲食化變爲暖體則身旺若胃弱元熱少飲食不能化則不能變暖體多變爲惡氣則胃不飢食亦不和白液爲病者多頭眩發喘鼓脹諸症也

人之鼓脹者爲飲化過分致生白液徧散周身流溢臟

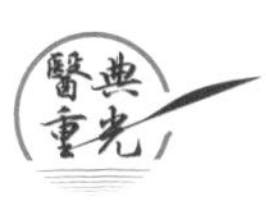

府之外而病根在膀胱漸而腹與脬及身皆腫口出臭氣有發热口渴不欲食者日夜飲水而渴不止也白液本所在腦後蓋人周身之液氣皆上升於腦後變爲白液以潤頭使易睡易記其無用者自鼻出之人乃一小天地也如地之諸溼爲日德吸取上升於氣域即變爲雲復爲日德吸之或爲雨露雪也白液之能自鼻出者因頭內有一絡管上圓下尖狀如漏酒之斗頭所不需之白液聚其中以出之如作室者必有溝以洩水也白液與黃液合和於紅液血絡與血

並行以滋周身之百體者也

或問白液之自口出者何來曰凡飲食自胃化以至腸或有未即化者則存於胃漸化以出其濕變爲白液以爲胃元熱之薪其所不須者口則唾之或成溺出之然白液自口出者或由腦上來或由於胃其吐出時自覺也若胃弱無力者其元熱亦無力飲食必難化因變惡氣與白液致胃不飢苟白液之無用者或自口出或從腸泄則胃潔飲食黑液上升致胃覺飢矣

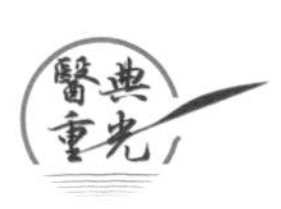

若人之汗則上分不入四液下分不爲溺名曰剩液在
胃中人受夏熱蒸內此液則相煎以出則爲汗味則
鹹故夏月汗出乃液爲汗故溺少冬既無汗故溺多
若有疾發汗者病從剩液以去也若人病則元熱少
力不勝此液雖出爲汗汗則冷冷則澹澹爲熱微之
過若元熱旺能勝此液液則少則汗熱而鹹也

脉經之血由心煉論

夫人身大小諸血絡散結周身其根皆生發於肝其本性之德亦在肝帶黄白黑液同紅液灌溉於血絡此爲一分養周身之肢體者也更以一分從肝帶三液以至心心細煉爲甚熱至純之血併生活至細之德流灌於脉絡以運周身而脉絡之根與血同生發於心者也脉經分繞周身之肢體俱貼於血絡之下血絡與脉經各有本絡各有相别之血也

問血絡之血運行周身者可見脉經之血運行周身於

血絡之下若不可見何也曰脈經之本性本用較之血絡脈經尤高其覆掩之也有皮肉與血絡三重且脈經之純血與生活至細之德均爲甚热必脈經貼於血絡之下則血絡之血受脈經血之甚热乃不凝固可運行於周身不然血體重凝滯不行矣今血出膚未有不凍者是知血絡之血必藉脈經血之甚热以行周身也脈經之血較肝血更精粹故甚热甚純須甚生活益由來之所以然爲甚热耳其體性如火之迅烈也

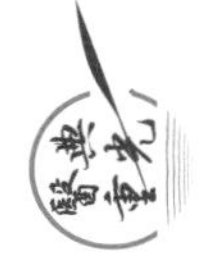

或問大小脉經何以必分周身之上下曰脉絡大根生於心猶血經之根在肝上生下生分爲二焉一由心下分分於左右至足一由心上分分以至頭盡貼於血絡之下繞行周身使生活至細之德與血絡養補之血俱運行不少凝止且以甚熱之血與生活至細之德至腦内更細煉之卽變爲動覺至細之質之德也

心之本性甚熱甚烈試以初殺牛羊之内探手試之其心如火心内有二小包孔一左一右二孔中以堅肉

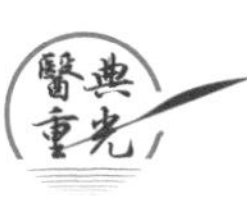

成壁以爲左右孔之界

問心内堅肉何以二孔之界如壁曰心之二小孔所以煉脉經甚熱之血使莫可滲初進右小孔細煉之其外進惡麤之諸氣以嘘出之其精者左小孔更細煉之始成脉絡甚熱至細之血矣二小孔各有營路各有小門如樹之小葉血之出入皆自開合莫或有逆退者細煉既成一爲生活至細之德一爲脉行之血理雖二分實則總在一脉經也心既常動故周身之脉經亦俱運動不息也

動覺至細之力德論

夫生活細體之力德生於心者也心有二小包所化之血既進於左右胞中細煉以升於腦腦中更爲細煉則成動覺至細之力德故人之生活較之草木禽獸大爲高超腦中亦有二小胞以生動覺至細之德亦如心然今之勞心苦思者多患弱病蓋生活之力德升爲動覺至細之質每爲元熱所消則生活至細之德亦消則生活至細之德既少即不能化飲食乃生白液變惡氣此弱病之所由生也動覺至細之德有

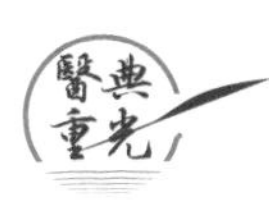

二分一使周身有運動之德一使周身有知覺之德皆由筋絡以通百體又有二筋分於周身一帶能動之細德以使周身之運動一帶知覺之細德以使周身之知覺若半身不遂者蓋運動之筋受惡氣阻塞不能流通以運動也如半身不遂尚能知痛苦則知覺之筋猶未爲惡氣所阻則摩觸之而即知覺也

夫生活之德何以生於心蓋在肺之氣與脉經甚熱之血結而生成者也分此運於百體使有生活至腦更煉之故頭之頂爲動覺細德之本所是以腦之髓必

近耳也盖目以此德始能見耳以此德始能聽餘官皆然也腦之髓包以二層之皮一名嚴父一名慈母髓之後生脊骨之髓於背又於脊骨生二十四雙之筋十二雙帶動覺之德於左自背而下至腰以至足在右亦如之盖腦髓所生動覺之細德其從頭至足者在各肢有本所俱有動覺之德也

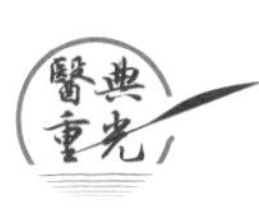

知覺外官總論

人有知覺之性有靈明之性前哲常疑覺即是靈靈即是覺已於元神元質篇内詳晰矣但知覺之能分而有三一爲外覺一爲内覺一爲發用外者五官亦稱五職曰目曰耳曰鼻曰口曰體也内者四司亦稱四職曰總知曰受相曰分别曰涉記總爲九覺亦謂九職也至其發而爲用則嗜欲運動二職該焉兹不詳及失[夫]五官之用所繇成各有五焉一曰覺原一曰覺力一曰覺界一曰覺具一曰覺由也又色爲目界聲

爲耳界臭爲鼻界味爲口界寒暑等爲體觸界是也

目之視官論

目爲五官之尊以視爲職其德在明位居腦前近額左右兩目各有二細筋由總知生至目内帶動覺至細之德通於目以使目得見像凡萬物各發其像印之於氣目因得見猶鏡當前凡有必昭然也目爲至精至公之官以見爲識爲能其力與向在明見其視之在皆以色爲光光有二有外照之光有内照之光内光爲動覺至細之德若此德無二筋帶動卽有外像

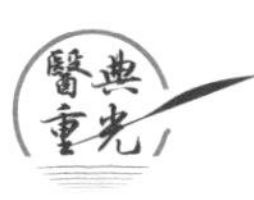

印之於氣雖自顯然目終不能得接若無外光内光雖其耀亦不發故必内外之光相應相和而後目能得見也

其視之具則有三者一目之前後上下有薄膜層層包護胖乎如城郭然一腦内總知所有二筋通目而授知覺之氣與其能視之力也一人身有四液而目另有三液凝結成體三液分爲三層首層則凝晶色之液晶液甚堅光如水晶次層則凝赤色之液與血液不同乃在血之外爲晶液之界三層則凝藍色之液

聚而堅目之瞳故瞳子清如水晶不染一色故能照辨萬色倘目或紅或黄者則不能分辨真色也設凡光若過於目之能則瞳眩如仰視太陽則不克承也夫具以受之界以交之餘以接之而後乃成其爲視也

目之上下生睫毛者以防飛塵之侵卽汗下亦不能注入也

夫人外體最尊者惟目因人有明愛之能循其性本欲知明萬物之性情故必須目以得見諸像乃進於靈

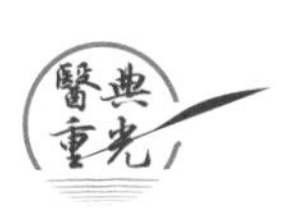

性之明能以明 知於萬物是必以目為門也

夜半乍醒目中發光能見室中之物即可讀數行之書俄頃遂滅何也曰乃繇視覺之氣自腦至目原具內光或人此氣甚旺雖久更聚其目乍開其光迸出正如水閘水注已久其閘一開水即猛騰故此光氣倏爾能照須臾氣盡仍在暗中也

人之情偽先觀其目此心之捷報也心有一情目即露之

目之接物無有等待耳之聞聲借氣以運未免由近及

遠畧有節候但音聲原非形象不能與色一齊俱到所以隔里遥望伐木先見其象後聞其聲或自遠望見放銃者亦必先見點藥與見火光而後銃聲漸到於耳也電是雷之光見電在先聞雷在後亦其證也

故目為五官之尊也

暗中閇閉目以手按摩內光忽見何也蓋目中原有自然之微光不激動則不發見以手按摩則擊動其光也

俗所謂神光爾

凡哀痛之淚注目覺熱喜樂之淚注目覺凉但哀痛者

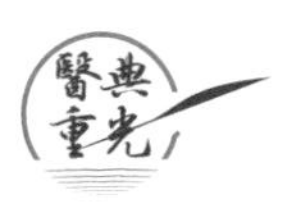

火聚於內則面目寒涼內液出至涼處故覺熱喜樂者內火上升面目俱熱其內液之濕溢在熱處故自覺其涼矣

耳之聞官論

耳爲聞之具腎氣通於耳聞之原力乃在內性自能用耳以聞即所謂覺氣者是也

聞之具腦中有二細筋由總知所至耳帶動覺至細之德通於耳以使耳聞耳內有一小孔孔口有薄皮稍如鼓面上有最小活動骨揰音聲感之此骨即動氣

急來即急動緩來則緩動如通報者然

兩耳各有耳鼓知音者乃耳鼓助聽也如擊外物有聲則是聲響至耳中如擊耳鼓而耳得以聞之是以耳中又必有風若鼓破無風則不聞矣

耳外之輪向前而兜其故有二一則音聲之來以耳輪留而駐之不使徑過一則音聲或急一時驟難直入必外面層層攔當以徐其氣可令緩緩而納不壞內具也又耳有一竅脉應喉故喉內之聲亦可以聽以喉通於耳也常有因究耳垢喉忽生咳者是微氣激

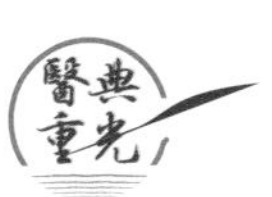

觸之耳又人之首仰故耳以正受獸首俯地故其欲聽必先直竪其耳也

一法重聽者以手置耳後推使稍前便可兜氣以入使即聞也

一法用極薄銀片爲耳管者外博内細進入耳内能多翕音氣與眼鏡之功相同耳

鼻之嗅官論

鼻司嗅受物之臭味以分美惡焉嗅之具鼻内有二細筋從腦前公司所至鼻帶動覺至細之德通於鼻使

鼻受其聞其筋末有嫩肉如乳頭而多竅外有薄膜包之香臭之辨皆二嫩肉助鼻之能然必有風送彼物之氣入至二嫩肉之間乃能知辨外有鼻筒以蔽衞之不使之露也故鼻之在上能泄去溼毒或人身不和氣升至腦則腦中有溼痰鼻則爲之引吸而出否則痰傷其身矣故鼻本不爲嗅之具而爲嗅之門户所以護具而加美於容貌者也

口之味官論

口司味味之由在於舌舌者心之官舌柔而多竅潤濕

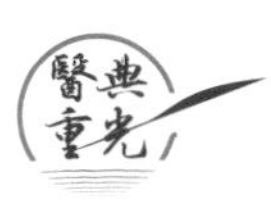

而無味柔而多竅者便於轉展呑嚥又便於掉運以
極聲音之變潤濕而無味者便分别諸味也至於喉
具必須多溼無溼不滑不可以喉如病者口乾不能
加溼於物而衆物皆失味矣然非多竅則不能爲濕
溼而無味惟無味乃能分别萬味也設舌自有一味
何繇辨萬味乎如病者氣上升至腦而濕下降於舌
口中液苦則入口之物皆覺爲苦而不能辨眞味矣
又舌之力舌中有二大筋又多細筋如水之綱纏周匝
故竅多而能知味之美惡然總會於兩筋管自舌通

至腦中公覺之所是爲啖具至於啖之力則覺性中之一能用此啖具於舌以接物味者也津生於舌本與白液不同也又舌底下兩旁有二穴左爲金津右爲玉液也

舌之本乃一堅剛之骨在於喉舌中有渾細之肉九條舌體管路似分爲二實則合於一體也如耳目管路皆有二也舌有二畧大之血絡亦有二脈絡亦有二筋一筋稍勁以運動舌本一筋則柔以分別物味故味之管路其性乾燥固可受濕其必以筋之柔者固

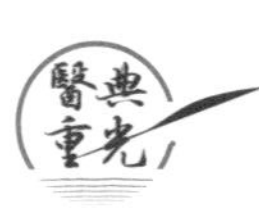

筋之體性更乾燥於舌肉柔筋遍於舌體故得物之味也至舌之尖更見柔筋之德力也

人之聲音非繫氣則不發使無舌爲言語之具雖有聲則不成言語故肺之呼吸并以動舌舌或抵齒或抵上齶則言語遂明矣

人之啞者必喉中懸雍不成其全如初生之子不能言也横骨柔弱致舌不轉舌下之筋不足應其用猶馬之受銜者然亦有癩者致傷懸雍亦覓不能語至有言語不明者或口吃者皆緣舌下之筋過促與過緩

故古轉難益言語之器交失其恰適之界則言語不
明殆且不能言語也

凡看書默誦與口誦者默誦止繇目一路而入口誦則
繇目耳口三路而納是故默誦易忘口誦易記然口
誦而心不靜則又難入就其大槩而論口誦則便於
記文字默誦則便記事理也

身之觸官論

身為觸之官觸覺之用徧體有之設體之無觸不知冷
熱痛癢便為痿痺不仁雖蹈水火而不知冷熱而死

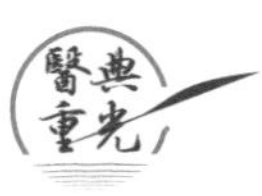

者矣其觸之緣在一身之皮膚觸之具在肉軀內有無算之筋絡然觸覺之原則有一絡生自腦中帶動覺至細之德布遍周身而爲觸之能使知覺諸情故覺者賴此無算細筋所通之皮肉若無皮肉則亦不能觸覺如爪甲毛髮也然身中原有燥溼寒熱滑澁等情而外之燥溼寒暑滑澀與之相觸其有合否因覺其有違順倘於相觸之時身有本熱二三分外熱亦二三分則亦不覺其熱惟夫外來之熱有過不及於吾身之熱者而後能辨其熱否也燥濕滑澀亦復

如是大抵人之血氣愈清美者其觸覺愈精細其才能亦愈秀穎蓋才能雖根靈性亦賴肉軀為作用之器器精者作用自精也若論其他覺能則獨擅之精禽獸反有愈於人者鷹之視能於空中最高處下視水底之魚不爽毫末獵犬之鼻能於曠野嗅〔嗅〕狐兎經過之氣而追跡焉人之目視鼻嗅豈能及之耶獨四體觸覺人得最精雖四末之處稍有毫末之刺風雪之着無不觸覺冷熱痛癢也

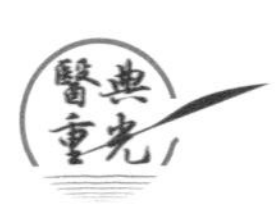

知覺內職總論

人身外備五官隨遘而覺美惡俱受無所揀擇又內備四司取五官所進而區別安置之一曰總知亦曰公司亦曰公覺二曰受相三曰分別亦曰明悟司四曰涉記亦曰思記含外官者感物象而受之於內如一城之有五門然內四職者亦曰四司收五官所入而觀察焉以定其取舍如諸司列署有分職然合此五官四司共成一覺性共覺性之所舍也

總知職

總知之論有三一能一所一識也總知乃覺性之一能在腦爲五官之根源繇細細筋管傳覺氣於五官又由此細管復納五官所受之物象而總知之如滄海爲江河之所自出而又爲江河之所還注又如幾何一規之中點從此發線以至於邊界而又爲諸線所輻輳之樞也故此職稱爲總知也

總知處所在於腦中盖自額以至於腦後次第分爲四穴有如四藏而總知最前近額竅通五官以便接受諸官之象此藏之體爲溼爲嫩畧如骨髓而物象從

如幾何一規　按幾何疑有訛誤
元新日

印焉故額廣濶者其額腦亦廣濶其覺常捷狹隘者其覺常鈍几耳目鼻俱有兩筋通於總知有所見聞卽從此接送也

總知之識有二一則取五官畸零所得者而總合之較别之如目止能覺乳之白不知其白中有甘口能覺乳之甘不知甘中有白鼻耳體亦然故必有總其知者焉二則兼五官之所爲而盡知之凡五官各覺其界設無總知一職則五官各守其職不相爲用而不成其爲一體矣

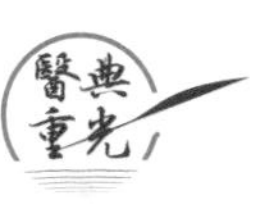

受相職

總知之後則有受相之職其論亦有三一能一所一識也受相者主於收入總知頻寄之物象而係守之使不至於泯滅故號爲物象之府庫而物象至此亦名曰物影亦曰見象其所在腦中之第二穴比總知之職稍乾稍凝蓋總知濕嫩物來易印然而難於不脱受相體稍乾凝便於守其所寄故其職在於存守五官之象也蓋五官與總知縱能納萬物之象若無受相則安置無地暨後顔色聲音等類隨物俱泯難於

想憶一切不爲我有不爲我用矣故職稱受相也

分別職

分別之職權衡物情亦覺性之一能也五官受像初寄第二藏中到此則能剖其相合相悖之情其所在於腦中第三穴頭頂之下（即百會穴內也）受相之後涉記之前分別居中前後相顧顧前者察五官與總覺所受之相而區別之定其合我本體不合我本體也亦或另造一種之鏡如以多物合或一物顧後者以此界之涉記似便於隨取而復得也此第三穴乃四穴中之

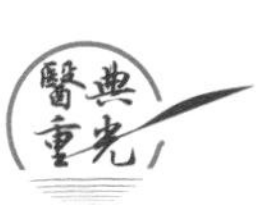

極熱者緣五臟常有火升於上提挈此識以思想種種之事無所停息如走馬燈然受火氣之騰衝其旋轉無時得已也人當病熱之時此職更爲顯著病中不拘何象一動其端即展轉纏擾而不得停緣夫熱惱所發成象如是此職所專在取五官所進象象所輳而配合之分屬之判定之自造一合悖妍媸友讐戕益之象爲五官與總知受相所不能定者比如鼠之見猫目受猫象入於總知受相之職到此始加分別自然覺一不合之情生一讐害之相就欲急走避

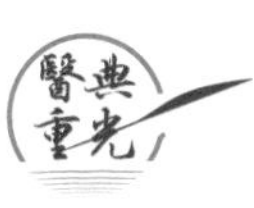

之比譬言相必不屬於五官及總受之職何者曰僅
見色耳僅聞聲總知者僅得其聲與色而未知其合
我與否受相暫寄其相亦無別能必須有此分别之
職定其合性與否此因五官二職之所不能也禽獸
亦有此職能覺本情合與不合以定趨避與人不異
惟是彼種分别非關義理乃屬嗜欲不過保其肉軀
云爾至於人類則能推論其理分剖孰害孰利其趨
避必由思想而成故禽獸謂自然之分别如鼠見猫
羊見虎生而知避也又如蠶之繭蜘蛛之網等類自

然而能而人類則推論其理分剖籌想而分別焉但此分別之職在人未屬明悟僅可謂明悟之役亦未必是靈明所用以指使其區別者也詳見後

涉記職

涉記者又覺性之一能取分別職所造象而置於其內此內職之第四職也蓋總知有受相之職以寄其象分別亦有涉記之職以蓄其象此四端者一氣所感一念所周無所等待然有次第焉總知之象穀種也受相田畝也分別治其田而收五穀也涉記置穀於

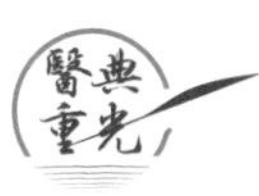

倉廩間也此第四職之本所在腦中之第四穴故人以腦後廣大爲貴取便記蓄之義第四穴之體比第三穴更爲乾凝乾凝者多所存蓄此職原主久存諸象以便分别者不時逢源之取也故涉記能記已往有本等能覆記者又有内存之象爲所以能覆記者此記乃内分别之職所造非從外五官進也蓋五官納象總知之所不過目前見在之迹如黑白甜苦等類而涉記之象則爲分别所鍊過之象更細且神不惟目前即千百年以上皆可涉記西聖云涉記乃浩

大之淵不知何等乃有無涯容受亦深奥亦顯明難以言語揣摹常應常用物物事事各因其門而入各因其類而排又非事物自進而事物自備其中取之無窮而用不竭也夫如所論則涉記疑其與記含無異矣但記含之能備在性體不係肉軀惟人則然禽獸不得而有之人至死後肉身已離五官之具已脱尚能存記生平之事則此記含之能備在靈體不關肉軀也兹未敢論靈性之記且論覺性之記備在肉軀者蓋記含之遂廬也涉記記含學者視無差别今

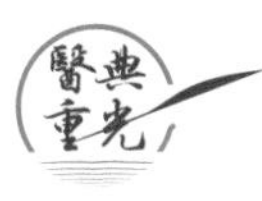

著憶者之訛

論判爲覺與靈之分屬大有懸殊屬覺者依肉身自有留去屬靈者不依肉身永無消滅也

問人於物像有涉之不能記者有涉記頗易旋即失忘者有不易涉記而既記即能不忘者不識何故曰此關人腦有乾溼不等也過濕不能受象溼而嫩雖受亦易脫惟乾濕調勻則難脫著過於乾則又受印不上矣嬰兒過濕老人過乾所以皆不能記惟少年者乾濕得宜故易記而不忘其餘乾濕相勝則記忘以差等耳如印像於石於銅刻之愈難去之愈不易故

易成者易敗者也難成者難敗者也

人之年老易忘若遡論少時所聞所見便娓娓不置且至重複不自覺而新事則過耳遂絕何歟若少時嫩髓所印其印固結而難去所以常提而不忘迨其既乾而始印之則難受也豈不旋聽而旋忘乎忘而再舉是以重複

均是人也或善記或善忘均一人也或遇此事易記或遇彼事易忘何哉曰此當論印象之淺深印深者記深印淺者記淺如讀書者十遍百遍豈不可當頓慧

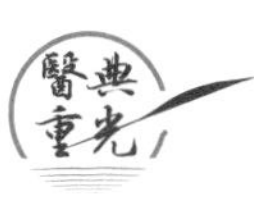

者之一覽此所謂印之又印受印既深一時不能磨漫者也反是未有不忘者也論此知覺之記禽獸亦有不獨人類屢見禽獸赴其所居之穴認其所生之子及向來五官所歷之象使無涉記一識何以能然

前言涉記之藏在腦後第四穴乃聖師心傳也人或未信試觀人有遺忘不知不覺忽以手搔其腦後即探得之或將首一側或俯首沉思及其偶記一事或對人共語覺其有當不覺便爲首旨此皆証也誰謂心之所動不關腦乎然涉物象而存記者有如印書印

時匀淨到底易明，即得糢糊到底難明。欲求善記，非可忽畧當之矣。但人所為涉焉而能久記者，必其所覺之物向已了然，故臨期不待索而自至；若初覺之時不反諸而自覺，其覺鮮不漫遺忘者也。

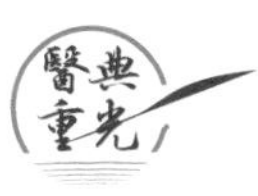

記心法

或問涉記爲人心寳藏無窮事理之象皆所收存非此則與草木同一寘頑矣不知有何術以養之長乎抑有損而耗此記者乎曰損記性者三助記性者亦三傷疾食皆損涉記之具或損涉記之象或損涉記之用者也常見有飄瓦傷頭腦因而並損所記之象譬如繪物於壁壁既壞而景奚存又有因疾大熱大寒或值大驚大忿大憂隨而紛亂其象竟至遺忘甚有自已名字亦不復憶者如饕食迷酒之人濁氣上

蒸以塞涉記之竅而昏明達之光他如生果鹽味食

之過多雖不大亂記性亦各有損

裨於記含之三者一爲藥物二爲飲食之節三爲涉記

之法也藥物外助亦裨內靈是故香物搏丸常握於

手用以開涉記之孔者有用鷓鴣諸鳥之膽按兩額

邊太陽穴道一月一次使之內透者有頻服膏劑之

類或用瑪細則盡香之類郎　也空心同薑口嚼以

能除腦中之濕痰而清助涉記者

至於飲食澹泊中節使氣血清明亦裨涉記也

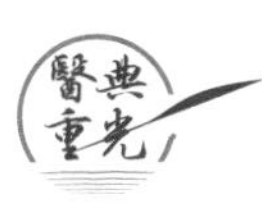

涉記之法不一各有訣焉大概先在心中備一宏大之字或爲曾所熟遊或爲暫所假設其中殿廡樓臺堂舘亭榭園林池沼峭壁浮屠無所不備無珍不錯種種隨意造作或生成丘陵泉澗務在至巧至大至顯次序不亂光明炤耀不致黯沕難省排當匀稱不迫不離各自成一形不相疑似以妨差錯及有定所不移以防顛倒此造象之法不在乎多而在乎熟轉念之間卽憶誰首誰次本位毫釐不差又或每排五象卽間一金掌或諸異象以爲次之節節分明至於出

入之序從左爲始，勿使左右兼顧，令心爲之恍惚也。有此所造諸象，熟想在心，無不非是。遇有欲記之事與事，此法最佳。且如吾所欲記事有實跡字有形象者，如成湯因旱祈天故事，則想有一王者，剪髮斷爪，身纓白茅，以當犧牲，禱於天，真我所列人類帝王之中。或記無形之事，如德慝七情等類，則爲特造一象，擬其形容。如作謙字，想則有傴僂循墻可象；作傲字，想則有胖脕驕倨可象；作憂字，想則有攢眉側席可象。或不用人象，用獸象者，如良善象鴿，兇暴象虎，汚

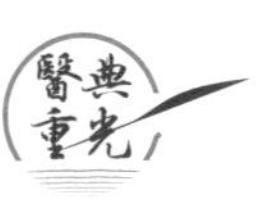

穢象豕　好色象狐　懈惰象驢　嫉妒象狗　驕傲象孔雀之類

若記文字則其字各有意義如天地椅桌等字皆以本字寓義爲像而各以其物代焉其像或孤用或素託所排用人位之像皆可但要相稱假如依次而排至第十位合用雀字而此位原是孩提之位卽想此孩提雀而嬉若此雀字所在之位原係庖人卽想庖人烹雀作膳若此雀字所在之位係一兵人卽當想其射獲此雀引類而推要亦不甚相遠也

或有反用其義以記之如以白記黑以飽記飢以火記水者

或連用其義以雪記冬以扇記夏以砲記戰者

或用增字爲義如以星記生以鼎記目以撒記散

或用減字爲義如以魚記魯以豕記家以皿記孟者

或用拆字爲義如以一大記天以二木記林以四馬記罵者

或取同音之字如以笋記損以雀記爵以錢記前者

前記法皆大畧爾聰慧之人自能出其至巧大槩以易

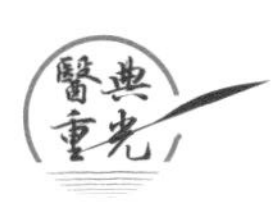

記提難記以有形通無形二語盡之矣

習此記字之法卽一時欲記數百字不拘文理貫串不拘鄉國聲音但具字一經目卽以前法安排如進自已搆造宮室之中以尋相知相習之人物右入左出俱稱所宜而又明顯有次不致惑亂安設已定覆誦之時卽如再遊此地睹具人物一一見前循所托字頃刻成誦順誦從右而左逆誦從左而右也若欲就中拈出一段不拘從某處起於人物象中憶是誰當本位人物具在其字耀然自呈

或有不求記字但欲記事如數千言長篇文字難以盡托物像則當摘其議論大旨多則五六十條少則二三十條每一條爲托一象具一像提起一事段落繩井亦不病其煩多況既分有段落就從每段另起一題用前寄象之法多至五六十條其所記者亦五六十像而止誦時續短作長未始不成一片也

以上記心法皆西海博學之士所傳巧用之法亦是鍊人靈才之法云爾

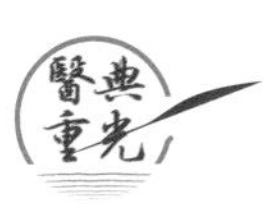

記心辯

腦有四穴明列總知受相分別涉記之名但心爲靈君萬念皆生於此諸子百家從未言及腦爲涉記者卽今所云記心不云記腦明是所記惟心也若以爲心記又爲腦記則一身之中無乃政出多門乎曰心爲靈君固也第所謂心有血肉之心有知覺之心血肉居中知覺偏體中央方寸特具位耳其徧於百體者猶大君之無不管攝也大抵有形之物非有形之具不足以覺之如目爲視具耳爲聽具鼻爲嗅具口爲

嘗具身爲觸具豈記存獨無具耶若以心爲其具不但心失其尊而貯萬物象無器具之地將何所受納也若謂心之靈妙正不在記纔見圓明則又何以實有此歷歷常記之覺是知心必有記而心非即爲記之具也若謂腦特記具畢記心記非腦記也因而欲盡廢其腦之職乎則目爲視具亦心視非目視也豈可亦廢目之職可乎不可乎蓋人之一身五臟藏於身内止爲生長之具五官居於身上爲知覺之具耳目口鼻聚於首最顯最高便與物接耳目口鼻之所

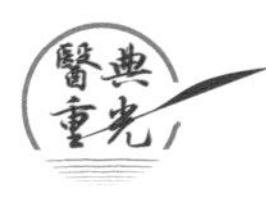

導入最近於腦必以腦先受其象而覺之而寄之而剖之而存之也故云心之記正記於腦耳常有記誦過多思慮過度而頭岑岑痛者其故為何較前所云搔首垂頭者不更明哉黃庭內景亦言腦為泥丸宮元神居焉是必有本何惑之有

記與忘相反者也記則聞命忘亦有說乎曰惟其相反知所以記便知所以忘矣又幼年多便於記壯老艱記多忘何也曰幼年交涉未雜物誘未開其心淨矣易於受存物象壯則世緣外泊情想中憎至於老年

漸歸消耗如何不易忘耶且幼時腦髓猶嫩比孩提之未凝者則已凝比之老大之堅燥則未燥故幼年易記於壯老耳

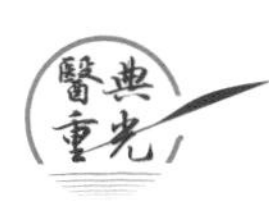

寤寐論

寤者乃覺性解釋外官使能各適其用者也寐則反是即覺性之歛東束五官令其寧靜休養聚其既疲之力者也云覺性者蓋無覺者並無寤寐而有覺者無不有寤寐也歛束外官者但有一官能適其用即謂之寤也寐則五官皆似束縛不能適其用也止言五官不言四職者蓋內四職之用不必歛束當其寐中內職作用不停所夢是也謂令寧靜休養者若五官因病有阻或一官有缺不得其用此是聾瞽喑瘂不謂

之痳痳則自然靜謐可用不用故曰安養也
有忽然成痳者有飲食後欲痳者何也曰痳乃飲食麤
濕之氣自脾胃騰達腦中衝塞筋脉阻其知覺之氣
不得通於五官故五官不能適用漸成痳也蓋飲食
在脾胃中如釜炊粟火沸氣揚上升至釜蓋而止以
沸氣之熱觸釜蓋之冷空而成水人之飲食既因内
火消耗自然發其熱氣蒸達於腦腦原屬寒屬濕熱
氣到此盤旋周匝遂閉塞其孔竅而知覺無所通五
官無所運安得不成痳乎既知五官覺氣原出於腦

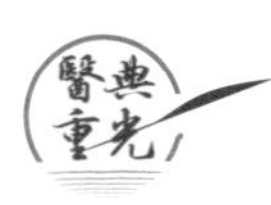

五官所進又納於腦之公覺則腦中脈絡一塞自囪外無由入内無由出寐之所以不覺其來也人乃一小天地如太陽照地地上溼氣騰空至於冷域自地而上二百六十里有奇爲氣域氣域而上至於月輪天爲元火之界界中不容一物氣域分而爲三際近地爲和際中爲冷際近火爲熱際種種變化悉在氣域中遂成雲霧以遮太陽之光身内之火鬱積於下勃然如烟至頭作幔則上之通衢壅塞截斷亦使五官之覺不行也知飲食後人多欲睡者則知當晚缺食終夜不成寐飲食助睡槩可知也

或聞樂則睡或勞倦則睡或愁悶則睡或幽暗而靜則睡不但不多飲食且有捫腹欲睡不但飲食成寐且有飲食後反不成寐者何哉曰聞樂而睡聲音節度之和最與人心相合耳目受之不營別事馴至諸用俱息宜其睡矣勞倦愁悶幽靜皆能懈人五官之用故精神自外收斂於内以便複聚而養之至於腹捫則虚火所聚亦能蒸其溼痰上升於腦故多飲食者令人睡而不飲食者亦令人睡也至於飲食之後太飽不睡正如爇薪本以生火然積薪過多火不上透

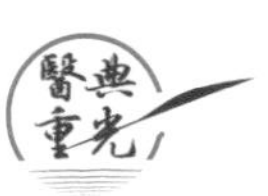

終歸火滅此將生病食後難睡職此之繇也

寐者昧也若寐而可知不謂寐矣寤者悟也若寤而不可知又豈得爲寤乎

一於寤者其精勞必有寐以養之一於寐者其氣濁必有寤以清之是寤寐之所以各得其理也

寐爲身體之慰爲氣力之補爲無恙之驗爲作用之逸爲勞苦之毉益用之以時則晝夜調攝晝生萬色顯萬象令人寤而觀之夜則萬象之色休歸玄默令人靜而息焉寢息與醒而飲食已化氣脉已成精血已

活五官已爽可以應接萬緣建立諸用也若貪寐過多或不以時不惟無益而且有損使身體懈散神氣疲鈍頭目昏重記心閉澀如癡如醉奪人學問之志道德之力也又過度之寤終夜不寢則竭其精力槁其內液易於癯瘦阻食飲之化遂氣血之生源虧五官之用甚至多寤成癲而至於死者故節宣之法烏可廢哉

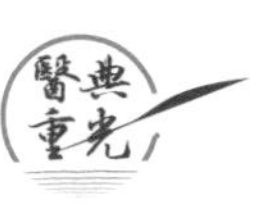

夢論

夢者，寐中之見聞也。五官之用，雖止不行，然覺氣之在四職者，運而不息，即總知受相分別涉記之四職也。一至寐時，脾中火氣上蒸，内象忽然轉動，如走馬燈紙輪旋轉，悉因火動，寐中觸動其所涉記，如聞見一番，與晝所歷，若無少異，其實虚幻無據，緣人義理不爲主張，便至認假作真，從無作有，既在夢中，不能自識其爲夢矣。曰：水之定也，照之則清，鬚眉不亂，有或撓之，則照者隨波恍惚，盪漾破碎，無復定形，向或半面身或半身、可爲四目、可爲兩頭、又如浮雲、隨風變態見象無已、聚散無踪、寐時濁氣上騰、搖動內象千奇百怪、世所絕無、而無一不爲夢中之所有、斷續不一、散漫無章、夢中物物皆有、醒則皆虛也

夢有由自生者、有由外來者、自生者、從內四液血氣藏府而生、外來者、從外五官所納而生、蓋四行之液、（火氣水土、四行之液也、）徧注一身、而其蒸焰之衝、或根其所禀所養所感者、各徵於夢焉、水液勝、則夢江海雲霧等、火液勝、則夢爭鬬烈火等、土液勝、則夢坵墓幽暗等、氣

液勝則夢飛遊歡笑等藏府之夢詳在十二經脉之中醫之於病人亦因夢之休旺以証病之盈虛此內藏而生者也五官之感雖歷年以久而託記尚存故人之所夢亦由之五官所感大抵一官爲主四官從附一事有觸餘事牽焉如夢色而聲臭亦併隨之如夢悅色而氣脉亦與之俱動葢記存習熟而同類者自挾以俱來也且其習之所沿喜惡愛憎各於其黨如士則科名之夢居多農則庾廩之夢居多工則斧斤之夢商則出納之夢此從外納而生者也

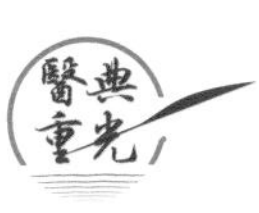

夢有正夢邪夢異術者正夢者益修德之人克當帝心聖神提佑欲其歸正間亦示之以夢命之以事勵德進修詔以未來使之証據默爲啓炤也然千百年僅有一二項千百衆中僅有一二人卽大德之人生平不過一二次也邪夢者乃邪魔誘人不能動之於盡（晝）則必動之於夜多方迷惑撓其向善之心也且有異術能令人腦中內象湊成一段可忻可樂之狀致成邪夢人隨亦爲夜可夢卽晝亦可爲不覺陷於魔境蹈無窮之罪惡而魔意始快又或將未來可賂之人

可遺之事預兆於夢及其果驗人遂癡心自信謂我
能未來先燭空想高心漸增驕慢迷入魔界被其邪
箭中心邪藥入腹不能拔不能吐也是爲邪夢顧邪
魔爲害不能害無隙可乘之人惟人先萌邪念自造
一魔是魔得其便愛以愛應憂以憂應乘其性情逞
其所欲害入於心然而究竟一着正神是成人之美
邪魔是成人之惡也但夢境雖非實事然亦可以助
人之實修可以陷人於罪業也夫凡人之心清者其
夢多清心濁者其夢多濁至聖無夢至愚亦無夢也

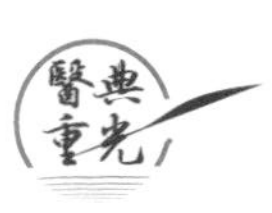

且天道寒暑與人相通也故精血不足即易感受是以將雨夢水將晴夢火也

極醉者無夢是酒性濁熱其氣上騰至急至漲夫急漲則腦内迅轉即一象者不出矣豈惟大醉即大飽者亦常無夢也

夢中魘者或由四液重濁或心中敗血瀰漫或于壓於胸皆可致魘也

或謂魂出爲夢非也人之生死魂合於身則生離身則死人之夢有最長久者倘其魂出則宜周身脉理俱

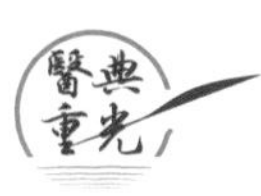

停骸氣俱絶如死人然矣何其呼吸如常又何一靈方游水登山遊於千里萬里而一喚卽歸醒之理豈有乎卽道家出神往返釋氏入定神遊俱屬虛幻妄誕之談此不但俚俗迷而不覺卽文人亦沉溺不知但我儒學宜格物明理豈可不辯而明之哉余痛通世之沉溺旁門有闢妄一書嗣刻問世以救狂瀾之萬一也

噓吸論

噓吸之具有四一爲心一爲肺一爲鬲一爲氣管也肺之體輕孅潤如浮血所結之沫便於氣之滲也自喉之中下通於肺肺中有一筋脉合而到心之右孔氣海自此心孔通出以養其肺而又有一血脉通貫其肺合於心之左孔肺體皆通噓吸之氣焉鬲者一層細膜在心肺之下與脊脇腹周回相着以蔽鬲下之濁氣使不上薰也鬲膜之上氣海居焉鬲肺開則外氣自氣管吸進以涼其心其所入之氣旋爲心所蒸

熱則旋閉而出之，如海潮之長落然。緣人心元火極熱，熱甚則津竭，必得清凉之氣調和，故一呼一吸消息無停。閉則爲噓，開則爲吸。閉處即虛之始，開處即實之端，無停機也。

肺居心之上，左右包心。肺體虛通，爲藏氣之府，藏多而後可以出音聲，供血脉，足給其用。不然，旋出旋入，僅取辨於喉間，肺無餘氣，不能一氣成章，而字字皆斷續矣。設使氣過、烟過、塵過、惡臭過、蠻瘴，若非夙多存氣於中，則未免頻仰所吸之氣，而併吸其毒以受害。

也若使閉而不吸則心悶而死矣當其纖惡之氣未心能從其浮肺之體漸漸受氣而復廻納於肺如城被敵圍内糧足以自贍不必借餉於外也

人之生命之根在於元濕元火而元火之用多在於心元火所以至於滅者其故有二一爲酷寒一爲酷熱如遇嚴冬或大雪或過飲冷水其元火爲大寒所撲滅命斯斃矣若元火太旺亦能焦枯元濕命亦殂矣或喉被繩急縊全無涼氣進入或在腱炕呼吸皆帶熱而進或在窄小不通氣之所隨嘘隨吸所吸卽其

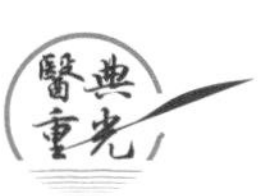

所呼不能換其涼氣則內大益增其旺酷虐五藏因
歸殄滅譬如火閉甕中不通涼氣其火即滅矣
但涼氣有進有出不惟調存元火或身內有邪穢不潔
之氣賴此噓時亦帶而出試觀心痛或閉悶時頗覺
難忍長吁吐氣痛覺少寬
至於水族皆有噓吸也有噓吸則有眠睡如人之瓶
貯水畜魚閉口則魚久活開啓其口則氣不通而魚
悶死如不賴噓吸何緣悶死此皆驗噓吸之槩也
噓吸之始先呼乎先吸乎曰人心先開而後收開以納

血收以流通其血也肺以先吸以納氣而後還出之也凡人物臨終嘘氣爲盡生死相對生者以吸始死者以嘘終其理甚明也

盆增髮盈增之机

原始　卷

雲間浩然子惠源王宏翰著

男　聖發王兆武參

大學東校典籍局之印
石川文庫

經脉營衛呼吸攷

人禀天地陰陽四元行以資生而生生不息者皆

帝賦畀元神禀元質以生育正所謂天命之性也

蓋身具有營衛表裏臟腑之異其清陽在上濁陰在

下經有十二絡有十五骨節三百六十五毛竅八萬

零四千此皆應合天地之數也血爲營氣爲衛營者

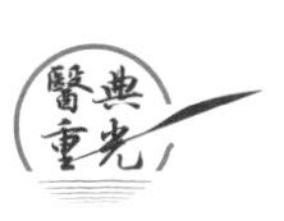

水穀之精氣行於脈中者也衛者水穀之悍氣行於脈外者也世謂營爲血者非也乃營氣化而爲血耳夫脈得氣血之先由心煉生活甚熱至純之血貼於血脈之下運行周身而寸口爲之總會故足以知臟腑而決死生人一呼脈行三寸一吸脈行三寸呼出心與肺吸入腎與肝肺主呼吸天道也腎司闔闢地道也呼吸定息合行六寸一日一夜凡一萬三千五百息脈行五十度周於身合行八百一十丈漏水下百刻營衛行陽二十五度行陰亦二十五度每二刻則周身一度也

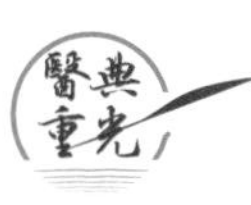

痺論篇曰營者水穀之精氣和調於五臟灑陳於六腑
乃能入於脉也而衛者水穀之悍氣其氣慓疾滑利
不能入於脉也故循皮膚分肉之間熏於肓膜散於
胸腹逆其氣則病從其氣則愈

東宿曰營氣者爲言營運穀氣入於經隧達於臟腑晝
夜營周不休始於手太陰而終於手太陰以應刻數
焉故曰營出中焦也又曰營是營於中衛氣者爲言
護衛周身溫分肉肥腠理不使外邪侵犯也始於足
太陽五十度而終於足太陽故曰衛出下焦也又曰

衛是衛於外

經云凡人兩手足各有三陰脈三陽脈以合爲十二經脈也凡者擧衆也合者集也經者經也脈血衇也説文曰血理之分表行體者釋名曰脈幕也幕絡一體也蓋人稟天真之氣運行營衛於周身出入臟腑循環無已者脈也又行營血之脈道也故靈樞經曰經脈者行血氣道陰陽以營於身也素問脈要精微論云脈者血之府啓玄子註曰府聚也言血脈之多少皆聚於經脈之中正謂此也手足各有三陰脈者太陰少陰厥陰是也手足各有三陽脈者太陽少陽陽明是也總以會集手足三陰三陽之脈以合爲十二經脈也手之三陰從藏走至手手之三陽從手走至頭足之三陽從頭走至足足之三陰從足走至腹絡脈傳注周流不息故經脈者

行血氣通陰陽以營於身者也靈樞經脈度篇曰手之六陰手之六陽蓋從其左右言之也難經三十二難曰手三陽之脈從手至頭長五尺五六合三丈手三陰之脈從手至胸中長三尺五寸三六一丈八尺五六三尺合二丈一尺足三陽之脈從頭至足長八尺六八四丈八尺足三陰之脈從足至胸長六尺五寸六六三丈六尺五六三尺合三丈九尺人兩足蹻脈從足至目長七尺五寸二七一丈四尺二五一尺合一丈五尺督脈任脈各長四尺五寸二四八尺二五一尺合九尺凡脈合一十六丈二尺也絡脈傳注周流不息者脈度篇曰此氣之大經隧也經脈為裏支而横者為絡絡之別者為孫絡習醫直格曰絡者正經脈道傍小絡如支孫絡者之類皆運行氣血之脈道各宗於本經焉傳者轉也轉而相傳也注者灌注也周者周徧也流者水行也息者止也如手太陰之脈傳於手陽明之經轉相傳注至足厥陰復傳於手太陰如水之行流灌注經絡周徧一身運行不止如環無端終而復始

故曰經脈者行血氣通陰陽以營於身者也其始從中焦注手太陰陽明上陽明者手湯明大腸經也下陽明者足陽明胃經也太陰者足太陰脾之經也靈樞經脈篇曰大腸手陽明之脈起於大指次指之端終於面上挾鼻孔自此交入足陽明胃之經足陽明之脈起於臯終於別跗上入大指閭出其端自此交入足太陰脾經所謂陽明注足陽明太陰者此也陽明注足陽明太陰太陰注手少陰太陽經脈篇曰脾足太陰之脈起於大指之端終於大包注心中自此交入手少陰心經也手少陰之脈起於心中終於小指之內出其端自此交入手太陰小腸經所謂太陰注手少陰太陽者此也太陽注足太陽少陰經脈篇曰小腸手太陽之脈起於小指之端終於目內背自此交入足太陽膀胱經足太陽之脈起於目內背終於足小指外側自此交入足少陰腎經所謂太陽注足太陽少陰者此也少陰注手心主少

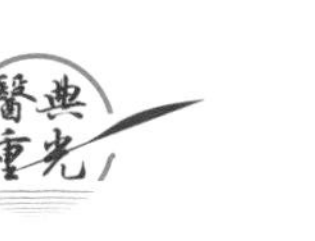

陽經脉篇曰腎足少陰之脉起於足心之中終於注
胞中自此交入手厥陰心包絡手厥陰之脉起於
胷中終於小指次指出其端自此交入手少
陽三焦經所謂少陰注手心注少陽者此也
少陽注
足少腸厥陰
經脉篇曰三焦手少陽之脉起於小指
次指之端終於注目鋭眥自此交入足
少陽膽經足少陽之脉起於目鋭眥終於足小指次
指之端自此交入足厥陰肝經所謂少陽注足少陽
厥陰者
此也
厥陰復遠注手太陰
經脉篇曰肝足厥陰之
脉起於足大指聚毛之
際終於別貫腸腹注於手太陰肺經
所謂厥陰復還注手太陰者此也
其氣常以平旦
爲紀以漏水下百刻
氣者營氣也常者久也遠也平
旦者寅時也紀者綱也會也言
營氣常以寅時爲綱紀復會於手太陰自中焦爲始
而行也漏水者用銅壺盛水下有小竅具漏水轉轉
施壺遍相傳注而至於在下大壺之中
以十二時漏水所下者爲百刻之法也
晝夜行流與

天地同度終而復始也

日出爲晝日落爲夜天度者周天三百六十五度四分度之一也每日日行一度周天二十八宿也八之營氣一呼脉行三寸一吸脉行三寸呼吸定息脉行六寸十息氣行六尺日行二分二百七十息氣行十六丈二尺氣交通於中一周於身漏水下二刻日行二十五分五百四十息氣行再周於身水下四刻日行四十分二千七百息氣行十周於身漏水下二十刻日行五宿二十分一萬三千五百息氣行五十營於身漏水下百刻日行二十八宿漏水皆盡脉復還矣計八百一十丈也所謂始於手太陰終於足厥陰終而復始至寅時復自手太陰起於中焦爲始而行也

馬玄臺難經正義曰自夫飲食入胃其精微之氣積於胸中謂之宗氣宗氣會於上焦即八會之氣會於膻中也惟此宗氣主呼吸而行脉道營氣者乃陰精之

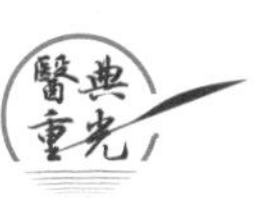

氣也即宗氣之所統猶太極之分而爲陰也此氣行於晝二十五度行於夜二十五度始於手太陰五十度而復會於手太陰而行晝行夜十二經之陰陽皆歷焉衛氣者陽精之氣也亦宗氣之所統猶太極之分而爲陽也晝行於陽二十五度夜行於陰二十五度始於足太陽五十度復會於足太陽

引歲露篇曰衛氣一日一夜常大會於風府風府者足太陽督脈陽維之會所謂太陽主外者此也

玄臺曰蓋營氣行陽行陰主晝夜言衛氣行陰行陽主

陽經陰經言營氣之行於晝者陽經中有陰經行於夜者陰經中有陽經故行陰行陽主晝夜言也衛氣則晝必止行於陽經行三陽經也夜必止行於陰經行三陰經也是陰陽不指晝夜言也又五十營等篇言氣脉流行自手太陰而始至足厥陰而終循環不已其氣常以平旦爲紀漏水下百刻計一萬三千五百息脉行八百一十丈推之則二刻行一度爲一周身也晝夜共行五十度則每經各行五十次矣並未嘗言肺止行寅時太腸止行卯時又不思各經長短不同難以分時

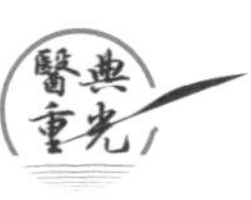

註釋如果十二經分配十二時則一呼止行一經何以能八刻之一千八十息脉行六十四丈八尺而四度周於身也又何以能十二時之一萬三千五百息脉行八百一十丈而五十度周於身也所謂一時止行一經者實理勢之所必無也

靈樞五味篇曰穀始入於胃其精微者先出於胃之兩焦以溉五藏別出兩行營衛之道其大氣之摶而不行者積於胸中命曰氣海即宗氣也出於肺循咽喉故呼則出吸則入天地之精氣其天數常出三入一故穀

不入半日則氣衰一日則氣少矣

靈樞客邪篇曰五穀入於胃也其糟粕津液宗氣分爲三隧故宗氣積於胸中出於喉嚨以貫心脈而行呼吸此指後天穀氣而言

浩曰然呼吸者卽先天太極之動靜人一身之眞氣也人一離母腹時便有此呼吸不待穀氣而有也雖然使無宗氣積而養之則日餒而瘁呼吸何賴以行謂呼吸資宗氣而行非謂呼吸屬宗氣也眞氣言體穀氣言用也

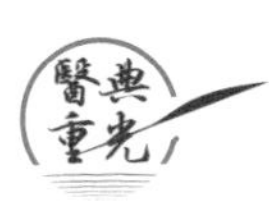

髭鬚眉髮毫毛攷

頭上曰髮屬足少陰陽明耳前曰鬢屬手足少陽目上曰眉屬手足陽明唇上曰髭屬手陽明頦下曰鬚屬足少陰陽明兩頰曰髯屬足少陽其經氣血盛則美而長氣多血少則美而短氣少血多則少而惡氣血俱少則其處不生氣血俱熱則黄而赤氣血俱衰則白而落

類苑云髮屬心稟火氣而上生鬚屬腎稟水氣而下生眉屬肝稟木氣而側生故男子腎氣外行而有鬚女

子宦人則無鬚而眉髮不異也

葉世傑曰精之榮以鬚氣之榮以眉血之榮以髮髮者腎之華王啓玄曰腎主髓腦者髓之海髮者腦之華腦減則髮素

滑伯仁曰水出高原故腎華在髮髮者血之餘血者水之類也

靈樞陰陽篇曰足陽明之上血氣盛則髯美長血少氣多則髯短故氣少血多則髯少血氣皆少則無髯兩吻音刎多畫足陽明之下血氣盛則下毛美長至胸血

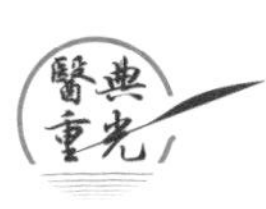

多氣少則下毛美短至臍行則善高舉足足指少肉足善寒血少氣多則肉而善瘃音竹凍膚皸瘃血氣皆少則無毛有則稀枯悴善痿厥足痺足少陽之上氣血多則通髯美長血多氣少則通髯美短血少氣多則少髯血氣皆少則無鬚感於寒濕則善痺骨痛爪枯也足少陽之下血氣盛則脛毛美長外踝肥血多氣少則脛毛美短外踝皮堅而厚血少氣多則胻毛少外踝皮薄而軟血氣皆少則無毛外踝瘦無肉足太陽之上血氣盛則美眉眉有毫毛血多氣少則惡眉面

多少理血少氣多則面多肉血氣和則美色足太陽
之下血氣盛則跟肉滿踵堅氣少血多則瘦跟空血
氣皆少則善轉筋踵下痛手陽明之上血氣盛則髭
美血少氣多則髭惡血氣皆少則無髭手陽明之下
血氣盛則腋下毛美手魚肉以溫氣血皆少則手瘦
以寒手少陽之上血氣盛則眉美以長耳色美血
氣皆少則耳焦惡色手少陽之下血氣盛則手捲多
肉以溫血氣皆少則寒以瘦氣少血多則瘦以多脉
手太陽之上血氣盛則面多鬚面多肉以平血氣皆

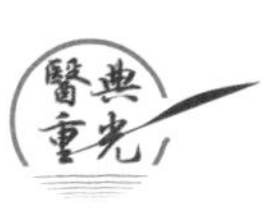

少則而瘦惡色手太陽之下血氣盛則掌肉充滿血氣皆少則掌瘦以寒

又曰美眉者足太陽之脉氣血多惡眉者血氣少其肥而澤者血氣有餘肥而不澤者氣有餘血不足瘦而無澤者氣血俱不足審察其形氣有餘不足而調之可以知逆順矣

五音篇黄帝曰婦人無鬚者無血氣乎岐伯曰衝脉任脉皆起於胞中上循背裏爲經絡之海其浮而外者循腹右上行會於咽喉別而絡唇口血氣盛則充膚

熱肉血獨盛則澹滲皮膚生毫毛今婦人之生有餘於氣不足於血以其數脫血也衝任之脈不榮口唇故鬚不生焉黄帝曰上人有傷於陰陰氣絶而不起陰不用然其鬚不去其故何也宦者獨去何也願聞其故岐伯曰宦者去其宗筋傷其衝脈血寫不復皮膚内結唇口不榮故鬚不生黄帝曰其有天宦者未嘗被傷不脫於血然其鬚不生其故何也岐伯曰此天之所不足也其任衝不盛宗筋不成有氣無血唇口不榮故鬚不生

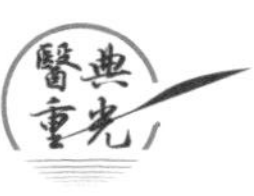

浩然曰人之髮有生而卷者其論有三一繇生髮之質原屬火性濕勝則直躁勝則卷縮試觀以髮投火焦然縮卷此理可知二繇生髮之質或爲柔脆不能直突必曲屈宛轉而出以成其卷三或繇頭皮乾厚出孔緊狹難得徑出故耳

又髮之生繇血氣之渣滓爲質當其少壯元火强盛則煉爲黑色至老元火之熱力已減不能煉熟其渣滓而此質歸於朽敗遂成白色矣有一夕而白者此必忽罹大怖大勞損其心膽而然或壯年而鬚白者繇

所處寒薄或勞心或稟畜也

又大驚大怒而髮上指者因元火歸内則寒擄肌膚

寒則斂縮而毛孔緊促故髮上指也

又驗小兒壽夭亦視毛髮兒髮受母血而實故名血餘

也母血充實兒髮則黑而光潤母血虚弱或胎漏敗

墮或縱慾多淫兒髮則黄槁焦枯或生疳痍之患俱

關不壽之兆也

又大病之後服藥失宜或調理不節或心胸鬱悶心火

不能上煉血少不榮而鬚髮之質有虧變爲枯白矣

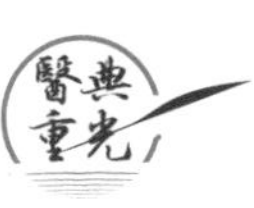

又按類苑言鬚屬腎陰陽篇手足陽明脉盛則髭鬚美
五音篇衝任之脉不榮於唇口則鬚不生此前聖之
發已明但心主血腎主精精壯血足則心腎相濟而
鬚華滋潤心若謀慮過度心血耗衰則髭鬚頓白而
鬚之統心又不可不明也然髮宜多梳而不落齒宜
數叩而津生鬚宜養心寶精而玄澤此攝生之理不
可不知至於髭鬚祖傳之說亦由各經氣血多少之
所致也

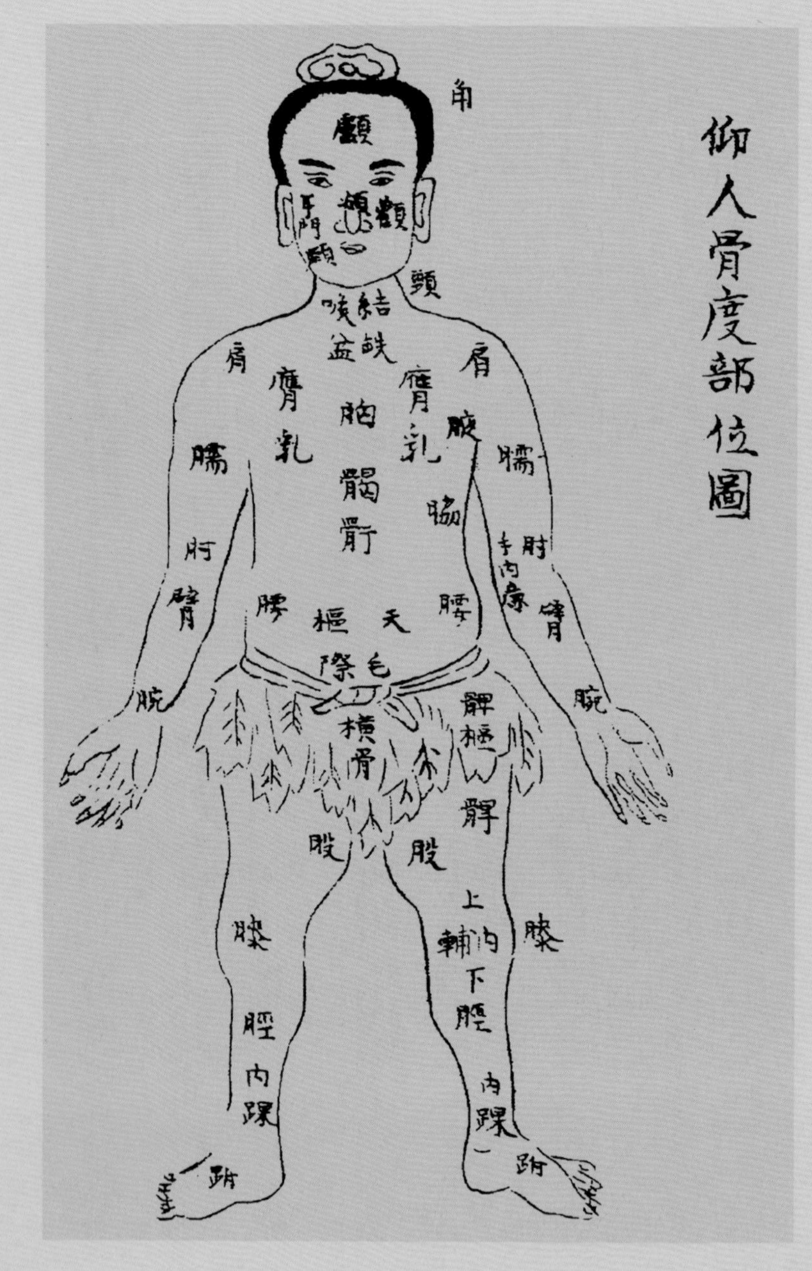
仰人骨度部位圖
角
顱
頰
頸
結喉
缺盆
肩
肩
膺
膺
胸
乳
乳
腋
臑
臑
髃骬
脇
肘
肘
手內廉
臂
臂
腰
腰
樞
天
毛際
腕
腕
橫骨
髀樞
髀
股
股
膝
膝
上
輔內
下
脛
脛
內踝
內踝
跗
跗

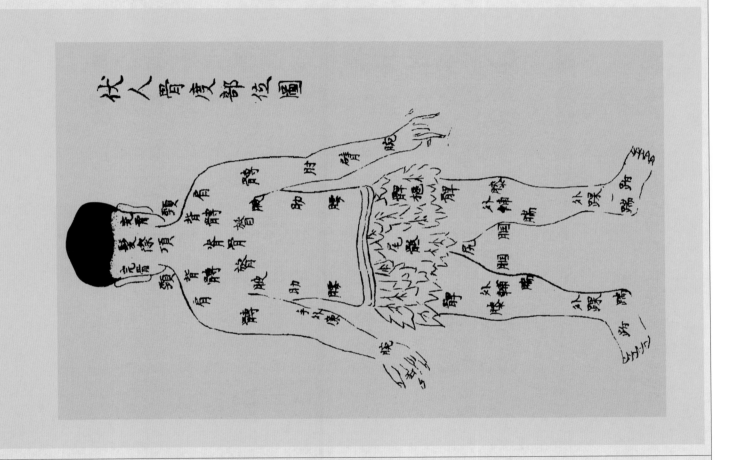

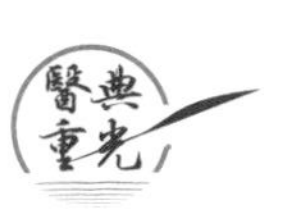

伏人骨度部位圖

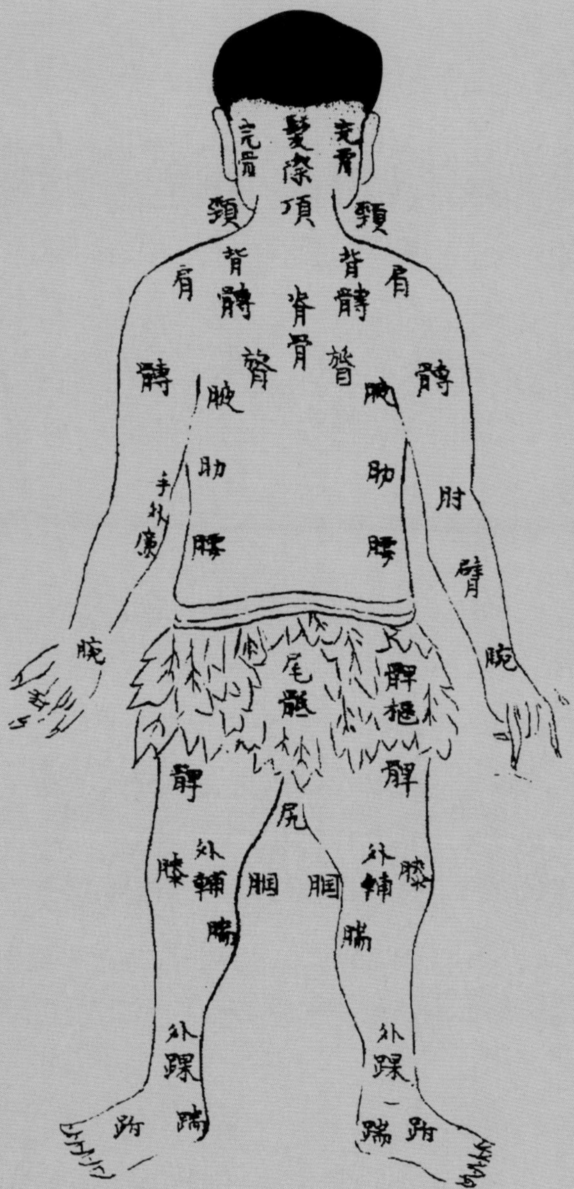

周身骨肉數界論

湯道未主制書曰首骨自頷連於腦其數八上頷之骨十有二下則渾骨一焉齒三十有二脊三十有四胸之上有刀骨焉分爲三肋之骨二十有四起於脊上十四環至胸直接刀骨所以護存心肺也下十較短不合其前所以寬脾胃之居焉指之骨大指二餘各三手與足各二十有奇諸骨安排各有本向所向異故其數與勢亦不得不異或縱入如釘或斜迎如鋸或合筍如匱或環抱如攢種種不一總期體之固動

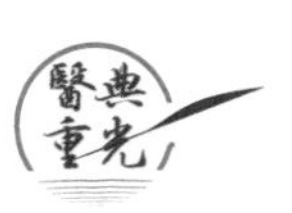

之順而已論肉其數六百界有奇其形長短寬狹厚薄圓匾角渾異其勢各上下相并或順或斜或横異此皆各有本用以順本身多異之動也

周身骨節長短大小攷

靈樞骨度篇曰人長七尺五寸頭之大骨圍二尺六寸胸圍四尺五寸腰圍四尺二寸髮所覆者顱至項一尺二寸髮以下至頤長一尺君子終折結喉以下至缺盆中長四寸缺盆以下至𩩲骭長九寸過則肺大不滿則肺小𩩲骭以下至天樞長八寸過則胃大不及則胃小天樞以下至横骨長六寸半過則廻腸廣長不滿則狹短横骨長六寸半横骨上廉以下至内輔之上廉長一尺八寸内輔之上廉以下至下廉長

三寸半内輔下廉下至内踝長一尺三寸内踝以下
至地長三寸膝膕以下至跗屬長一尺六寸跗屬以
下至地長三寸故骨圍大則太過小則不及○角角頭
也以下至柱骨長一尺行腋中不見者長四寸腋以
下至季脇長一尺二寸季脇以下至髀樞長六寸髀
樞以下至膝中長一尺九寸膝以下至外踝長一尺
六寸外踝以下至京骨長三寸京骨以下至地長一
寸○耳後當完骨者廣九寸耳前當耳門者廣一尺
三寸兩顴之間相去七寸兩乳之間廣九寸半兩髀

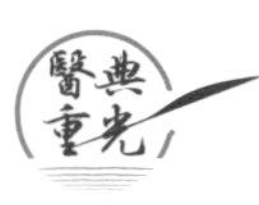

之間廣六寸半足長一尺二寸廣四寸半〇肩至肘長一尺七寸肘至腕長一尺二寸半腕至中指本節長四寸本節至其末長四寸半〇項髮以下至背骨長二寸半膂骨以下至尾骶二十一節長三尺上節長一寸四分分之一奇分在下故上七節至於膂骨九寸八分分之七此衆人骨之度也所以立經脈之長短也是故視經脈之在于身也其見浮而堅其見明而大者多血細而沉者多氣也

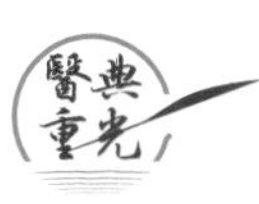

周身骨節三百六十五攷論

人身骨節總有三百六十五以上百六十五字都關次
之首自鈴骨之上為頭左右前後至轅骨以四十九
字共關七十二骨巔中為都顱骨者一有勢微有次髓及有液
顱為髏骨者一有勢微有髓髏前為頂戚骨者一微有髓女人無
此骨髏後為腦骨者一有勢微有髓腦左為枕骨者一有勢無液
枕就之中附下為天蓋骨者一下為肺系之本蓋骨之後為
天柱骨者一下屬脊窳有髓蓋前為言骨者一言上復合於髏骨有勢無
髓言下為舌本骨者左右共二有勢無髓髏前為顱骨者

一（無勢無液）顴下爲伏委骨者一（俚人訛爲伏犀骨是也無勢髓）伏委之下爲俊骨者一（附下卽眉宇之分也無勢髓）眉上左爲天賢骨者一（無勢髓下同）眉上右爲天貴骨者一（眉上直目睛也）左睛之上爲智宮骨者一（無勢髓）右睛之上爲命門骨者一（兩睛之下中爲鼻）鼻之前爲梁骨者一（無勢髓）梁之左爲顴骨者一（有勢無髓下同）梁之左爲亂骨者一（顴亂之後卽耳之分）梁之端爲嵩柱骨者一（無勢髓）左耳爲司正骨者一（無勢髓）右耳爲納邪骨者一（同上）正邪之後爲完骨者左右共二（無勢無髓）正邪之上附內爲噎骨者一（無勢少液）噎後之上爲通骨者

左右前後共四有勢少液噎上為嘐骨者一無勢多液其嘐後
連屬為頷也左頷為乘骨者一有勢多液右頷為車骨者
一同上乘車之後為轅骨者左右共二有勢有液乘車上下
出齒牙三十六事無勢髓膚下就一則不滿其數○復次鈴骨之下
為體中左右前後至膝以四十字關九十七骨轅骨
之下左右為鈴骨者二多液鈴中為會厭骨者一無勢髓
鈴中之下為咽骨者左中及右共三無髓咽下為喉骨
者左中及右共三同上喉下為嚨骨者環次共十事同上
嚨下之內為肺系骨者纍纍然共十二無勢髓肺系之

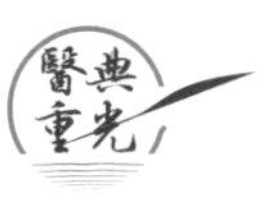

後爲谷骨者一(無髓)谷下爲㑼道骨者左右共二(同上)嚨外次下爲順骨者共八(少液)順骨之端爲順隱骨者共八(同上)順下之左爲洞骨者一(女人無此)順下之右爲棚骨者一(女人無此)洞棚之下中央爲髑骭骨者一(無髓狸人手爲鳩尾)髑骭直下爲天樞骨者一(無髓)○鈴下之左右爲缺盆骨者二(有勢多液)左缺盆前之下爲下猒骨者一(無髓)右缺盆前之下爲分饍骨者一(同上)猒饍之後附下爲倉骨者一(同上)倉之下左右爲髎骨者共八(有勢無液)髎下之左爲胸骨者一(男子此骨大者好勇)髎下之右蕩骨者一(女子此骨大則

大夫胸之下為烏骨者一[男子此骨者髮早白]滿盪之下為臆骨

者一[此骨高多訛妄]○鈴中之後為脊窳骨者共二十二[上接]

[天柱有髓]脊窳次下為大動骨者一[上通天柱共成二十四推]大動之

端為歸下骨者一[道家謂之尾閭]歸下之後為篡骨者一[此骨]

[能限精液]歸下之前膝骨者一[此骨薄者多處貧下]○復次缺盆之

下左右至髖以二十五字關六十骨[此下止分兩手臂至十指之端]

[衆骨]支其缺盆之後為傴甲骨者左右共二[有勢多液]傴甲

之端為甲隱骨者左右共二[此骨長則至賢]前支缺盆為飛

動骨者左右共二[此骨病痱]緩次飛動之左為龍臑骨者

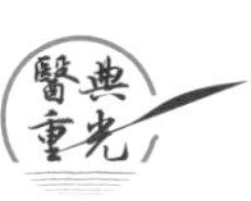

一有勢無髓無液次飛動之右為虎衝骨者一同上龍臁之下為龍本骨者一虎衝之下為虎端骨者一俱有勢有髓本端之下為腕也龍本上內為進賢骨者一男子此骨名隂為臣虎端上內為及爵骨者一女人此骨高為命歸腕前左右為上力骨者共八有勢多液次上力為駐骨者左右共十同上次駐骨為擬骨者左右共十同上次擬為助勢骨者左右共十左助外為爪右助外為甲爪甲之下各有䙡骨左右共十無勢無液〇復次髑骬之下左右前後至初步以五十一字關一百三十六骨此下至兩乳下分左右自兩足心

衆骨所會處也髃骭之下爲心蔽骨者一無髓髃骭之
左爲脇骨者上下共十二居小腸之分也左脇之端各有脇
隱骨者分次亦十二無髓脇骨之下爲季脇骨者共二
多液季脇之端爲季隱骨者共二無髓髃骭之右爲肋骨
者共十二處太陽之分也肋骨之下爲眇肋骨者共二各無隱骨
唯獸有之右肋之端爲肋隱骨者共十二無髓蓧骨之前爲
大横骨者一有勢少髓横骨之前爲白環骨者共二有勢有液
白環之前爲内輔骨者左右共二有勢有液内輔之後爲
骸關骨者左右共二同上骸關之下爲揵骨者左右共

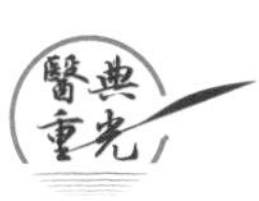

二（同上）揵骨之下爲髀樞骨者左右共二（有勢多髓）髀樞下端爲膝蓋骨者左右共二（無勢多液）膝蓋左右各有俠升骨者共二（有勢多液）髀樞之下爲骱骨者左右共二（有勢多髓）骱骨之外爲外輔骨者左右共二（有勢多液）骱骨之下爲立骨者左右共二（同上）立骨左右各有內外踝骨者共四（有勢少液）踝骨之前各有下力骨者左右共十（有勢多液）踝骨之後各有京骨者左右共二（有勢少液）下力之前各有釋歆之前各有起仆骨者共十（有勢）起仆之前各有平助骨者左右共十（有勢）平助之前各有襯甲骨者左右

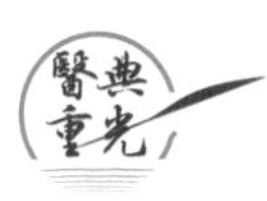

共十無勢少液釋欵兩傍各有核骨者左右共二有勢多液起仆之下各有初步骨者左右共二有勢無髓有液女人則無此骨〇凡此三百六十五骨也天地相乘惟人至靈其女人則無頂威左洞右棚及初步等五骨止有三百六十骨又男子「女人一百九十骨或隱或觀或無髓勢餘二百五十六骨並有髓液以藏諸筋以會諸脉谿谷相需而成身形謂之四大此骨度之常也

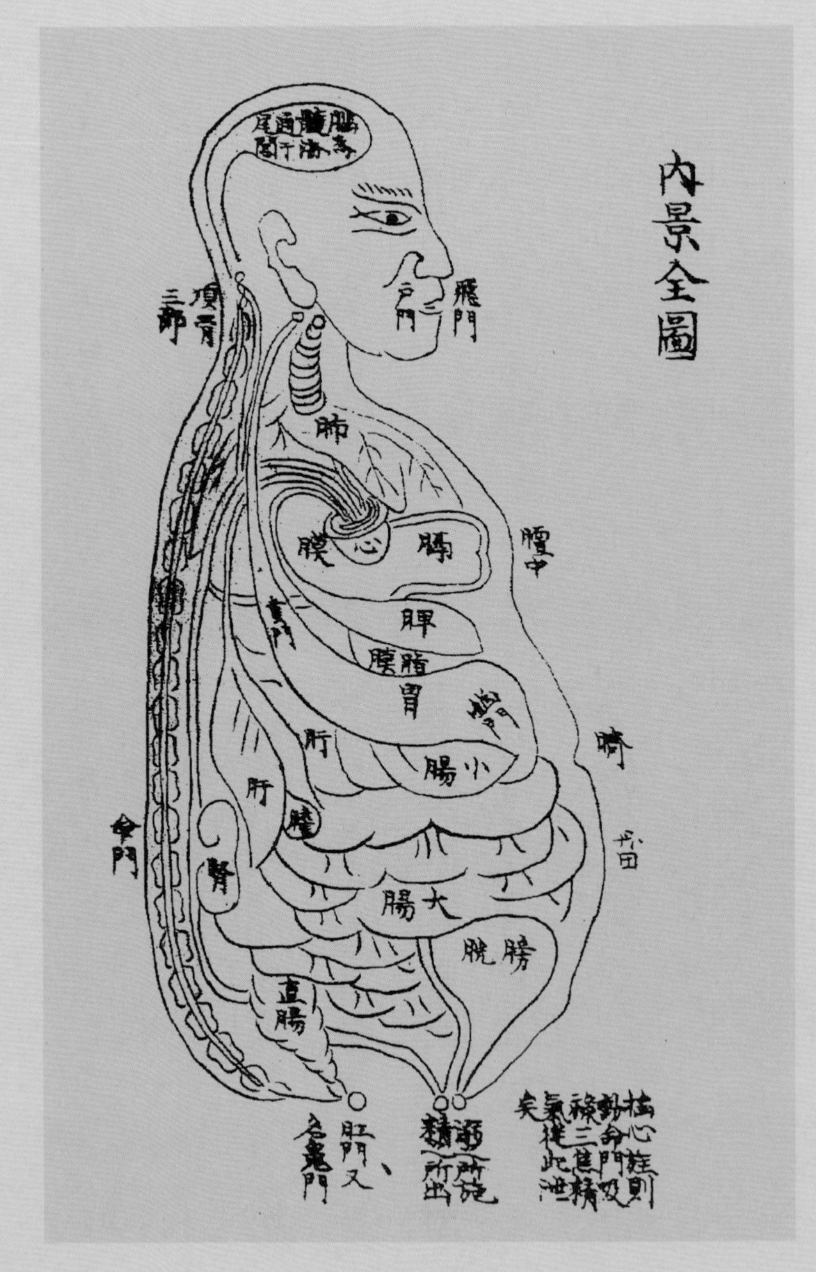
內景全圖
飛門
戶門
項骨
三節
肺
膻中
心
脾
胃
賁門
肝
臍
小腸
丹田
膽
命門
腎
大腸
膀胱
直腸

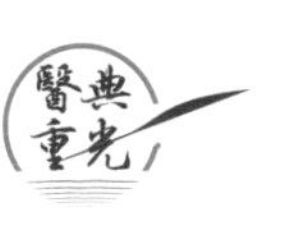

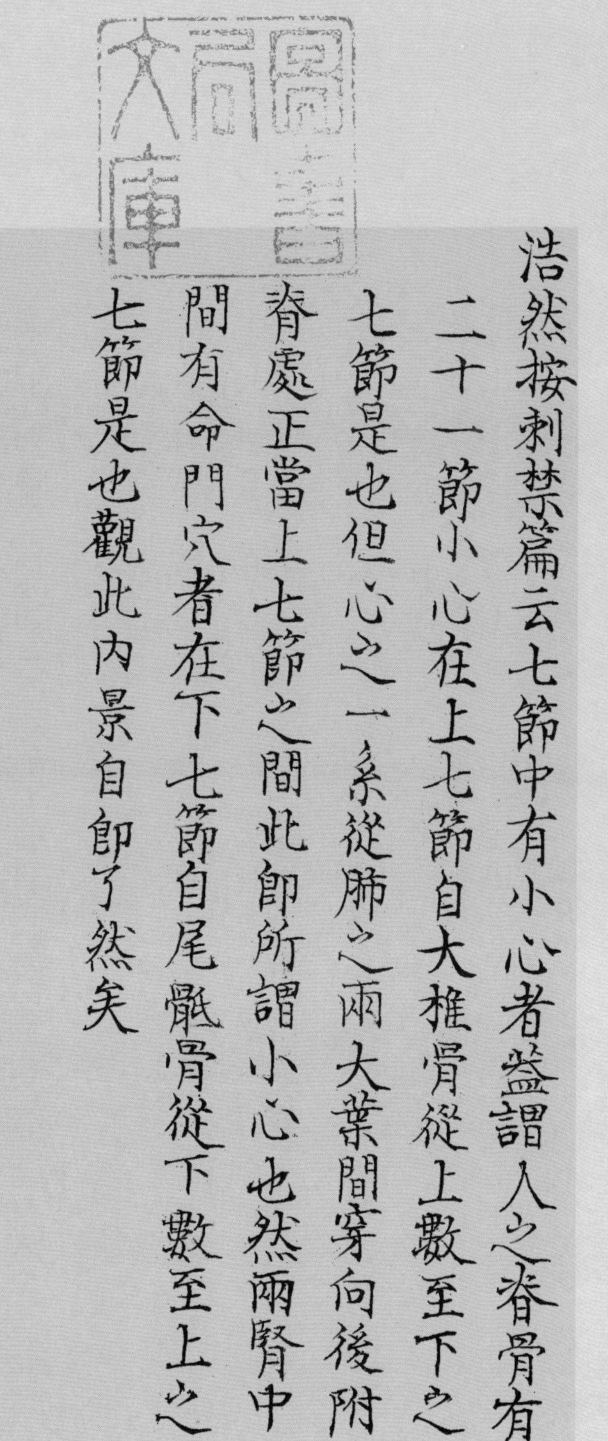

浩然按刺禁篇云七節中有小心者蓋謂人之脊骨有二十一節小心在上七節自大推骨從上數至下之七節是也但心之一系從肺之兩大葉間穿向後附脊處正當上七節之間此即所謂小心也然兩腎中間有命門穴者在下七節自尾骶骨從下數至上之七節是也觀此内景自即了然矣

臟腑位次攷

夫天主陽食以人五氣地主陰食以人五味稟陰陽之氣結成臟腑臟者心肝脾肺腎也六腑者大小腸膽胃膀胱三焦也六腑傳化物而不滿五臟藏精氣而不瀉且夫咽喉二竅同出一脘異途施化喉在前主出咽在後主入喉接肺管為諸藏之華蓋六葉兩耳有二十四空分布諸臟清濁之氣主藏魄心在肺下其體本垂如未開之蓮中有七孔三毛以導引天真之炁主臟神心之下是包絡即膻中也象如仰盂心

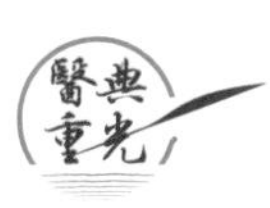

卽居於其中九重端拱寂然不動此是下膈膈下有
脾在胃上形如馬蹄主臟意脾下有肝左三葉右四
葉各有支絡脉於中以宣發陽和之氣主臟魂膽在
肝之短葉閒有精汁三合腎居脊骨自下而上七節
之兩傍命門居兩腎之中主藏精精舍志咽接胃脘
胃主飲食胃下爲腹小腸左廻十六曲大腸右廻十
六曲主傳渡便臍下爲膀胱主藏溺三焦者指一身
而言上焦如霧中焦如漚下焦如瀆凡陰在內凡陽
在外五臟爲陰六腑爲陽臟者藏諸神精而不泄腑

者聚也所以化水穀而行津液者也身之有經絡直
行者爲經旁支者爲絡五臟六腑雖各異途然其運
行經絡與一身之動靜惟一真元也若能存神修養
悟此真元之理其道成矣不止於爲醫也

內景正面圖

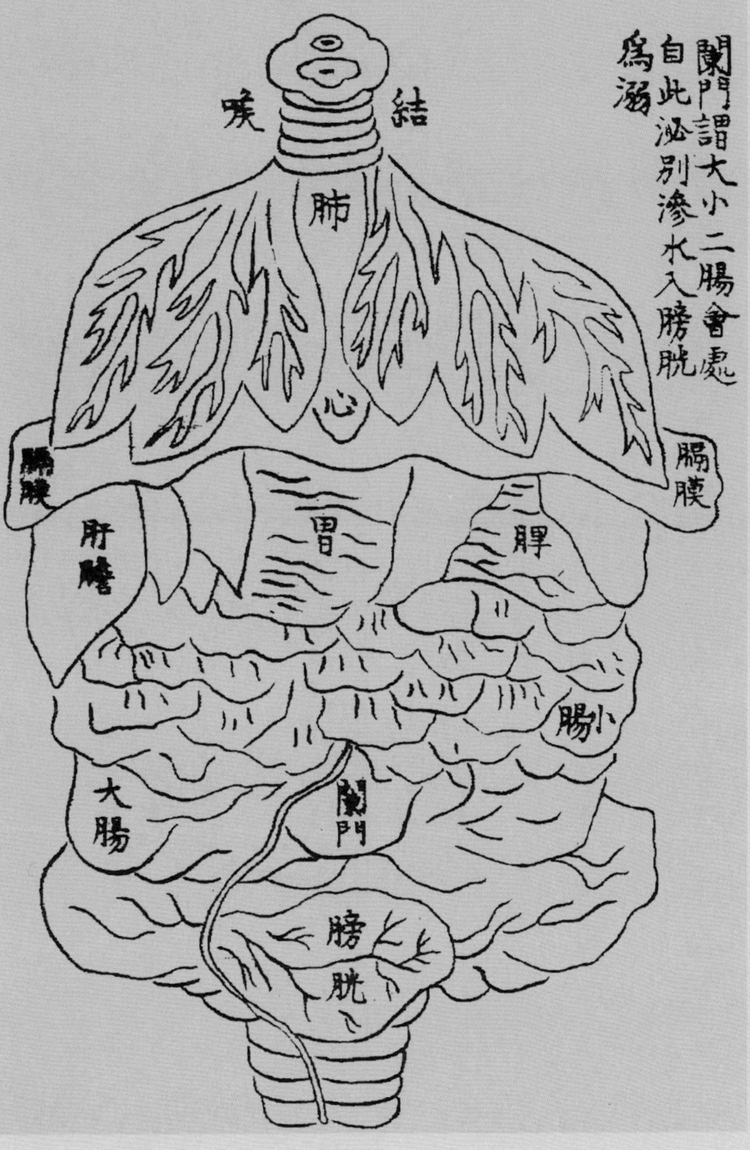

闌門謂大小二腸會處自此泌別滲水入膀胱爲溺

結

喉

肺

心

膈膜

膈膜

胃

脾

肝膽

小腸

大腸

闌門

膀胱

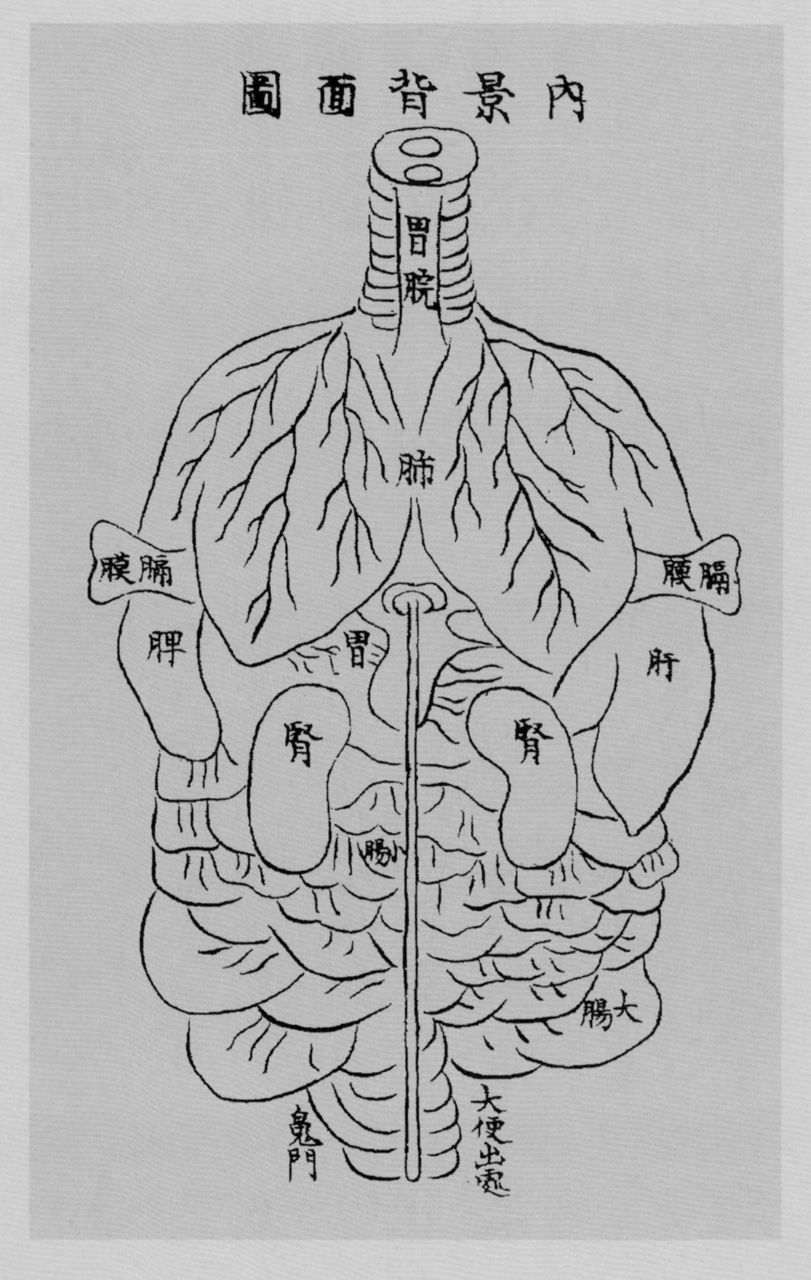
內景背面圖
胃脘
肺
膈膜
膈膜
脾
胃
肝
腎
腎
腸
大腸
鬼門
大便出處

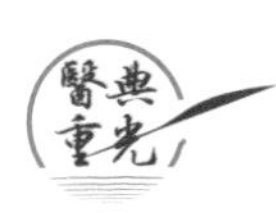

鼻口 通咽喉攷

天食人以五氣五氣入鼻藏於心肺地食人以五味五味入口藏於腸胃五臟六腑皆以受氣故天氣通於肺肺開竅於鼻地氣通於嗌脾開竅於口故鼻爲天門口爲地戶肺主鼻鼻者肺之竅脾主口口者脾之竅口廣二寸半口之上下爲唇唇爲飛門口唇者音聲之扇也唇至齒長九分齒爲戶門腎主骨齒者腎之餘也其上齦屬胃止而不動下屬大腸動而不休有戶之義焉舌者音聲之機也心主舌舌者心之官

舌重十兩，長七寸，廣二寸五分，其舌本又兼脾胃腎

肝四經足太陰之正貫舌中足少陰之正直者繫舌本肝者筋之合也筋者聚於陰器而脈絡於舌本又脾胃主四肢具脈連舌本而絡於唇口舌本者在頷下結喉上

舌下在舌底根當中隱

襄曰廉泉則任脈之所通玄珠曰腎之津液所朝也

又兩傍二穴左名金津在舌底根左邊紫脈中右名玉液在舌底根右邊紫脈中

其喉上如小舌而下垂者曰懸雍乃音聲之

關也頏顙者頏咽顙也分氣之泄也橫骨者神氣所使主

發舌者也騰經云循喉嚨之後上入頏顙故人之鼻

洞涕出不收者頏顙不開分氣不泄也齒以後至會

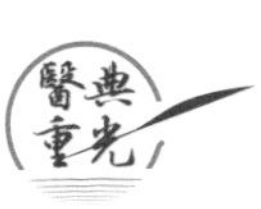

厭深三寸五分大容五合會厭為之吸門其大如錢為音聲之戶薄則易於起發音出快而便利厚則起發遲音出慢而重言也人卒然無音者寒氣客於厭則厭不能發發不能下至其開闔不致故無音也曰會厭者謂其當咽嗌會處合也厭猶掩也謂其於咽物時合掩喉嚨不使食物誤入不掩其喉必錯必舌抵上齶則會厭能掩其喉矣

錢豫齋曰會厭綴於舌本之下正應乎氣管之上氣管即喉嚨也居於前主持呼吸為聲音之門戶故名吸

門共十二節上三節微小下九節微大第四節乃結喉也結喉可容得上三節於内如進飲食則結喉即起套於上三節之外直抵於會厭之下而掩之令水穀不得而漏入焉一或誤投之即發嗆而不已矣

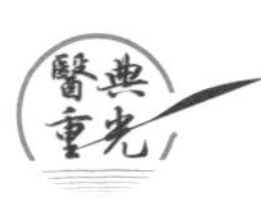

咽喉分臟腑攷

人有咽喉二竅前爲喉通於五臟主呼吸之氣出入之門爲手足三陰後爲咽主納水穀通於六腑爲手足之三陽蓋諸藏屬陰爲裏諸府屬陽爲表以臟者藏也所以藏精神血氣魂魄者也腑者府也所以化水穀而行津液者也靈樞云咽喉者水穀之道也喉嚨者氣之所以上下者也

錢豫齋曰口内通於喉中者祇有二竅前曰喉是肺管也肺下連心自心而發也心又一系循脊而下貫於

腎一系透膈而下貫於肝一系亦透膈而下通於脾
此五藏藏精而不輸泄者也後曰咽是食管也即胃
脘也下即賁門亦透膈而下是胃胃下有幽門即接
小腸小腸下是闌門闌門接大腸大腸次直腸直腸
透肛門織從此出闌門之傍有膀胱達於前陰而出
溺如此推之喉之下皆藏也惟腎亦有系通於前陰
而泄精若然則身中出入之竅祇有二路前則通於
臟後則通於腑餘無相通者
愚按臟腑雖不相通其神未常不合也如口本一而有

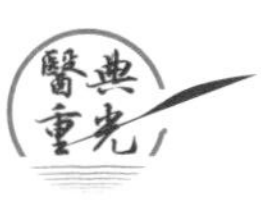

二竅者喉嚨與咽嗌也喉之通臟也咽之通腑也其形象雖然兩判而神氣未常有間也以形之實確言則似兩以氣之貫通言初無二也前陰亦一而有兩竅者廷孔與溺孔也溺孔在前廷孔在後一道而兩用在出之戶也若論其內則判然兩途也然乎戶即胞門也亦即膀胱之根蒂處也廷孔者即出精之道循尾閭上通兩腎之間男子以藏精女子以繫胞故曰腎間動氣人之生命也腎間者兩腎之間即命門真元之所也此五藏六府之本十二經脈之根呼吸

之門三焦之原又曰三焦者原氣之别使也華元化曰下焦者人氣之系亦又屬膀胱之宗始王叔和曰腎以膀胱合爲府合於下焦名曰三焦蓋言原始之地卽出精之路以氣化而言也一氣相通故曰合於下焦不可以藏府爲截然不相干也

藏府氣血多少歌

多氣多血君須記手經大腸足經胃多氣少血有六經三焦膽腎心脾肺多血小氣心胞絡膀胱小腸府所異

三焦圖

三焦有名無形其腧在脊之第十三椎下募在臍下丹田一名石門屬手少陽經是經常少血多氣

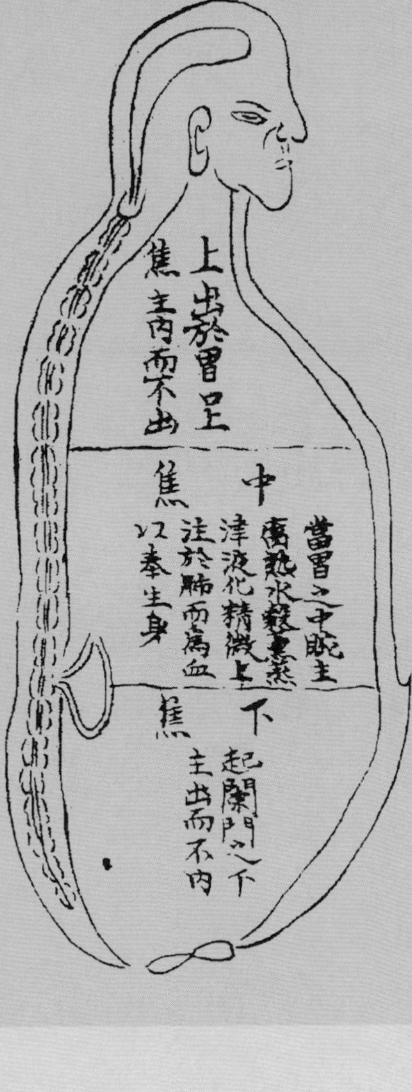

上焦 出於胃上口 主內而不出

中焦 當胃之中脘主腐熟水穀蒸津液化精微上注於肺而為血以奉生身

下焦 起闌門之下 主出而不內

三焦者人之三元之神炁總領藏府營衛經絡內外左右上下之氣灌溉周身百節和內調外榮左養右導上宣下莫大於此故曰三焦通則內外上下皆通

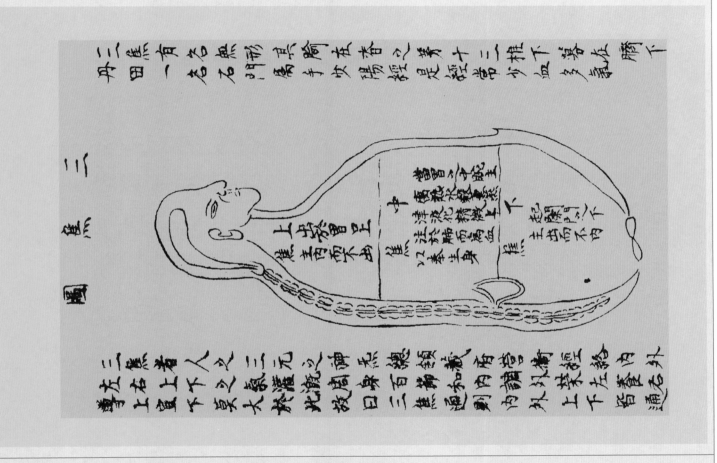

內經曰三焦者決瀆之官水道出焉又曰少陰屬腎腎上連肺故將兩藏三焦者中瀆之府也水道出焉屬膀胱是孤之府也

又曰上焦如霧中焦如漚下焦如瀆而爲決瀆之官水道出焉又云上焦出於胃上口並咽以上貫膈而布胸中走腋循太陰之分而行還至陽明上至舌下故曰上焦如霧中焦亦並於胃中出上焦之後此所受氣泌別糟粕成津液化其精微上注於肺脈乃化而爲血以奉生身故得獨行於經隧命曰營氣故曰

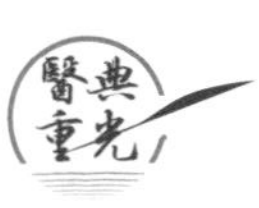

中焦如漚而營出中焦也下焦者別廻腸注於膀胱而滲入焉故水穀者常并居於胃中而俱下於大腸而成下焦滲而俱下濟泌別汁循下焦而滲入膀胱焉故曰下焦如瀆而衛出下焦也仲景曰下焦不和清溲重下大便數難臍腹築痛故曰三焦者寄於胸膈也决氣篇曰上焦開發宣五穀味熏膚充身澤毛若霧露之溉是謂氣也

扁鵲曰臍原也爲水穀之道路氣之所終始也上焦者在心下下膈在胃上口主内而不出其治在膻中在玉堂下一寸六分直兩乳間陷者是也中焦在胃中

脘不上不下主腐熟水穀下焦者在臍下當膀胱上際主分清濁出而不納以傳導也故上焦主出陽氣溫於皮膚分肉之間若霧露之溉焉中焦主變化水穀之味出血以榮五藏六府及身體也下焦主通利溲便以時傳下故曰出而不納凡藏府俱五者手心主非藏三焦非府也以藏府俱六者合手心主及三焦也又云藏惟有五府獨有六者何也所以府有六者謂三焦也有元氣之所別焉主持諸氣有名而無形其經屬手少陽此外府也故言府有六焉

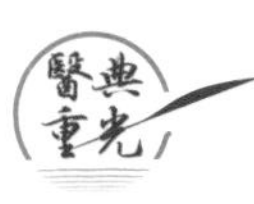

按扁鵲曰氣會三焦外一筋直兩乳內即膻中為氣者也故少陽三焦與手厥陰心主為表裏皆有名無形蓋衛氣出於上焦營氣出於中焦而臍下腎間動氣則人之生命也故曰三焦者原氣之別使主通三氣經歷五藏六府華元化曰三焦者人之三原之氣也總領五藏六府營衛經絡內外左右上下之氣也上者絡脈之系也中者經脈之系也下者人氣之系也蓋其系上貫於心下通於腎心腎水火相感而精氣溢泄乃化血收精之系也故三焦分布人體中有上

中下之異方人心湛寂慾念不起則精氣散在三焦榮華百體及其慾念一起心火熾然翕撮三焦精氣入命門之府輸瀉而去故號此府爲焦耳

陳無擇云三焦有形脂膜如手大

戴同父曰三因方之好異也云三焦有形如脂膜附於腎脊胃若果是則内經難經言之矣其經脉又何編屬歷絡之云乎

孫東宿曰此言無稽不必信也惟人身稟賦有肥瘠有長短有男作女形女作男形藏府亦有厚薄之不一

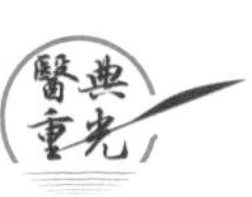

人身内景殆與猪相類兩腎卽兩腰子皆裹於脂膜之中間或有偏長短者不可以脂膜埀長者便指爲藏府也兩白脉自中出者正腎之脉絡爾膀胱中處腹下亦非偏於左者抑何相對若是之偶耶若脂膜左右長短不同由人之肥瘠也

按王海藏云手少陽三焦相火爲一府右腎命門爲相火心包主亦名相火其脉同診腎爲生氣之門出而治臍下分三岐上衝夾臍過天樞上至膻中兩乳間元氣所繫焉又足三焦太陽之别並足太陽正路入

絡膀胱約下焉三焦者從頭至心心至臍臍至足爲上中下三焦其實真元一炁也故曰有藏無府脉訣言三焦無狀空有名寄在胸中膈相應一云其府在氣街中上焦在胃上口治在膻中中焦在胃管治在臍上下焦在臍下膀胱上口治在臍下故曰三焦者原氣之别使乃真元一炁分爲三部人之生命十二經脉之根本也

泰來曰三焦總只一而已言手三焦者以其經屬手少陽又其治在膻中緣手經經手上也言足三焦者以

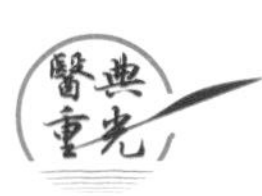

其經即足太陽之別絡又其治在氣衝緣足經經手下也靈素下焦備六府之數即知手少陽三焦與下焦之三焦總只一而已

浩然曰謂有形者指其經依附各屬經絡而流貫者言也蓋手少陽乃十二經中之一經其動脈原有起止亦有脈絡經筋俞穴出入相應以經絡乎上中下一身也非謂無其經脈而虛作一氣看也因有此經故有此病云無形者指其府也以其無特形故稱外府非若他藏有聲色臭味府有出納受盛心主與三焦

無聲色臭味出納受盛雖是爲表裏實非藏府比也若獨指其經脈起止俞穴主病等語欲便謂是有形之府何不思奇經中如衝任督等脈皆有起止亦皆主病衝爲血海任主胞胎亦可指衝任等脈作有形府例看否耶有形之説不辯而謬自明矣

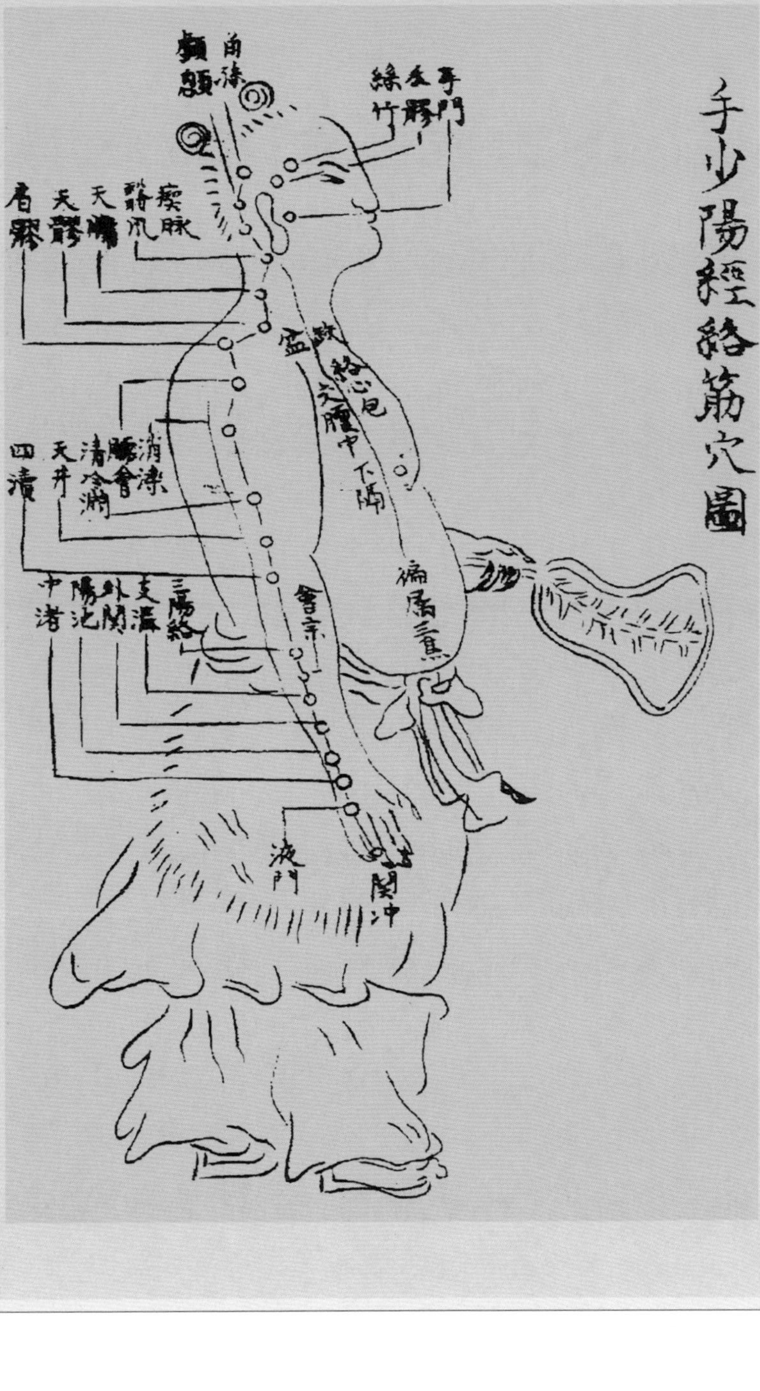
角孫
顱息
耳門
和髎
絲竹空
瘈脈
翳風
天牖
天髎
肩髎
缺盆
絡心包
交膻中
下膈
偏屬三焦
消濼
臑會
清冷淵
天井
四瀆
三陽絡
支溝
外關
陽池
中渚
會宗
液門
關沖

手少陽經絡筋穴圖

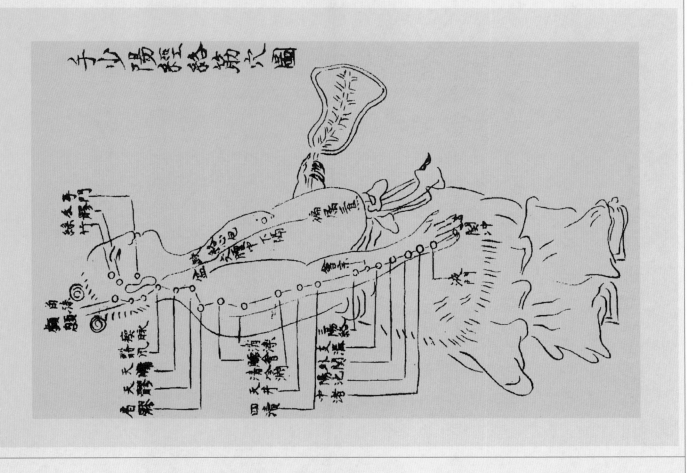

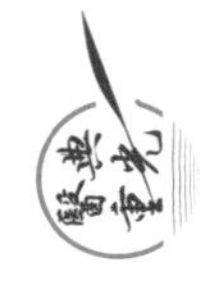

手少陽之脉起於小指次指之端上出次指之間循手表腕靈樞甲乙皆云上出兩指之間臂骨盡處為腕此經起於小指次指之端關衝穴在手小指次指端去爪甲角如韭葉上出次指之間液門穴在手小指次指間陷中手者穴在手小指次指本節後間陷中循手表腕表為陽部故手少陽循手表腕上陷中陽池穴在手表腕上陷中也出臂外兩骨之間上貫肘肘臂節也臑盡處為肘此經自手表腕上陽池穴出臂外兩骨間外關穴在腕後二寸陷中別走心主支溝穴在腕後三寸兩骨間陷中會宗穴在腕後四寸空中有陷三陽絡穴在臂上大交脉支溝上一寸四瀆穴在肘前五寸外廉陷中上行貫穿肘至天井穴在肘外大骨後肘上一寸兩筋間陷中屈肘得之甄權云曲肘後一寸又手按膝頭取之兩筋骨罅間也循臑外上肩交出足少陽之後靈樞甲乙皆云而交出足少陽之後臑臂節也臑為肩肘之間

肩膞上對腋為臑膂上兩角為肩解此經自天井上
行循於臑外清冷淵穴在肘上二寸伸時舉臂取之
消濼穴在肩下臂外間腋斜肘分下行行手太陽之
囊手陽明之外上肩循臑會穴在肩前廉去肩頭三
寸宛宛中肩髎穴在肩端臑上陷中舉臂取之天髎
穴在肩缺盆中上毖骨之際陷中交出足少陽之後
循秉風穴在肩上小髃後舉手有空手太陽陽明手
足少陽之後肩井穴在肩上陷中缺盆上大骨前一
寸半取法以手小指頭節梅於巨骨上取中
指第二節橫紋是穴手足少陽陽維之會也入缺盆
交膻中
靈樞經云布膻中要旨論云巨骨下為缺盆
胸中乳間為膻中心包者乃膻中之異名是
命門相火用事之分也此經自肩井穴下行入於缺
盆穴在肩下橫骨陷中是陽明經穴之外去兩乳間
交於膻中穴也
散絡心包下膈徧屬三焦
絡周也心下為臑
心包膈三焦見手
數陰經此經自交膻中散布繞絡於心包之分而下
循上焦會於中焦中脘[illegible]胃之募也在上脘下一寸

手太陽少陽足陽明所生任脈之會下行會於下焦
石門穴在臍下二寸三焦之募任脈氣所發此乃周
編會屬於
三焦也
其支者從膻中上出缺盆上項挾耳後直
上出耳上角以屈下頰音劫至蹞音拙○靈樞經云上
項繫耳後以屈下頰
至頰黃帝鍼經云下頰至蹞甲乙經云下頰一本作
額要旨論云支而橫者為絡腧戶後為項目下為頰
蹞下為顖○此經已絡三焦又從膻中支而出行上
出缺盆穴之外上項循大推穴在胃一椎上陷中手
足三陽督脈之會天牖穴在頸大筋外缺盆上天容
後天柱前眈肩下曼際上挾耳後循懸釐穴在曲周
上顬顬下康手足少陽陽明之交會頷厭穴在曲周
下顳顳上廬手足少陽陽明之穴會髮風穴在耳後
尖角陷中枯之引耳中痛瘈脈穴在耳本鵜足青絡
脈之中是顱息穴在耳後青絡脈間直上出耳上角
全角孫穴在耳廓中間開口有空循陽白穴在眉上
一寸直目瞳子手足少陽陽明之會睛明穴在目內

皆手足太陽少陽陽明五脉之會以屈下頰至䪼顴髎穴在面鳩骨下廉兌骨端陷中手少陽太陽之會

其支者從耳後入耳中却出至目鋭音兌眥靈樞經云入耳中出走耳前過客主人前交頰至目鋭眥甲乙經鋭作兌此經已至於頰而又支而別行從耳後翳風穴入耳中循聽宮穴在耳中珠子大如赤小豆手足大陽少陽之會耳門穴在耳前起骨肉当耳前缺者陷中和髎穴在耳前兌髮下横動脉却出至目鋭眥循瞳子髎穴在目外眥五分手太陽手足少陽之會至絲竹空穴在眉後陷中之分也此經自目外眥交入足少陽膽經故足少陽之脉起於目鋭眥也

是動則病耳聾渾渾音皃水流声又濁也焞焞者退平声焞焞盅皃又音純義同嗌腫喉痺是主氣所生病者乃氣分所生之病也然又有後之諸病或出本經或由別經者汗出目鋭痛頰痛五耳後肩臑肘臂外皆痛小

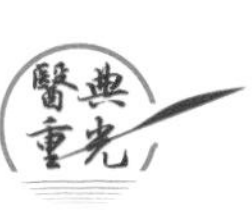

指次指不用，盛者人迎大一倍於寸口，虛者人迎反小於寸口也。

別絡

手少陽之別，名曰外關，去腕二寸，外繞臂，注胸中，合心主。三焦與心包爲表裏。病實則肘攣，虛則不收，取之所別也。（取外關穴瀉之）

經筋

手少陽之筋，起於小指次指之端，（關衝也，出液門、中渚）結於腕，（陽也）上循臂，（外關、支溝、會宗、三陽）結於肘，（四瀆、天井）上繞臑外廉，（臑會）上肩，（肩髎）（天髎）走頸，（天牖）合手太陽。其支者，當曲頰入繫舌本；其支者，上曲牙，循耳前，（角孫、耳門、和髎）屬目外眥，（絲竹空穴）上乘頷，結於角。

○其病當所過者，即支轉筋，舌卷。治在燔針劫刺，以知爲數，（知病爲刺數）以痛爲輸，（痛處爲俞穴）名曰季夏痹。（病當發於六月，故名季夏痹）

凡各經筋之病，寒則反折筋急，熱則筋弛縱不收，陰痿不用。

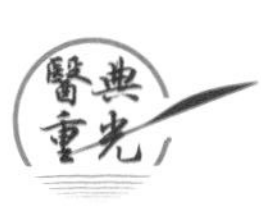

陽急則反折陰急則俛不伸焠刺者刺寒急也熱則筋縱不收無用燔針

○經穴歌

三焦名指外關衝小次指間前液門中渚(音注)次指本節後陽池(一名別陽)表腕有穴存腕後二寸外關絡(手少陽別絡也)支溝(一名飛虎)腕上三寸名會宗三寸空中求再詳一寸無令誤肘前五寸臂大脈此是三陽絡穴形四瀆骨外並三陽天井肘上一寸側肘前二寸清冷淵消濼臂外肘分畫臑會(一名臑髎)肩頭三寸

中肩髎料音肩端臑上行天髎盆上毖骨際天牖傍
頸後天容翳風耳後尖骨陷瘈音記脉一名資脉耳後鷄
足臨顱顖音盧信一名顱息　耳後青脉絡角孫耳廓間有
空絲竹一名月髎眉後陷中看和窌耳前兌髮同耳門
耳珠當耳缺此穴禁針分明停

醫學原始　卷之三終

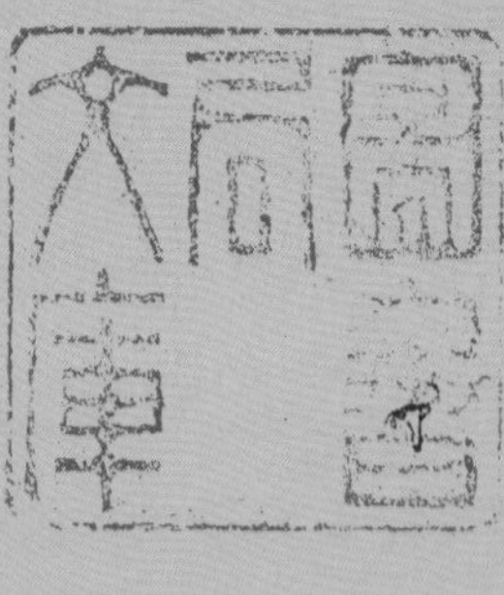

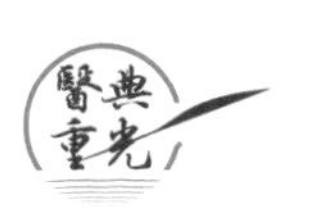

石川文庫

醫學原始　卷之

雲間浩然子惠源王宏翰著

男　聖來王兆文參

聖發王兆武較

喉嚨通五臟論

喉應天氣乃肺之系也喉嚨下接肺兩葉之間以氣行之德者肺而主噓吸也天食人以五氣五氣入鼻以通於五臟而藏於心肺故天氣通於肺而肺上連會厭會厭者五臟音聲之門戶肺主音因氣而擊故聲

從氣出也喉系堅空連接肺管為氣息之路呼吸出入下通心肝之竅以激諸脉之行氣之要道也蓋喉嚨與咽並行其實兩異前為喉後為咽喉主呼吸之氣出入之門通於五臟為手足三陰也但逐經一圖恐不詳悉凡一臟一腑之中又繪左右側見細圖庶觀者一目了然真如内照也

喉嚨重十二兩廣二寸長一尺二寸節有九

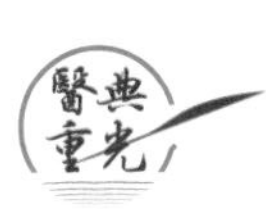

肺者茂也茂〻然而居乎其上為五臟之華蓋又曰肺者鞁也言其氣鞁鬱也（殼）

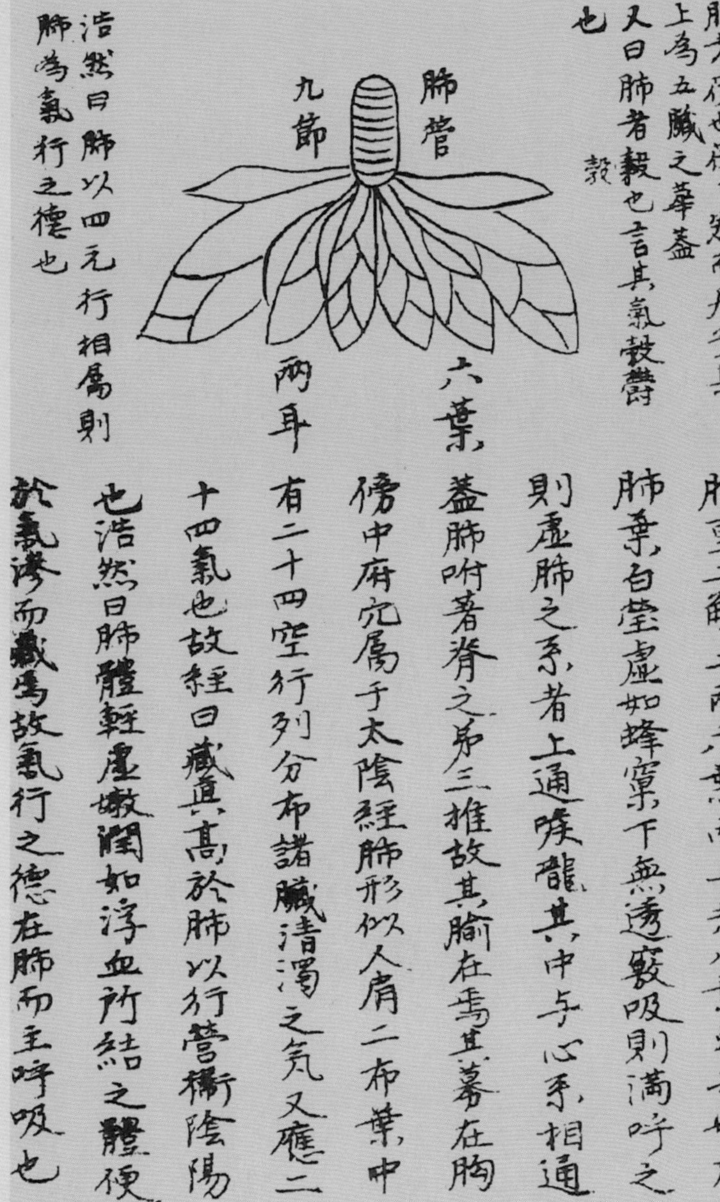

浩然曰肺以四元行相屬則肺為氣行之德也

肺重二觔三兩六葉兩耳共八葉象如懸磬肺葉白瑩虛如蜂窠下無透竅吸則滿呼之則虛肺之系者上通喉嚨其中與心系相通蓋肺附著脊之弟三椎故其腧在焉其募在胸傍中府穴屬手太陰經肺形似人肩二布葉中有二十四空行列分布諸臟清濁之氣又應二十四氣也故經曰藏真高於肺以行營衛陰陽也浩然曰肺體輕虛嫩潤如浮血所結之體便於氣滲而藏焉故氣行之德在肺而主呼吸也

素問曰：肺者相傳之官，治節出焉。肺者氣之本，魄之處也（肺氣為魄）。其華在毛，其充在皮。肺藏氣，久臥傷氣。氣舍魄，並精出入謂之魄。肺喜樂無極則傷魄，魄傷則狂。

金匱真言篇曰：西方白色，入通於肺，開竅於鼻（左孔庚，右孔辛），藏精於肺，故病於背。

鼻者肺之官，故肺和則鼻能知香臭矣。肺病者，喘息鼻張（黄廷圖說云：鼻塞者肺有風也，鼻癰者肺有蟲也）。肺惡寒，形寒飲冷則傷肺。

肺主聲（聲從氣擊而出，故五声皆氣所発也），自入為悲（即哭也，氣行清，故聲悲），入肝

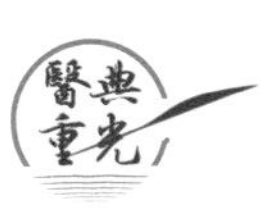

為呼氣入水發為呼故入心為言為笑氣入火故述為言如邪入心則發詁語也

入脾為歌土得氣潤故樂為歌入腎為呻氣水相循則声為呻吟在志為

憂々傷肺喜勝憂火旺則氣爍故勝憂在變動為喘咳肺氣大過則令

喘咳氣逆虛則鼻息不利少氣

浩然接肺主聲故欲成音聲必先由肺々氣之管激氣

成聲故肺詰呼吸外氣一以涼心一以成聲凡物無

肺者則不能呼吸也雖有知覺亦不能有聲音水族

是也聲者呼吸之激也氣自肺而衝喉有意以表內

情也人以詁言之具以顯其心中之意與禽獸以能

鳴之具以暢其血氣之情其為聲有二其一無節為吼為啼為嘶為吠禽獸胥有之其一有節為言語則人獨有之無節之聲用氣與肺與喉足矣至于有節之言三者之外又須舌具如舌如脣如牙如齒其齒至少亦須有四若無此具如老者其聲即不能明亮以其無齒牙調切故也為醫者此理亦不可不格也

孫思邈曰肺榮華於髮外主氣內主胸與乳相當左乳庚右乳辛

浩然按肺屬氣開竅於鼻故曰左孔庚右孔辛而思邈

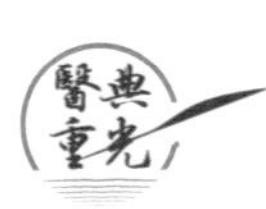

乃謂左乳痺右乳牽或者以為孔乳二字有悮不知
而乳之氣通於兩鼻故婦人患乳癖左病則以半夏
末塞其右鼻蓋欲使左畔之氣行也右病者反是則
乳與孔皆是承若貴家之訛也

肺

藏魄肝藏魂魂乃陽之精魄乃陰之精陽動而陰靜
魂遊而魄守陰陽相濟魂魄相守魂不遊而魄不守
陰陽俱衰魄不收而魂枯陽亦消亡陰陽宜常相濟
故叔和云魂將魄共連凡人之夢寐皆由陰陽偏盛
而成肺熱則夢美女相依或兵戈相競虛則夢涉水

田

靈樞曰肺氣盛則夢恐懼哭泣飛揚厥氣客於肺虛不足也
則夢飛揚見金鐵之奇物

又曰肺主皮毛上榮於眉闕竅於鼻白色小理者肺小
肺小則少飲不病喘咳粗理者肺大肺大則多飲善
病胸痹喉痹逆氣巨肩反膺巨骨膺前橫骨也胸前曰膺滑曰胸兩傍高處
曰膺陷喉者肺高肺高則上氣肩息欬合腋張脅者肺
下肺下則居賁迫肺善物肋下痛好肩背厚者肺堅肺
堅則不病咳上氣肩背薄者肺脆肺脆則苦病消癉

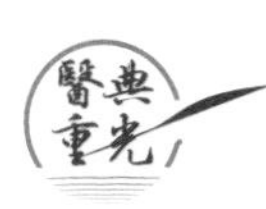

易傷背膺厚者肺端正肺端正則和利難傷脇偏踈
者肺偏傾肺偏傾則胸偏痛也
又曰五臟六腑者肺為之蓋巨肩陷咽候見其外
肺之積曰息賁名言其或息而或賁起也在右脇下大
如覆杯以春甲乙日得之何以言之心病傳肺〻當
傳肝〻以春適旺〻者不受邪肺復欲還心〻不肯
受故留結為積久不已令人洒淅寒熱氣逆喘咳發
肺癰
四氣調神篇曰秋三月此謂容平天氣以急地氣以明

早臥早起與雞俱興使志安寧以緩秋刑收斂神氣使秋氣平無外其志使肺氣清此秋氣之應養收之道也逆之則傷肺冬為飧音孫泄奉藏者少

秋令萬物成容狀平定也。天氣燥急地氣燥明早臥所以避塞露早起平秋客使志安寧而不妄動則秋刑緩用而不妄殺歛神則秋氣平志不外馳則肺氣清皆所以順秋金收歛之令以應夫秋氣而盡養收之道也否則逆秋傷肺失其養收之令也肺為陽明燥金脾惡濕喜燥肺氣既傷則不能生冬時腎水而腎水又衰不能攝水而脾土又不能制水故脾濕食不能化而飧泄自生豈不少氣以迎腎臟欲藏之氣哉奉之為言迎也

逆秋氣則太陰不收肺氣焦滿

肺屬手太陰經若逆秋令失養收之道則肺氣孚不清而病枯焦脹滿復有何氣以迎腎水欲藏之氣而無飧泄之病哉

藏氣法時篇曰肺主秋手太陰陽明主治肺与大腸合故治同其

日庚辛肺辛金火腸庚金肺苦氣上逆乾苦氣逆者有餘也急食苦以

泄之苦性宜泄如黃芩之類肺色白宜食苦麥羊肉杏薤皆苦

肺苦氣逆故食苦而取其宜泄也

○病在肺愈於冬冬水剋火金不受刑冬不愈甚於夏火旺尅金夏不

死持於長夏長夏屬土金得母資起於秋金病起於金候禁寒飲食

寒衣肺惡寒故禁○肺病者愈在壬癸壬癸日水旺火衰不尅壬癸

不愈加於丙丁火旺刑金丙丁不死持於戊己戊己日母土氣旺子

金資得起於庚辛金病復於金日○肺病者下晡慧申酉時金旺故得爽

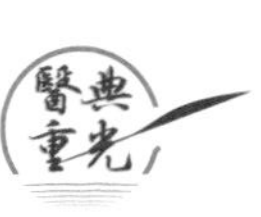

日中甚（巳午時大旺也），夜半靜（亥子時水盛也）。肺欲收，急食酸以收之（酸能收斂），用酸補之（肺性欲收，而酸能收斂，故補，如白芍藥之類），辛瀉之（肺苦泄，辛性泄，故能瀉，如桑白皮之類）。

宣明篇曰：辛走氣，氣病無多食辛，多食之令人洞心。味過于辛，筋肺沮弛，精神乃殃。

藏氣篇曰：肺病者，喘咳逆氣，肩背痛，汗出，尻陰股膝髀腨胻足皆痛（肺主喘息，病則喘咳逆氣。肩近於背，而背為胸中之府，故肩背痛。肺主皮毛，邪盛則心液外泄，故汗出。足少陰之脉從足下上循內踝，上股內後廉，貫脊屬腎絡膀胱。肺病則腎子受邪，故尻陰股膝髀腨胻足皆痛。此邪氣有餘之證）；虛則少氣不能報息，耳聾嗌

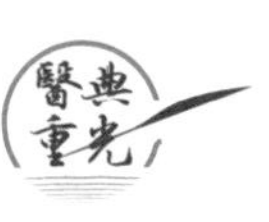

乾氣虛故不能報入息耳聾嗌乾者蓋手太陰之絡會于耳中故虛則為聾足少陰之脉其直者從腎上貫肝膈入肺中循喉嚨俠舌本今肺虛則子腎不足以上潤於嗌故嗌乾也取其經太陰足太陽之外厥陰內血者取手太陰之經穴經渠足太陽之外足厥陰之內即足少陰之脉也亦取其經穴復溜以出其血焉可也三部九候論曰必先度其形之肥瘦以調其氣之虛寔実則瀉之虛則補之必先去其血脉而後調其虛寔無問其病以平為期則皆于出血之後又當用補瀉以調之耳餘節倶倣此

肺色白白欲如鵞羽不欲如鹽白如豕膏者生白如枯骨者死

肺受氣於腎傳之於肝氣舍於脾至心而死受氣者受病氣也始

之生我而終之尅我者也凡五臟之病以子病方盛反乘其母故母受病氣於所生也即肺受病於腎自此而病氣衰盛轉輾相尅傳之于其所勝乃我之所尅也肺傳肝病氣從茲而益盛已舍於脾至心乃尅我者故死舍者居也各藏積此微

諸氣膹鬱皆屬於肺

肺欬之狀欬而喘息有音甚則唾血肺咳不已則大腸受之大腸欬狀欬而遺失凡欬皆聚於胃關於肺使人多涕唾而面腫氣逆也治藏者治其俞治府者治其合浮腫者治其經後各藏欬宜詳此

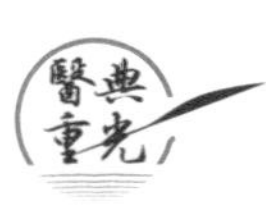

診脈

肺脈浮濇而短肺合皮毛脈循皮毛而行持脈之法下指如三菽重輕〻按至皮毛而得者為浮稍〻加力脈道不利為濇不及本位為短此肺脈之平也亦曰毛肺部不見毛而見洪大此心火刑之也是為賊邪見弦急此肝本木侮之也是為微邪見沉細此腎水乘之也是為實邪見緩大此脾土探之也是為虛邪

○肺司秋令萬物之所以收成也其脈氣來輕虛以浮來急去散曰浮又曰毛反此者死太過則氣來中央

堅而旁虛如循雞羽病在外也不及則氣來毛微病在中也太過則令人逆氣而背痛慍〻然不舒不及則令人喘呼吸少氣而咳上氣見血下聞病音肺中有聲秋以胃氣為本秋胃微毛曰平毛多胃少曰病但毛無胃曰死毛而有弦曰春病弦甚曰今病

○平肺脉來厭〻聶〻如循榆莢病肺脉來不上不下如循雞羽死肺脉來如物之浮如風吹毛乃無根脉也粮肺脉來大而虛如以毛羽中人膚色赤白不澤毛折乃死肺至懸絕十二日死懸與陽和之脉相去懸異也絕〻陰無陽也脉來懸

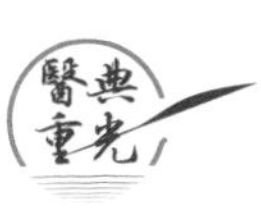

絕急謂之真藏脉也真藏見則必敗〻必死矣十二日死者金火生成之餘也平人氣象篇日肺見丙丁死馬玄臺日肺屬金白庚辛而數之至八日為丙又至丙丁為十八日當死今日十二日自庚辛而數之乃庚辛見庚辛也

肺脉搏堅而長當病吐血耎而散當病灌汗至令不獲散發也搏堅而長乃肺氣火盛故嗽血耎而散乃汗出之際寒水灌洗至使不積発散一発散之而病可已矣暑月多病此

肺

病身當有熱欬嗽短氣唾出膿血其脉當短澁今反浮大其色當白而反赤者是火刑金為大逆十死不治

凡浮而濇短是皆肺脉也

難經曰假令得肺脉也病脉其外証面白善嚏悲愁不樂欲哭其內証臍右有動氣其治在右故動在右按之牢堅也硬苦痛其為喘咳洒淅寒熱有是者肺也無是者非也有肺之脉有肺之証如是則肺之病也否則非肺藏病矣

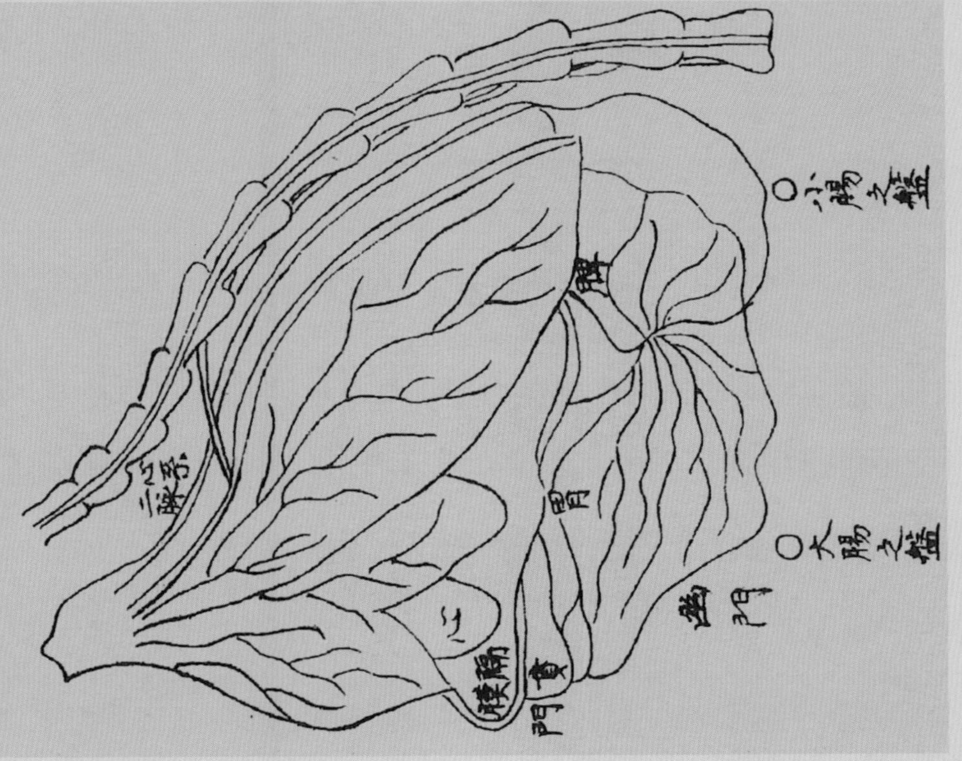

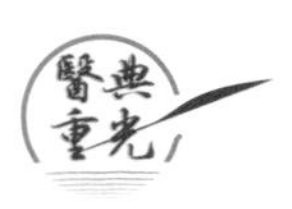

肺已下左側可見脾胃之所居

肺已下左側可見脾胃之所居以明水穀之傳受
脾居胃上而與胃膜相連結疊於小腸之上故胃之上
口曰賁門通引水穀之氣於肺播於諸脈胃之下口
曰幽門傳道水穀之纖於小腸小腸之下至於闌門
然後滓穢之物入於大腸水液之流滲入膀胱清濁
從斯而分矣

肺已下右側可見心系系于脊髓下通于腎

喉

咽

肺系

結喉

胃脘

肺

心

膈膜

脾系

賁門胃之上口

肝系

心系之節

脊髓

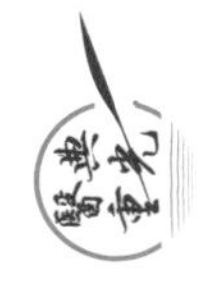

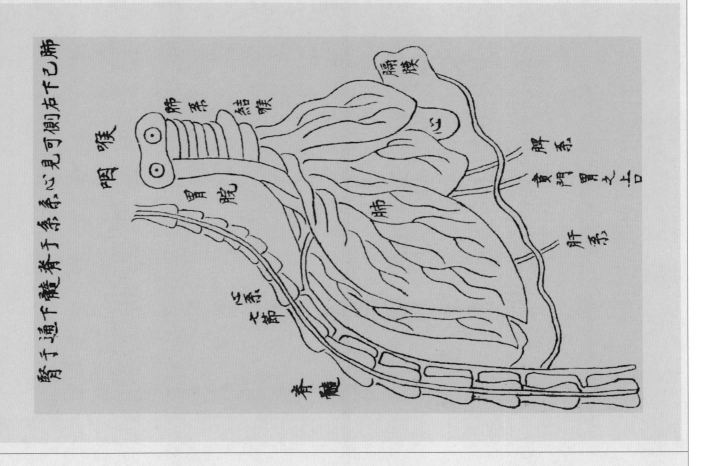

肺右下見心系々於脊髓下通於腎

心之系有二一則上與肺相通一則自心入於肺兩大葉之間曲折向後並脊膂細絡相連貫通脊髓而腎系相通

刺禁篇曰七節中有小心

啓玄子曰小心真心神靈之宮室也按太素小心作志心

楊上善曰脊有三七二十一節腎在下七節之傍腎神曰志五臟之靈皆名為神々之所以任得名為志者

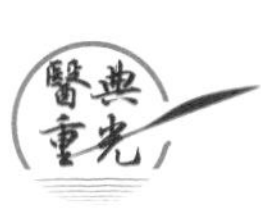

心之神也

浩然按後人即以命門為小心，認小心為少火，認少火為相火，如此顛倒，皆由上善以志心為腎神，故倒數下七節為小心，所以紛紛不一者，皆由此一誤也。心之一系，其從肺兩大葉穿向後附脊處，正當七節之間矣，故曰七節之傍中有小心也，正與膻中平對，故啓玄子曰小心者真心神靈之宮室也，觀前繪之圖不辯而自明矣。

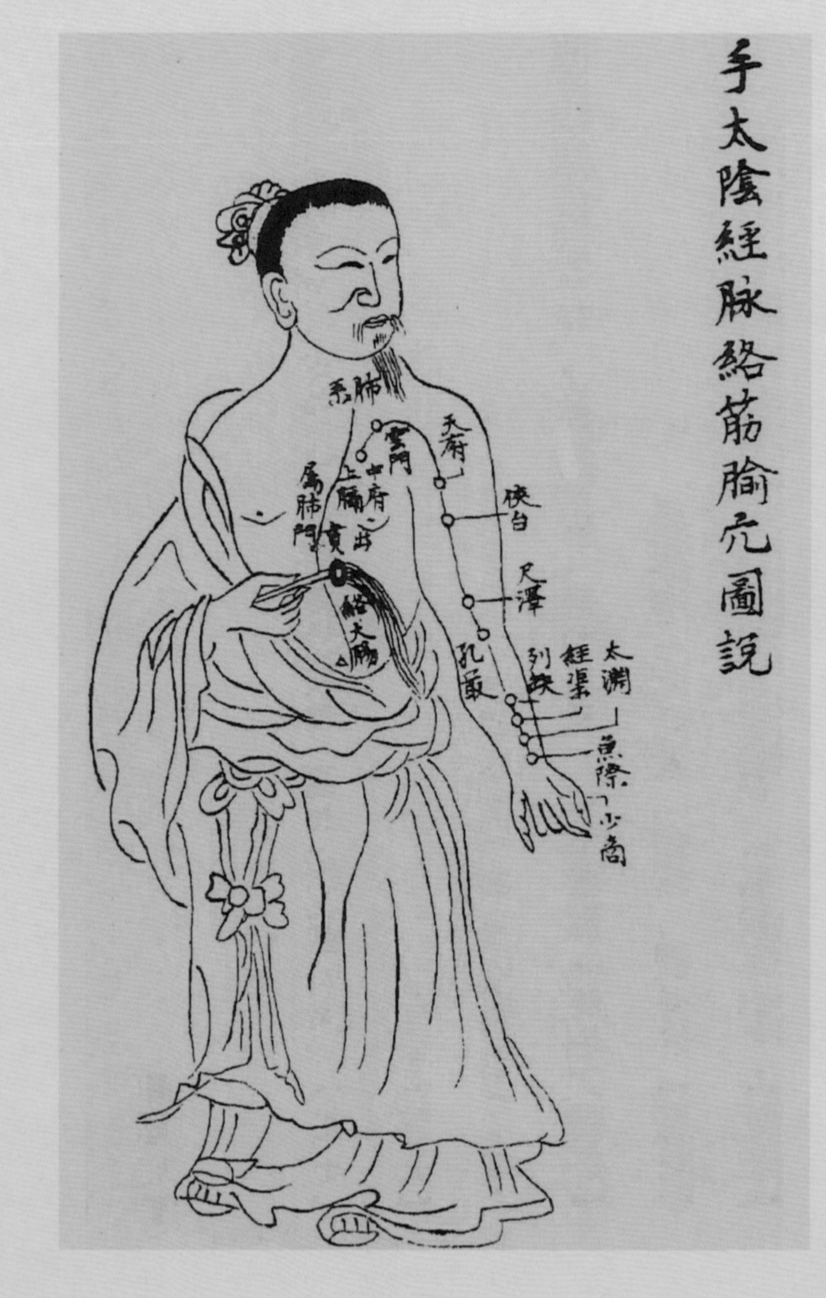

手太陰經脈絡筋腧穴圖說

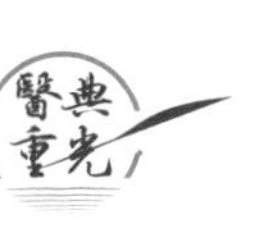

經脈

手太陰之脈起於中膲

起者興也發也於者以此加拔之諱○甲乙經膲作焦三焦經也焦陽大也三十一難曰中焦者在胃中脘在臍上四寸不上不下○此經受足厥陰之交言脈自中脘穴外興起循任脈之外足少陰經脈之裏以次發而下行絡於大腸也

下絡大腸

絡繞也經絡也大腸者當臍大小腸會為闌門臍上一寸水分穴是也○言自中焦而下以絡繞大腸而行也

還循胃口

還者返也退也循者相次而行也胃口者難經云上焦在心下下膈在胃上口又云胃上口上脘穴也在臍上五寸胃下口在臍上二寸○言自大腸而叉行於本經之外以退而上行循於胃口也

上膈

膈者內外二景國因曰心下有膈膜与脊腸周廻相著遶蔽渇氣不上熏於心肺總錄骨度統諭云肺系後近下為膈道者左方胃夫二○言自胃口而上行循於膈上也

屬肺

屬者付也會也

〇言自膈上行循足少陰之裹而從肺系横出腋音亦
付於肺部營気有所會於夲藏也喉為肺系總録骨
従者自也就也内外二景圖曰者累く然共十二
下度統論云喉嚨以下為肺系骨者鉼出自内之外
又云頭夭蓋胃下為肺系之本横腋要旨論骨通形
也腋肘腋也肩之裹也又肩下曰角以下至柱骨長
気篇曰肕上際為腋骨度篇曰頭下至季脱長一尺
一尺行腋中不見者長四寸腋以
二寸〇言自肺臓顶肺系而行至腋相對横行循中
府穴一名臂中俞在雲門下一寸乳上三肋間動脉
應手陷中在胸中行兩傍相去六寸脉而取之雲门
穴在巨骨下挾気户傍各二寸陷中動脉應手拳臂
取之而出以臑者從肩至肘通名曰臑
下循臑如音内
行於腋下也自肘至腕通名曰臂内者
裹也〇言自腋而下循臑裹天府穴在腋下三寸臑
内秦動脉應手以鼻尖懸到取之俠白穴在天府下
主肘拔末動行者柱也〇手少陰
行少陰心主之前
脉中而行也者心中循臑臂至小

指之內出其端手心主自胸循臑臂至中指出其端手太陰自中焦循臑臂至大指之內出其端少陰在
後心主處中而太陰行其前也下肘音走中肘臂節也臑臂曲抓處即曲泄也言入肘中循尺澤
穴在肘中約紋上動脈中又云在居伸橫紋中筋骨鋳陷中不可灸臂循臂內上骨下
廉要旨論云臂着肘下為臂上骨者謂臂之上骨也廉者邊也〇自肘中而下循臂內孔氣穴在腕上
七寸上骨以進骨邊宛〻中至於列缺穴在腕側上一寸五分取法以手交叉頭搐(痛)末筋骨鋳中而下乃
高骨之邊也入寸口入者自外而入內也寸口者手掌後為高骨骨傍動脈為關關前為寸口
〇自上骨下廉入於寸口循經渠穴在寸口陷中取法用食指交又列缺為准次取食指孔甲角下是也
大淵穴在手掌後橫紋陷中而行也上循魚際經云上循魚際之者自下而之上也要旨論曰
掌骨前肥肉際為魚際〇自寸口上行循魚際穴在手大指本節後內側散脈中出大指之

端出者自內而之外也端者正也首也〇自魚際直行出大指之端循少商穴在手大指端內側去爪甲.角如韭葉

其支者其者指示之辭者字為解說之辭支者支而橫者為絡〇自手太陰經絡出於大指之端而復從腕後支而橫出別走手陽明經云手太陰之別名曰列缺起於腕上分肉間別走陽明也

從腕音灣後直出次指內廉出其端從者自也直.者正也後者前後也要旨論云臂骨名處為腕即臂掌中曲扺處腕宛也言可宛曲也〇自手太陰掌後腕上分肉間從列缺穴支而橫出直行於次指內廉出其端也手太陰自此交入手陽明故手陽明大腸起於大指次指之端也

〇是動則病動穴驗痛也肺脹滿膨〻而喘咳缺盆中痛缺盆在肩前膈內隔中也

甚則交兩手而瞀音茂眼黑也昏也言氣亂兩手相交而昏瞀也

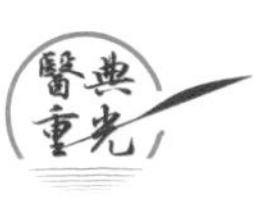

是謂臂厥［厥甚也不能運用也］是主肺所生病者［是皆肺經所生之病然又有後之諸病或出本經或由合經者］欬上氣喘喝［乙介切嘶聲也］煩心［煩悶不寧也］胸滿臑臂內前廉痛厥掌中熱氣盛有餘則肩背痛風寒［一本無寒字］汗出中風小便數而欠氣虛則肩背痛寒少氣不足以息［氣少不能接續也］溺色變卒遺失無度為此諸病盛則瀉之虛則補之熱則疾之［疾去其針］寒則留之［久留其針］陷下則灸之［以艾灸之］不盛不虛以經取之盛者寸口［氣口也］大三倍於人迎虛者則寸口反小於人迎也

別絡

手太陰之別名曰列缺起于腕上分肉間並太陰之經直入掌中散入於魚際不言絡而曰別者以此穴由本經而別走鄰經也並本經手太陰之經入手陽明經以直入掌中而散入于魚際也

○其病實則手銳掌熱絡脈實也虛則欠㰦小便遺數取之去腕寸半別走陽明也即列缺穴別走手陽明者乃肺与大腸為表裡也

經筋

手太陰之筋起於大指之上少商穴也循指上行結於魚際後行寸口外側上循臂結肘尺澤穴也上臑內廉入腋下

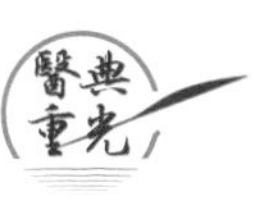

天府穴　出缺盆結肩前髃上結缺盆下結胸裏散貫賁合賁（賁者鬲也胃氣之所出胃出穀氣以傳於肺肺在鬲上故胃為賁門）下抵季脇

○其病當所過者（凡其病當所經過者）支轉筋痛甚成息賁脇急吐血治在燔針劫刺以知為數（以知病為刺數）以痛為輸（以痛處為俞穴）名曰仲冬痺也（此症當發于十一月之時故曰仲冬痺此詳言肺經之筋其病為仲冬痺而刺之有法也各經做此）

經絡死期

手太陰氣絶則皮毛焦（肺主皮毛）太陰者肺也行氣温於皮毛也故氣不榮則皮毛焦皮毛焦則津液去皮節津液

去皮節則爪枯毛折氣絶不榮故毛焦液主爪枯也毛折者則毛先死丙篤丁死火勝金也此言肺絶之証候死期也

太陰終者腹脹閉不得息善噫善嘔嘔則逆逆則面赤不逆則上下不通不通則面黑皮毛焦而終矣足太陰之脈入腹屬脾絡胃上鬲手太陰之脈下絡大腸還循胃口上鬲屬肺脾主行氣於三陰肺主治節而降下脾肺病則升降之氣不行故腹脹閉不得息為噫為噫噫則氣逆而上行故面赤不嘔則不逆不逆則上不通而下亦閉故上下不通不通則土氣塞腎水受邪故面黑足太陰之脈支別者從胃別上鬲注心中故心氣外燔則皮毛焦而終也

五陰氣俱絶則目系轉轉則目運目運者為志先死志

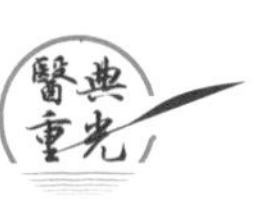

先死則遠一日半死矣五陰者心肝脾肺腎皆屬手足陰經也不言心系包絡者心經絡之耳目爲五臟精華故五臟絕則目系轉而運化乃志先已死所以死在一日半也

○經穴歌

太陰肺兮出中府一名府中俞雲門之下一寸許雲門氣戶傍二寸動脈應手舉臂取天府腋下三寸求俠白肘上五寸主尺澤肘中約紋間孔最腕上七寸取列缺腕側寸有半經渠寸口陷中裏一名大泉太淵掌後橫紋頭魚際節後散脈拳少商大指內側尋乳蛾針此疾咸愈乳蛾者腫於咽之兩傍名雙乳蛾腫於一邊者名單乳蛾

治以三稜針刺少商穴出血立愈若甚而不散以小刀軋蛾上刺血用馬牙硝吹點

五臟四元行相屬論

肺為気行心為火行肝為水行脾為土行腎為水行

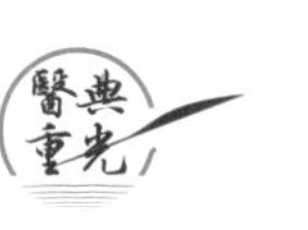

心纖也靈纖纖微無物不貫于心也

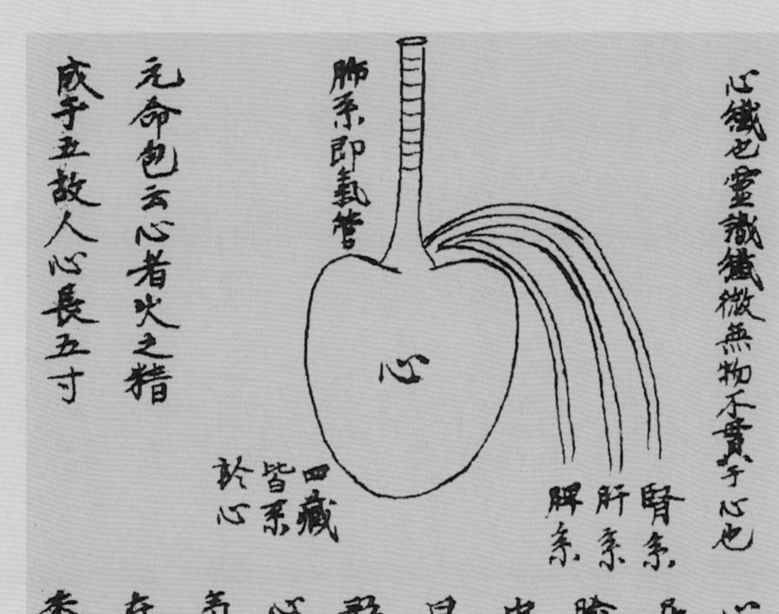

元命包云心者火之精成于五故人心長五寸

心重十二兩盛精汁三合象如未敷蓮花居肺之下膈膜之上附脊之第五椎故其腧在焉其募在膜上巨闕屬手少陰經心中有七竅三毛通天真之氣神之宇也故曰藏真通於心心藏血脉之氣也一曰心形尖圓其孔之多寡毛之有無迥不相同心下無透竅而有四系以通四藏四藏之氣亦通於心是經常少血多氣在德為禮在卦象離火音為徵數為七畜為羊穀為黍星應南岳熒惑

解蕿云心者形之君也而神明之主也出令而無受令自禁也自使也自奪也自取也自行也自止也故口可劫而使墨云形可劫而使曲中心不可劫而使易意

意林云心者衆智之要物皆求於心

白虎通云目為心視口為心談耳為心聽鼻為心嗅是謂支體主也

邵

鄒康節曰神者人之主將寐在脾熟寐在腎將寤在肝熟寤在心

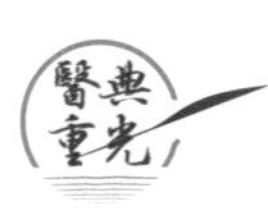

浩然按心有七竅三毛以應七星三台心有血肉之心神明之心血肉即覺性生於形質之私神明即道心生於義理之正故此心至誠則帝宰無所不應此上智聰明之人也中智五竅三毛下智三竅一毛常人二竅無毛愚人一竅下愚一小竅無竅則神無出入之門但百體之中心為生命根本心形上濶而圓、能多容且尊下窄而銳〻則翕聚真火人物之胎心最首生而肺肝脾腎之系皆從心內発出故謂生之本其死也心最後死心為百體之君兼有四貴一為

元火之府一為先生後死一為百肢運用所賴一為至精而不得受傷且生氣之煉在心覺氣之煉在腦故生氣熱乃能活動周身也然元火為生命之根而靈神寓其中心為火府故制煉在心以受其熱也覺氣宜溫不宜大熱腦分宜涼故制煉在腦以調其熱也然心

素問曰心者君主之官神明出焉故主明則下安以此養生則壽主不明則十二官危使道閉塞而不通形乃大傷心者生之本神之處也其華在面其充在血

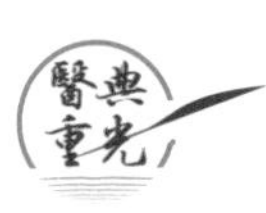

脉心藏脉〻舍神兩精相搏謂之神所以任物謂之心〻怵惕思慮則傷神神傷則恐自失

金匱真言篇曰南方赤色入通於心開竅於耳左為丙右為丁藏精於心故病在五藏

陰陽應象篇曰心主舌舌為心之苗故主舌其在天為熱在地為火在體為脉在竅為舌在味為苦

甲乙經曰夫心者火也腎者水也水火相濟心氣通於舌〻非竅也其通於竅者寄在於耳故心病者舌卷顴赤

舌者心之官心氣通於舌心和則舌知五味矣

心主血久視傷血勞傷心也心惡熱憂愁思慮則傷心

心主臭應夏火能焦物五臭皆心所主自入為焦臭入肝為臊臭入脾

為香臭入肺為腥臭入腎為腐臭如心經傷暑則知其症當惡臭也

又在氣為吞在志為喜喜傷心恐勝喜水勝火也心氣虛

則悲憂實則笑不休

神者氣血所賴生之本也謂有何有謂無復存主宰萬

物虛靈不昧者是也然形神亦恒相因靈樞曰赤色

小理者心小心小則安邪弗能傷易傷於憂粗理者

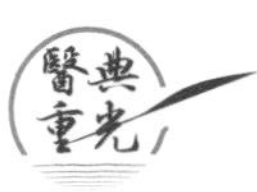

心大心大則憂不能傷易傷於邪無髃骬者心高髃骬音曷於又音結於○髃骬即鳩尾骨也鳩尾即蔽心骨也心高則滿於肺中悗而善忘難開以言髃骬小短舉者心下心下則藏外易傷於寒易恐以言髃骬長者心堅心堅則藏安守固髃骬弱小以薄者心脆心脆則善病消癉熱中髃骬直下不舉者心端正心端正則和利難傷髃骬倚一方者心偏傾心偏傾則操持不一無守司也

五臟六腑心為之主缺盆為之道骼骨有餘以候髃骬

淫邪發夢篇曰 心氣盛則夢善哭恐懼厥氣客於心則

夢見丘山烟火心寔則夢可憂可驚可怪之事虛則夢飛揚氣逆於心則夢丘山烟火

心積曰伏梁形似手臂而起於臍上至心以秋庚辛日得之何以言之腎病傳心〻當傳肺〻秋旺〻者不受邪心欲還腎〻不肯受故留結為積久不愈令人心煩而悶或夜眠不安

四氣調神篇曰夏三月此謂蕃秀天地氣交萬物華寔夜臥早起無厭於日使志無怒使華英成秀使氣得泄若所愛在外此夏氣之應養長之道也逆之則傷心秋為痎音皆瘧奉收者少冬至重病夏令陽盛萬物蕃秀天地氣交

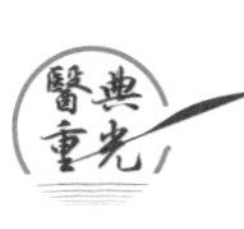

物得陰氣而歛華成寔正以陽化氣陰成而形也其臥夜起早緩陽氣也陽日晝長而無厭無怒寬志意也緩陽氣則物化寬志意則氣泄物化則華英成秀氣泄則膚腠宣通時令發揚故所愛亦順陽而在外以應夫夏氣而尽養長之道也否則夫養長之令逆夏傷心心屬火醫亦屬火心衰則暑傷至秋令旺而清甫火気不淂宣発外与之辛金勝則寒火勝則熱故夏傷于暑秋又痎瘧也豈不少気以迎肺藏欲收之気或然不特秋時為病冬至水勝火為水尌故冬為重病者有矣

逆夏氣則太陽不長心氣內洞太陽者手太陽小腸經也心与小腸為表裡若逆夏令失養長之道則太陽不長心気內洞而虛空而無気心不能自免于病矣復有何気以迎肺金欲收之気而無痎瘧之病哉

藏氣法時篇曰心主夏手少陰太陽主治心与小腸合故同治其日丙丁心丁火小腸丙火也心苦緩心脉主洪氣苦在緩、則心虛急食酸以

收之酸性收斂如五味子之類心色赤宜食酸小豆犬肉李韭皆酸心苦緩故食酸取其收斂也

○病在心愈於長夏長夏六月也夏為土母土長於中以長而治故云長夏長夏土旺尅水心不受刑故當愈長夏不愈甚於冬冬水尅火也冬不死持於春母木氣盛心火有資起於夏火病又當起於火候禁溫食熱衣熱則心躁故當禁

○心病者愈在戊己戊己日土旺水衰不能尅火也戊己不愈加於壬癸火逢水尅也壬癸不死持於甲乙甲乙日木旺母木救火起於丙丁火病復起於火日也

○心病者日中慧巳午時火旺故得爽夜半甚亥子時水來刑火故甚平旦靜寅卯時母木來資故靜心欲耎急食鹹以

耎之鹹能耎堅如芒硝之類用鹹補之心性欲耎而鹹能耎堅故補如煉鹽之類甘

瀉之心苦緩甘性緩故能瀉甘草是也

宣明篇曰鹹走血〻病無多食鹹多食之令人渴又脉

凝泣而變色也味過于苦脾氣不濡胃氣乃厚

藏氣篇曰心病者胸中痛脇支滿脇下痛膺背肩甲間

痛兩臂內痛手少陰之脉其直者從心系却上肺下出腋下手厥陰之脉其支者循胸出脇下腋三寸上抵腋下下循臑內行太陰少陰之間又手太陽之脉循臂臑上繞肩胛交肩上故病如是此邪氣有餘之證也虛則胸腹大腸下与腰相引而痛手厥陰之脉從胸中出屬心包絡下膈歷絡三焦其支者循胸出脇手少陰之脉自心系下膈絡小腸故胸腸腰痛也

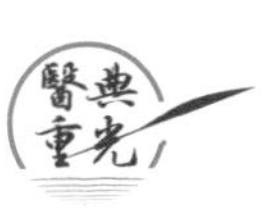

取其經少陰太陽取手少陰之經穴灵道手太陽之經穴陽谷实浮虛補各得其宜
舌下血者舌下即廉泉穴鍼二分曰出血乃治有餘之證其變病刺郄中血
者變者又不止前症而已郄乃陰郄穴也針三分出血

心色赤赤欲如帛裹朱不欲如赭赤如鷄冠者生赤如衃血者死

心受氣於脾傳之於肺氣舍於肝至腎而死

諸痛癢瘡皆屬於心火

心欬之狀欬則心痛喉中介介如梗狀甚則咽痹 心欬不已則小腸受之 小腸欬狀欬而失氣

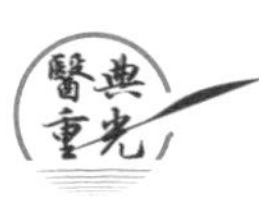

診脉

心脉浮大而散心合血脉脉循血脉而行持脉之法下指如六菽重畧畧梅至血脉而得者爲浮畧加力脉道粗大爲軟潤爲散此心脉之平也有力爲洪亦曰鈎心部不見鈎而見沉細此腎水刑之也是爲賊邪見毛濇此肺金侮之也是爲微邪見緩大此脾土乘之也是爲實邪見弦急此肝木救之也是爲虚邪

○心司夏令萬物之所以盛長也其脉氣來盛去衰故曰鈎反此者病來盛去亦盛此謂太過病在外來不

盛去反盛此謂不及病在中太過則令人身熱而膚痛爲侵淫不及則令人煩心上見咳唾下爲氣泄夏以胃氣爲本夏胃微鉤曰平鉤多胃少曰病但鉤無胃曰死鉤而有石曰冬病石甚曰今病

○平心脉來累累如連珠如循琅玕病心脉來喘喘連屬其中微曲死心脉來前曲後倨如操帶鉤真心脉至堅而持如循薏苡子累累然色赤不澤毛折乃死心至懸絕九日死王啓玄曰九日者水火生成之餘也平人氣象篇曰心見壬癸死○馬玄臺曰心屬火

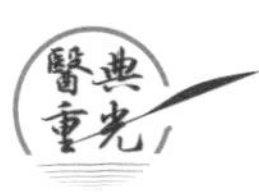

自丙丁而數之至壬癸日爲人日今日九日者亦八日之盡交九日矣

○九洪大而浮者鈎皆心也

○心脉搏堅而長當病舌卷不能言其輭而散者當消環自已也搏堅且長乃心剛邪盛故病舌卷短不能言消謂消散環謂環周更而散乃剛脉漸柔當完一周日之時而病自已矣

○心脉急病名心疝少腹當有形也心爲牡藏小腸爲之使故曰少腹當有形也心與小腸爲表裏心爲陽中之少陽乃牡藏也小腸爲心之使小腸在腹故病則少腹有形耳

心病煩悶少氣大熱熱上盪心嘔吐欬逆狂語汗出如珠身體厥冷其脉當浮今反沉濡而滑其色當赤而反黑者此水刑火爲大逆十死不治

難經曰假令得心脉也病脉其外證面赤口乾喜笑其內證臍上有動氣按之牢若痛其病煩心心痛掌中熱而啘有聲無物也心中熱故乾啘心有是者心也無是者非也得心脉而證見心之病是心病也否則非心病也

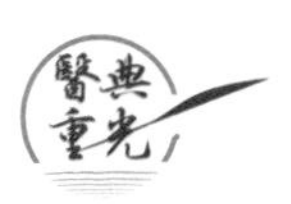

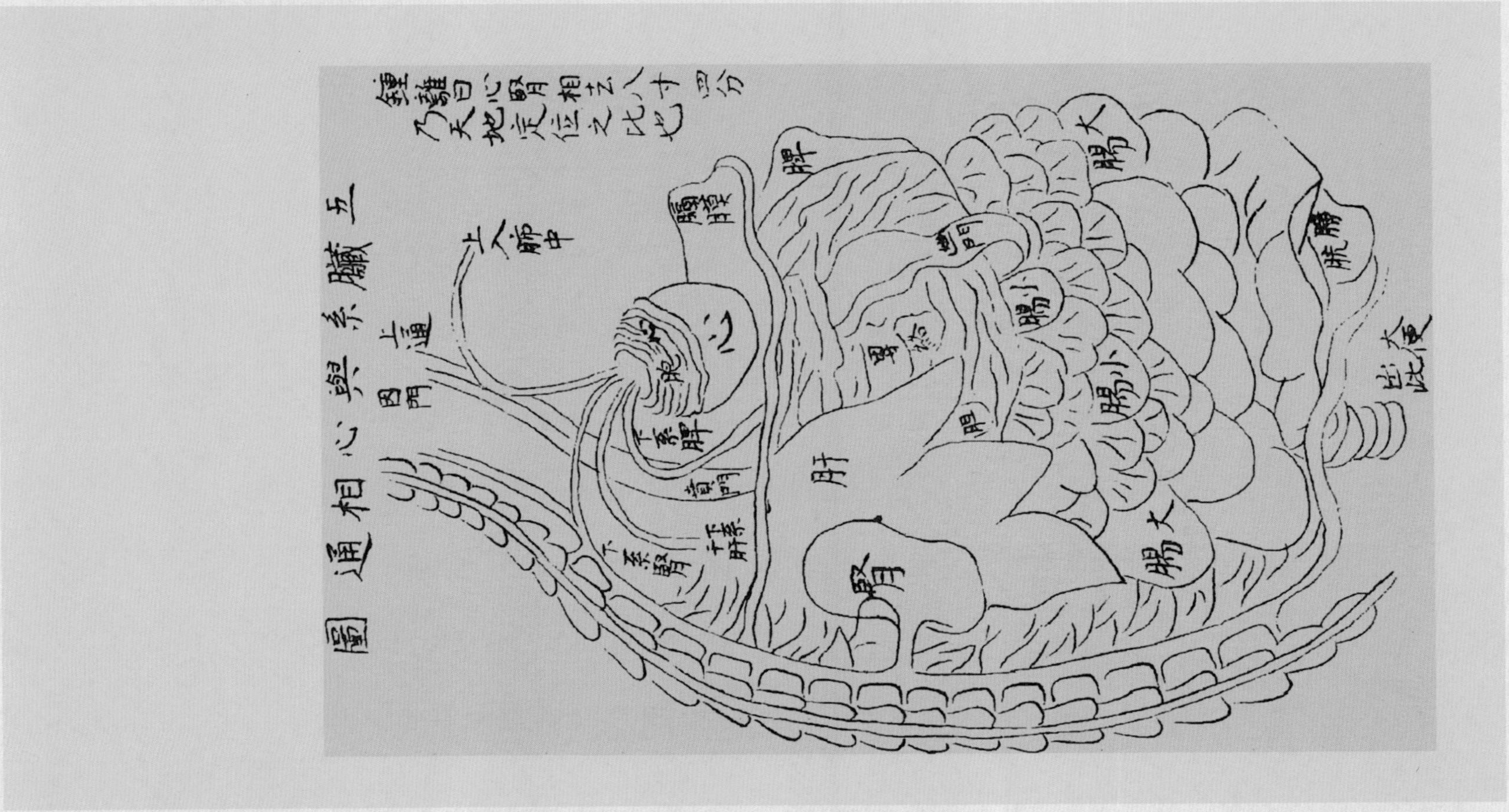

五臟系與心相通圖

鍾離曰心腎相去八寸四分乃天地定位之比也

上通
因門
上入肺中
胞
心
膈膜
下系脾
賁門
下系肝
下系腎
脾
肝
腎
胃絡
幽門
胆
小腸
小腸
大腸
大腸
膀胱
大便出此

五臟系與心相通

心之系與五臟之系相連，輸其血氣，滲貫骨髓，故五藏有病，先干於心。其系者，上系於肺，其別者，自肺兩葉之中向後，着脊下通至腎，自腎而之膀胱，與膀胱膜絡並行而之溲溺處也。

肺之系者，上通咽喉，其中與心系相通。

脾之系者，自膈正中，㣲近左脇，居胃上，並胃胞絡及胃脘相連，貫膈與心肺相通，膈膜相綴也。

肝之系着，自膈下着右脇肋上，貫膈入肺中，與膈膜相

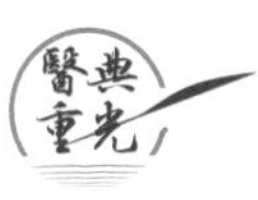

連也

腎之系者貼脊膂脂膜中兩腎相系相通而下〻行其上則與心系相通而爲一所謂坎離相交水火升降者此也

按五臟皆起於心而著於脊者不辨而明其左右中前後之位有不定者何也如心本前而居前腎本後而居後脾本中而居中皆自然〻也惟肺居最高之分而位在左其用在右者何也蓋肺爲氣行之德主呼吸致舌轉動擊氣爲聲音爲言語及帶至耳遂得聽聞猶鐘擊之方響也故診在右爲氣口也　肝雖居於右

而其氣禀變化四液之德有東方發育之仁故其治在左此又不可不知也

手少陰經脈絡穴圖說 玖

目系
上咽
系心
起心
上肺
腋出
極泉
青靈
少海
靈道
通里
陰郄
神門
少府
少沖

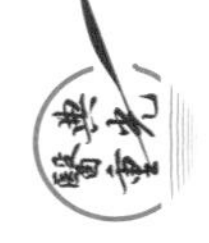

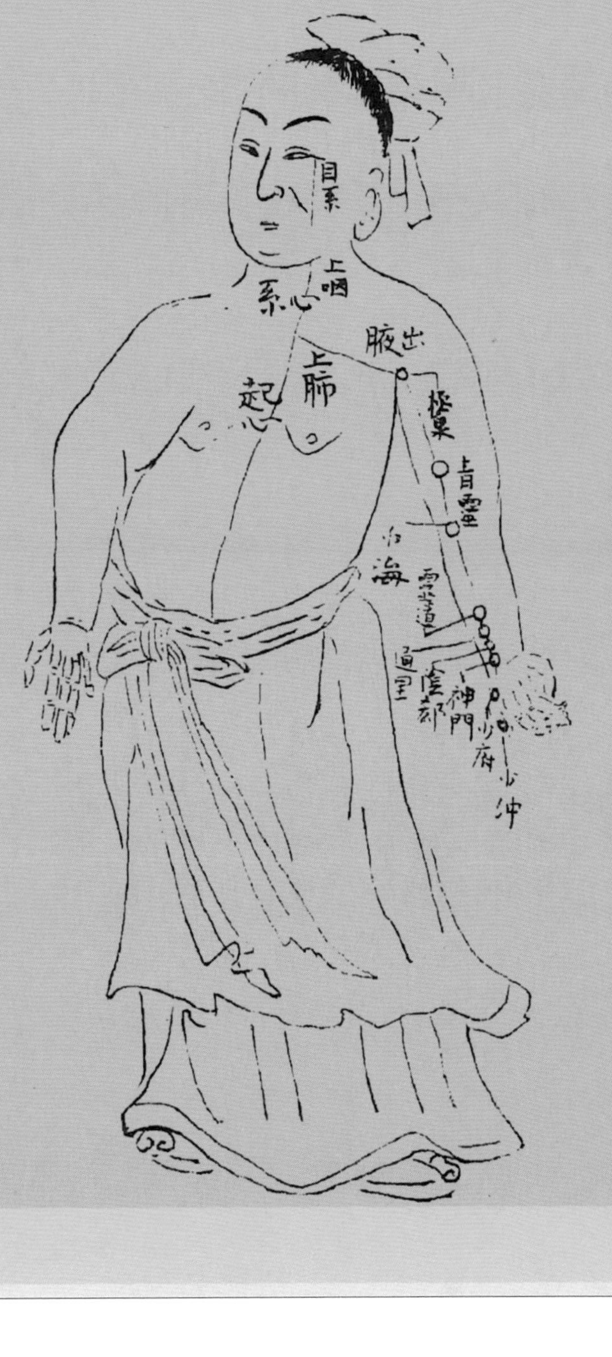

經脉

手少陰之脉起於心中二景圖云心在肺下在膈上附箸五顀也出屬心系心系註在前○言此經自心而起循在脉之外會於心系也下膈絡小腸脩明堂訣式云小腸系胃下口謂之幽門在臍上二寸大小腸會爲闌門在臍上一寸謂水分穴也○言自臍系下膈循任脉之外至臍上二寸絡繞於小腸也其支者從心系上挾咽系目系靈樞經云上挾咽繫目系甲乙經曰上挾咽繫目系二景圖云咽則燕物喉則通氣喉在前咽在後咽應地氣爲胃之系喉應天氣爲肺之系要旨論云目內連深處爲目系○此經已絡小腸從心系支而橫出循任脉之外上挾咽系面行至於目系其直者復從心系却上肺下出腋下靈樞經却上肺下出腋下甲乙經曰却上肺出腋下○其直者再從心系支而直行上循肺藏橫出循於

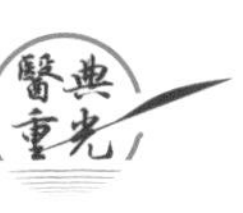

腋下至極泉穴在臂內腋下筋間動脈入胸下循臑內後廉行太陰心主
之後下肘內廉循臂內後廉此經自極泉穴下循臑內後廉行手大陰心主
兩經之後至青靈穴在肘上三寸伸肘舉臂取之自此穴下肘內廉少海穴在肘內後廉後節一云在肘
內大骨外去肘端五分明堂云在肘內横紋頭屈手取之內廉後陷中循臂內後廉靈道穴在腕下一寸
五分通里穴在腕後一寸別走手太陽抵掌後兌骨之端靈樞經兌作銳抵排也兌
要旨論曰腕下踝烏兌骨○此經自通里穴排至陰郄穴在掌後脈中去腕五分循兌骨之端神門穴在
掌後兌骨之端陷中而行也入掌內後廉循小指之內出其端此經
自神門穴入掌內廉至少府穴在手小指本節後陷中直勞宮循小指內出其端至少衝穴在手小指內
廉端去爪甲如韭葉而行也陰經行其手內陽經行其手外少陰心經自循小指之內出其端交大手太

陽小腸經也故手太陽之脈起於小指之端循手外側也滑伯仁曰心爲君主之官元尊於他藏故其交經授受不假支別云

○是動則病動穴驗病嗌音亦即咽系也乾脈上挾咽心痛渴而欲飲是謂臂厥是主心所生病者是皆心經所生之病然又有後之諸病或出本經或田合經者目黃脅痛臑臂內後廉痛厥掌中熱痛盛者寸口大再倍於人迎虛者寸口反小於人迎也

別絡

手少陰之別名曰通里去腕一寸別而上行循經本經也入于心中繫舌本屬目系其寔絡脈實也則支膈虛則不

能言取之掌後一寸別走太陽也卽通里穴別走手太陽也

經筋

手少陰之筋起於小指之內側少衝穴結於兌骨神門穴上結肘內廉青靈穴也上入腋交手太陰挾乳裏結於胸中循臂下繫於臍

○其病內急心承伏梁下爲肘綱其病當所過者凡筋所經過者支轉筋痛治在燔鍼刼刺以知爲數以痛爲輸其成伏梁唾血膿者死不治名曰季冬痺也此證當發十二月之時故名之曰季冬痺

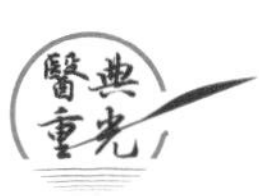

手少陰氣絶則脉不通脉不通則血不流血不流則髦色不澤故其面黑如漆柴者血先死壬篤癸死水勝火也此言心絶之證候死期也

少陰終者面黑齒長而垢腹脹閉上下不通而終矣手少陰氣絶則血不流足少陰氣絶則骨不輭血漸枯則皮毛死故面色如漆而不赤骨不輭則斷上宣故齒長而積垢手少陰之脉下膈絡小腸足少陰之脉從腎上貫肝膈腎脉行腹裏開竅于二陰故腹脹而便閉上下不通心腎隔絶而終也

○經穴歌

少陰心部極泉中腋下筋間脉入胸青靈肘節上

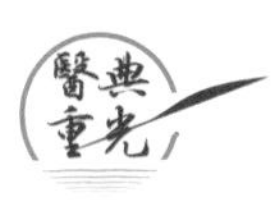

三寸少海一名曲節肘內節後容靈道掌後一寸半通里心別絡也腕後一寸逢陰郄音隙五分取動脉神門一名兑冲掌後銳骨同少府節後勞宮直小指內側取少衝一名經始

包絡者以其包絡于心不使濁氣熏蒸于心也

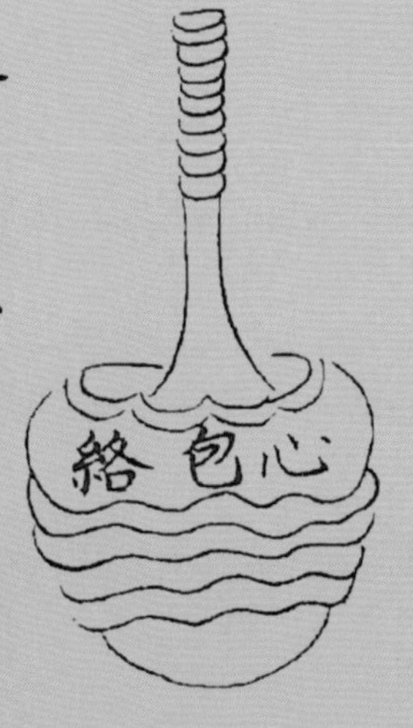

又名手心主者以其主行心之事也手是手經也

心包一名手心主在心下橫膈膜之上豎斜膈膜之下其與橫膜相粘而黃脂漫裹者心也其脂漫之外有細筋膜如絲與心肺相連者心包也心包藏居膈上經始胸中正值膻中之所位居相火代君行事實臣使也

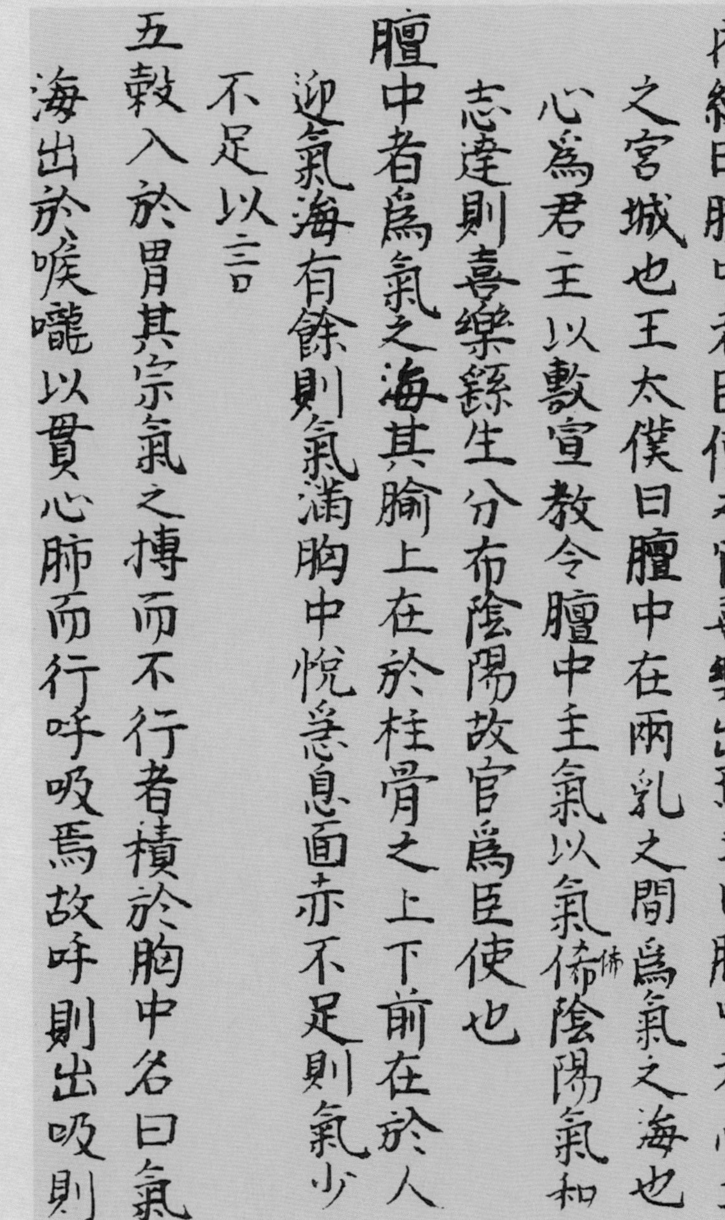

內經曰膻中者臣使之官喜樂出焉又曰膻中者心主之宮城也王太僕曰膻中在兩乳之間爲氣之海也心爲君主以敷宣教令膻中主氣以氣佈怖陰陽氣和志達則喜樂緐生分布陰陽故官爲臣使也

膻中者爲氣之海其腧上在於柱骨之上下前在於人迎氣海有餘則氣滿胸中悗急息面赤不足則氣少不足以言

五穀入於胃其宗氣之摶而不行者積於胸中名曰氣海出於喉嚨以貫心肺而行呼吸焉故呼則出吸則

入

天地之精氣常出三而入一 故穀不入半日 則氣衰一
日 則氣少矣

靈樞經曰手心主脈起於胸中出屬心包下膈九墟云十二原以太陵爲心之原即心包穴也明眞心不受邪故手心主代君火行令也類纂曰手厥陰心包之經所謂一陰也一名手心主其經與手少陽三焦爲表裏俱有名無形或問手厥陰經曰心主又曰心包絡何也曰君火以閉相火以位手厥陰代君火行事

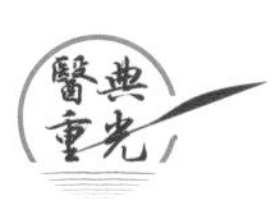

以用爲言故曰手心主以經而言則曰心包絡一經二名即相火也

浩然按心之下有包絡即膻中也包絡乃護心之脂膜其象如仰盂心即居於其中九重端拱寂然不動凡肺脾肝腎各有一系繫于包絡之内以通於心此間有宗氣積於胸中出於喉嚨以貫心肺而行呼吸即如霧者是也若外邪干犯則犯包絡心不能犯犯心即死矣

有手心主與三焦爲表裏無命門三焦爲表裏之説

孫東宿曰：諸家所以紛紛不決者，蓋有惑於金匱真言篇王註引正理論謂三焦有名無形，上合手心主，下合右腎，遂有命門三焦表裏之說。夫人身臟腑一陰一陽，自有定偶，豈有一經兩配之理哉？但所謂上合手心主者，正言其為表裏；下合右腎者，則以三焦為原氣之別使而言之爾。知此則知命門與腎通，三焦無兩配，而諸家之說不辨而自明矣。

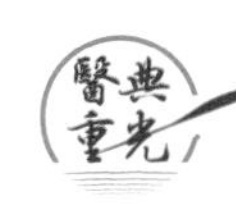

氣海膈膜圖

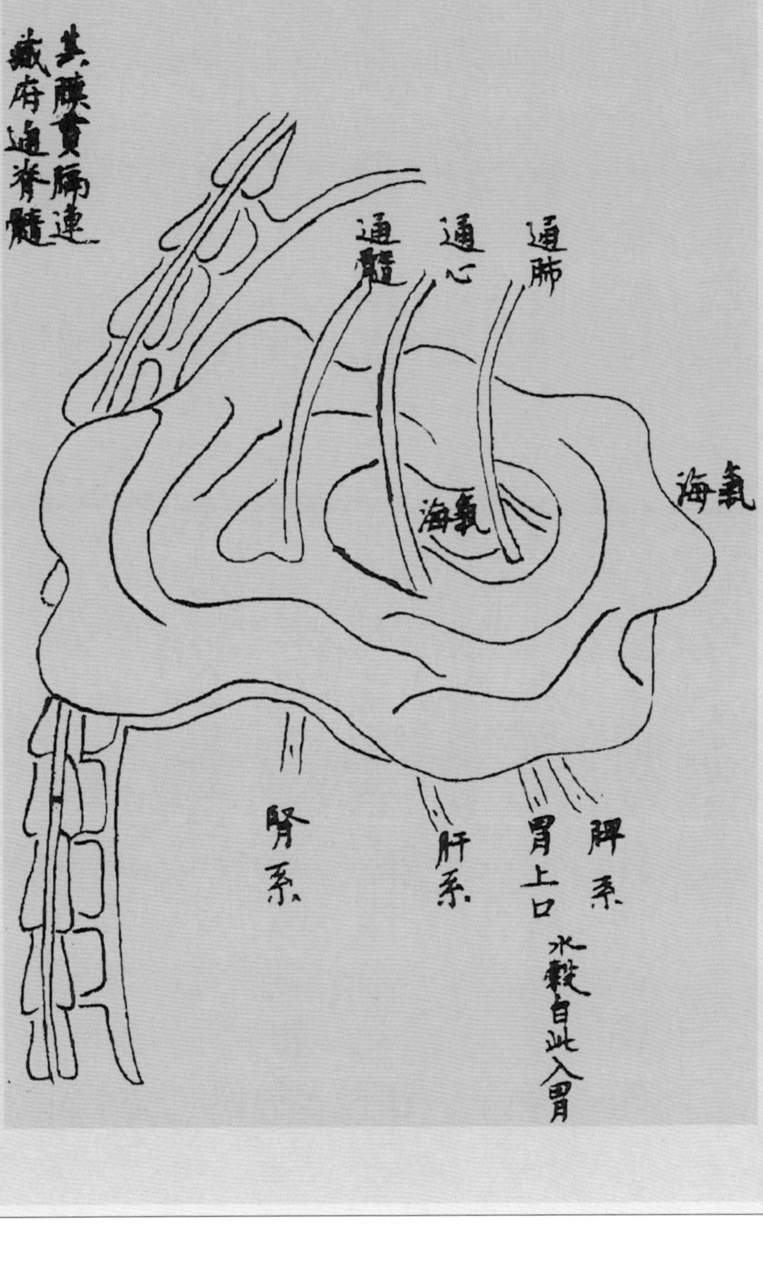

其膜貫膈連
藏府通脊髓

通肺

通心

通髓

海氣

海氣

脾系

胃上口

水穀自此入胃

肝系

腎系

膈膜

膈膜在心肺之下前齊鳩尾後齊十一椎周圍著脊膈腹如幕不漏以遮蔽濁氣使不上薰於心肺也

素問曰膈肓之上有父母又曰太陽為父太陰為母楊上善曰心下膈上為肓心為陽父也肺為陰母也肺主於氣心主於血共營衛於身故為父母

又曰心移熱於肺傳為膈消心肺兩間中有斜膈膜膈膜下際內連於橫膈膜故心熱入肺久久傳化內為膈熱消渴多飲也

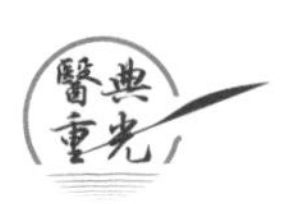

二景圖曰膈肓之上中有父母臍肓之上氣海居焉氣者生之本乃命之主氣海為人父母

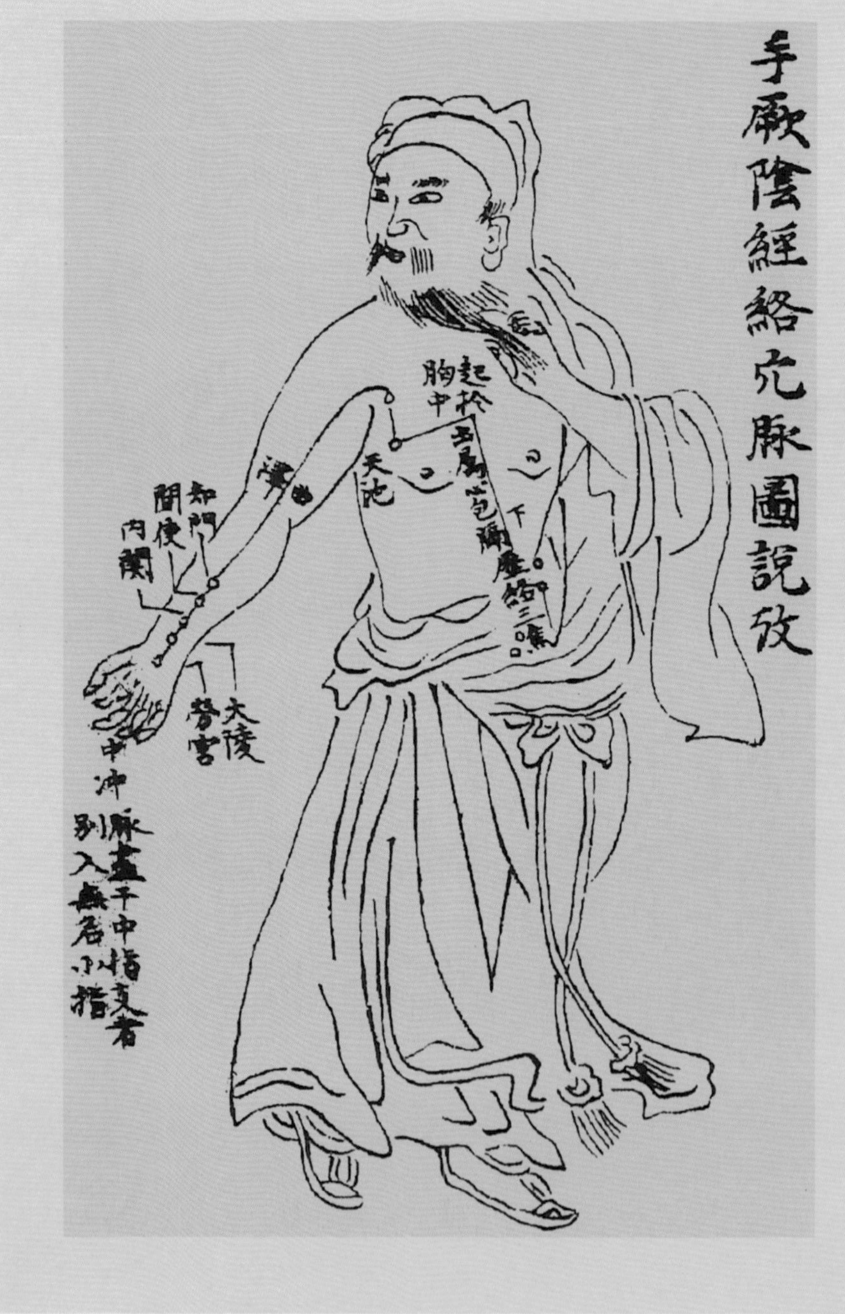
手厥陰經絡穴脉圖說攷
起於胸中
出屬心包絡下膈歷絡三焦
天池
澤
郄門
間使
內關
大陵
勞宮
中冲
脉盡于中指
支者别入無名小指

經脉

手厥陰之脉起於胸中要旨論云鳩尾骨上為蔽骨一若膻膻上為岐骨岐骨上為胸中而乳間為膻中○此經起自胸中而受臂經之交也出屬心包心胞見前此經自胸中出而會於心包者也下膈歷絡三焦歷經也行膈見肺經也難經曰上焦在心下下膈在胃上口其治在膻中直兩乳間陷中中焦者在胃中脘在臍上四寸不上不下其治在臍傍下焦者在臍下當膀脘上口其治在臍下一寸○此經自心包下膈經行絡繞上焦胃上口上脘穴在臍上五寸中焦中脘穴及下焦臍下一寸而行也其支者循胸出脇下腋三寸甲乙經腋作撮要音論云蔽骨上為胸腋上際為腋腋骨為肋○此經已絡三焦而又自心包之上支而横出循胸出腋下腋三寸至天池穴側腋部在腋下乳後一寸腋下三寸着腋厥肋間而行也上抵腋下

下循臑內行太陰少陰之間靈樞經云上抵腋下循臑內臑見肺經○此經自天池上行至於腋下下循臑內至天泉穴在曲腋下二寸舉臂取之行手太陰手少陰兩經之中間也入肘中下臂行兩筋之間入掌中循中指出其端肘臂見肺經○此經自天泉穴入於肘中循曲澤穴在肘內廉下陷中屈肘得之下臂行兩筋之間循郄門穴在掌後去腕五寸間使穴在掌後三寸兩筋間陷中內關穴在掌後去腕二寸大陵穴在掌後兩筋間陷中入掌中循勞宮穴在掌中央橫紋動脉中屈無名指着處是循中指至中衝穴在手中指之端去爪甲角如韭葉陷中其支者別掌中循小指次指出其端此經已循中指出其端而又自勞宮穴支而別行循小指次指出其端手厥陰自此交入手少陽故手少陽之脉起於小指次指之端循手表腕以其陰行於裏而陽行於表也

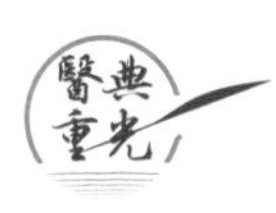

○是動則病手心熱臂肘攣(音鸞)急腋腫甚則胸脇支滿心中憺憺(音澹水搖動貌)大動面赤目黄喜笑不休是主脉所生病者(乃心主脉生此病故)煩心心痛掌中熱為此諸病盛則瀉之虚則補之熱則疾之寒則留之陷下則灸之不盛不虚以經取之盛者寸口大一倍於人迎虚者寸口反小於人迎也

別絡

手心主之別名曰内関去腕二寸出于兩筋之間循經(本經也)以上繫於心包絡心系実(絡脉邪氣実也)則心痛虚則

頭強取之兩筋間也（取卽內關穴也）

經筋

手心主之筋起於中指（中衝穴）與太陰之筋並行皆結於肘內廉（曲澤穴）上臂陰結腋下（天泉天池穴）下散前後挾脅其支者入腋散胸中結於臂

○其病當所過者支轉筋前及胷痛息賁治在燔鍼劫刺以知爲數以痛爲輸名曰孟冬痹也（此證當發于十月之時故名曰孟冬痹）

○經穴歌

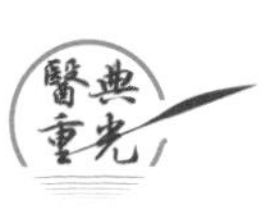

厥陰心包何處得乳後一寸天池一名天會索天泉一名天溫
腋下二寸求曲澤肘內尋動脈郄門去腕五寸
通間使腕後三寸逢內關心主別絡也離腕只二寸大
陵掌後兩筋中勞宮一名五里一名掌中掌心屈指取中指
之末取中衝

脾胃屬土俱從田字
胃居正中田字亦中
脾處于右田亦偏右

脾

脾重二斤三兩扁廣三寸長五寸有散膏半斤主裹血溫五臟其形似馬蹄內包胃脘象土形也一曰形如刀鐮與胃同膜而附其上之左聞聲則動動則磨胃而消穀附着于脊之第十一椎故其腧在焉其募在腹傍章門屬太陰經是經常多氣少血脾為孤臟位處中宮以其上有心肺下有肝腎主養四臟其經絡之氣交歸于中以營運真靈之氣故經曰藏真濡于脾脾藏肌肉之氣也在封象坤土星應中岳鎮星在德為信音為宮

素問曰脾胃者倉廩之官五味出焉脾者倉廩之本營之居也其華在脣四白（四白者口脣四際之白色也）其充在肌脾藏營營舍意（難經曰脾藏意與志）心有所憶謂之意意有所存謂之志因志存變謂之思因思遠慕謂之慮因慮而處物謂之智脾愁憂不解則傷意意傷則悶亂四肢不舉

金匱真言篇曰中央黃色入通於脾開竅於口藏精於脾故病在舌本

口脣者脾之官（口為戊舌為己）脾和則口能別五穀味矣脾病者脣黃脾主肉久坐傷肉脾惡濕濕傷脾

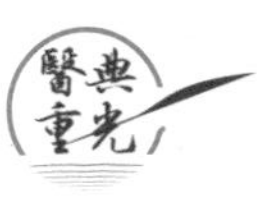

脾主味應季夏味自土生行五味以養五臟者脾所主也自入為甘入肝為酸
入心為苦入肺為辛如飲食勞倦致脾邪入心則知時苦也入腎為鹹
在氣為噫在液為涎脾氣虛則四肢不用五臟不安
實則腹脹涇溲不利

脾者主為衛使之迎粮視唇舌好惡以知吉凶脾裹血
主藏營上通於口而知五味其華在唇黃色小理者
脾小脾小則藏安難傷於邪粗理者脾大脾大則苦
湊眇音抄季肋下也而痛不能疾行揭唇者脾高脾高則眇
引季而痛唇下縱者脾下脾下則下加於大腸下加

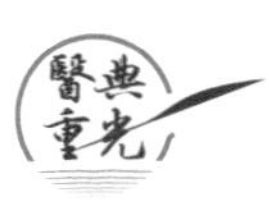

於大腸則臟苦受邪脣堅者脾堅脾堅則臟安難傷脣大而不堅者脾脆脾脆則善病消癉易傷脣上下好者脾端正脾端正則和利難傷脣偏舉者脾偏傾脾偏傾則善脹善滿也

淫邪發夢篇曰脾氣盛則夢歌樂身體重不舉厥氣客於脾夢見丘陵大澤壞屋風雨

凡脾虛則夢飲食虛則夢取實則夢與得其時則夢築垣蓋屋

脾積名曰痞氣在胃脘大如覆杯以冬壬癸日得之何

以知之肝病傳脾脾當傳腎腎以冬時適旺旺者不受邪脾復欲還肝肝不肯受故留結為積久則四肢不收發為黃疸或為消中飲食不為肌膚

張雞峯曰脾胃主四肢其脉連舌本而絡於唇口胃為水穀之海脾氣磨而消之由是水穀之精化為營衛以養四肢若起居失節飲食不時則致脾胃之氣不足而營衛之養不周風邪乘虛干之則四肢於唇俱痺語言謇澁久久不治為痿疾

素問曰脾病而四肢不用四肢皆稟氣於胃而不得至

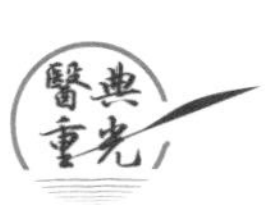

經必因於脾乃得稟也胃氣不能自至於四支之各經必因脾氣之所運也今脾病不能為胃行其津液四支不得稟也受水穀氣日以衰脉道不利筋骨肌肉皆無氣以生故不用也

藏氣法時篇曰脾主長夏足太陰陽明主治脾與胃合故治同其日戊己脾己土胃戊土脾苦濕脾苦在濕濕則脾病也急食苦以燥之苦性燥如白朮之類脾色黃宜食鹹大豆豕肉栗藿皆鹹腎為胃閑脾與腎合當假鹹之柔耎以利其閑閑利而胃氣乃行胃行而穀氣方化故脾與各藏不同宜食味之鹹者乃調利鹹閑之義也

○病在脾愈於秋秋令金旺木不尅土秋不愈甚於春春木尅土春不

死持於夏（夏火生土也）起於長夏（土病復於土月）禁溫食飽食濕地濡衣（溫食大飽濕土濕衣皆脾土所惡）○脾病者愈在庚辛（金旺木衰土不受刑故愈）庚辛不愈加於甲乙（土逢木日）甲乙不死持於丙丁（丙丁日火旺土得母救）起於戊己（土病復於土日）○脾病者日昳（音经日昃也）慧（乃未時土旺故爽）日出甚（寅卯時木旺土衰）下晡靜（申酉時金旺木退）脾欲緩急食甘以緩之（甘性緩如甘坤之類）用苦瀉之甘補之（脾苦在濕惟苦性堅燥此苦之所以為浮 脾欲喜緩甘性和緩故甘之所以為補也）

○宜明篇曰甘走肉肉病無多食甘多食之令人悅心味過于甘心氣喘滿色黑腎氣不衡

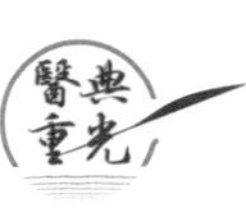

藏氣篇曰脾病者身重善饑肉痿

脾家土而主肌肉病則身重善饑肉痿而無力也

足不收行善瘈脚下痛

足太陰之脉起於足大指之端循指肉側上內踝前廉上腨內足陽明之脉自下脾抵伏兔下膝臏中下循股外廉下足跗入中指閒足少陰之脉起於足小指之下斜趨足心上腨內出膕內廉故病如是此則邪氣有餘之證也

虛則腹滿腸鳴飧泄食不化

足太陰之脉後股肉前廉入腹屬脾絡胃足陽明之脉入缺盆下膈屬胃絡脾其支者起胃口下循腹裏故病如是口問篇曰中氣不足腸為之苦鳴

取其經太陰陽明少陰血者

取足太陰之經穴商丘足陽明之經穴解谿足少陰之經穴復溜出血者治前有餘之證而虛者則補之又非可以出血治也

脾色黃黃欲如羅裹雄黃不欲如黃土黃如蟹腹者生

黄如枳实者死

脾受氣於肺傳之於腎氣舍於心至肝而死

諸濕腫滿皆屬于脾

脾欬之狀欬則右胠下痛陰陰引肩背甚則不可以動

動則欬劇脾欬不已則胃受之胃欬之狀欬而嘔嘔

甚則長蟲出

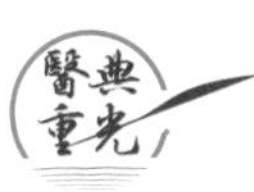

診脉

脾脉緩而大脾合肌肉脉循肌肉而行持脉之法下指如九菽重畧重按至肌肉如微風輕颭柳梢爲緩次稍加力脉道敦厚爲大此脾脉之平也是爲賊邪見沉細此腎水侮之也是爲微邪見毛濇此肺金乘之也是爲實邪見洪大此心火救之也是爲虚邪

○脾謂孤臟以貫四傍盛于長夏其來如水之流此謂太過病在外如鳥之喙此謂不及病在中太過則令人四肢不舉不及則令人九竅不通名曰重强長夏

以胃氣為本胃而微軟弱曰平弱多胃少曰病但代無胃曰死弱而有石曰冬病石甚曰今病

○平脾脉来和柔相離如雞踐地病脾脉来實而盈數如雞舉足死脾脉来鋭堅如烏之喙如烏之距如屋之漏如水之流真脾脉来弱而乍踈乍數色黄青不澤毛折乃死脾至懸絶四日死玉啓云曰四日者木生數之餘也平人氣象篇曰脾見甲乙死馬玄臺曰脾屬土自戊己日而數之至甲乙日為八日今日四日者除戊己至甲日也當死

○凡奥緩皆脾也

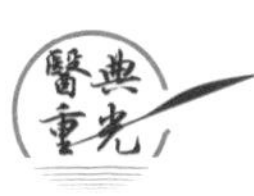

○脾脉搏堅而長其色黄當病少氣耎而散色不澤病
足胻腫若水狀也

趺陽脉浮而澁浮即胃氣微澁即脾氣衰微衰相搏即
呼吸不得此為脾家失度

趺陽脉滑而緊滑即胃氣實緊即脾氣傷得食而不消
者此脾不治也能食而腹不滿此為胃氣有餘腹滿
而不能食心下如饑此為胃氣不行心氣虚也得食
而滿者此為脾家不治

脾病其色黄體青失溲直視唇反張爪甲青飲食吐逆

體重節痛四肢不舉其脉當浮大而緩其色當黄今
反青此木刑土為大逆十死不治

難經曰假令得脾脉脉病其外証色黄善噫善思善味其
内証當臍下有動氣按之牢若痛其病腹脹滿食不
消體重節痛怠惰嗜卧四肢不收有是者脾也無是
者非也

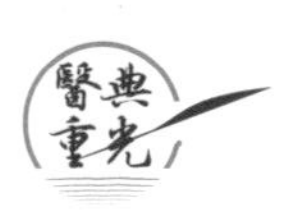

脾胃包系圖

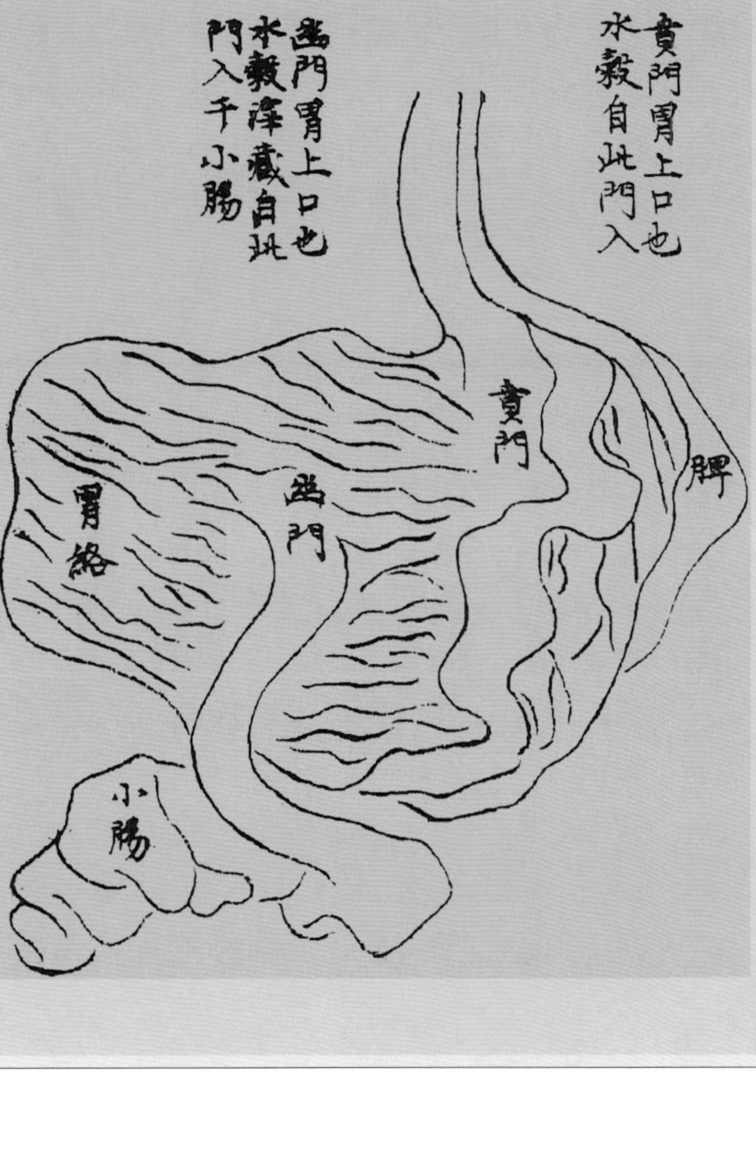

賁門胃上口也水穀自此門入

幽門胃上口也水穀滓藏自此門入于小腸

賁門

脾

幽門

胃絡

小腸

脾胃包絡

素問曰脾之藏其府胃也脾與胃膜相連而脾處胃之上又曰胃之大絡名曰虛里貫膈絡肺出於左乳之下其動應於脈宗氣也故胃為之市水穀所歸五味所入如市之雜也胃者太倉也胃之五竅者閭里門户也咽胃大腸小腸膀胱謂之五竅脾之有大絡其系自膈下正中微着左脇於胃之上與胃包絡相附左脇下胃之上也其胃之包在脾之上與胃相並結絡周圍漫脂遍布上下有二系上者貫膈入肺中與肺系相並而在

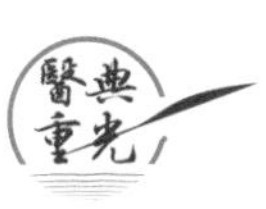

肺系之後其上即咽門也咽下胃脘也胃脘下即胃上口也其處謂之賁門者也水穀自此而入胃以胃出穀氣傳之於肺肺在膈上因曰賁門其門膈膜相貼之間亦漫脂相包也若胃中水穀腐熟則自幽門而傳入於小腸故太倉之下口為幽門其位幽隱因曰幽門

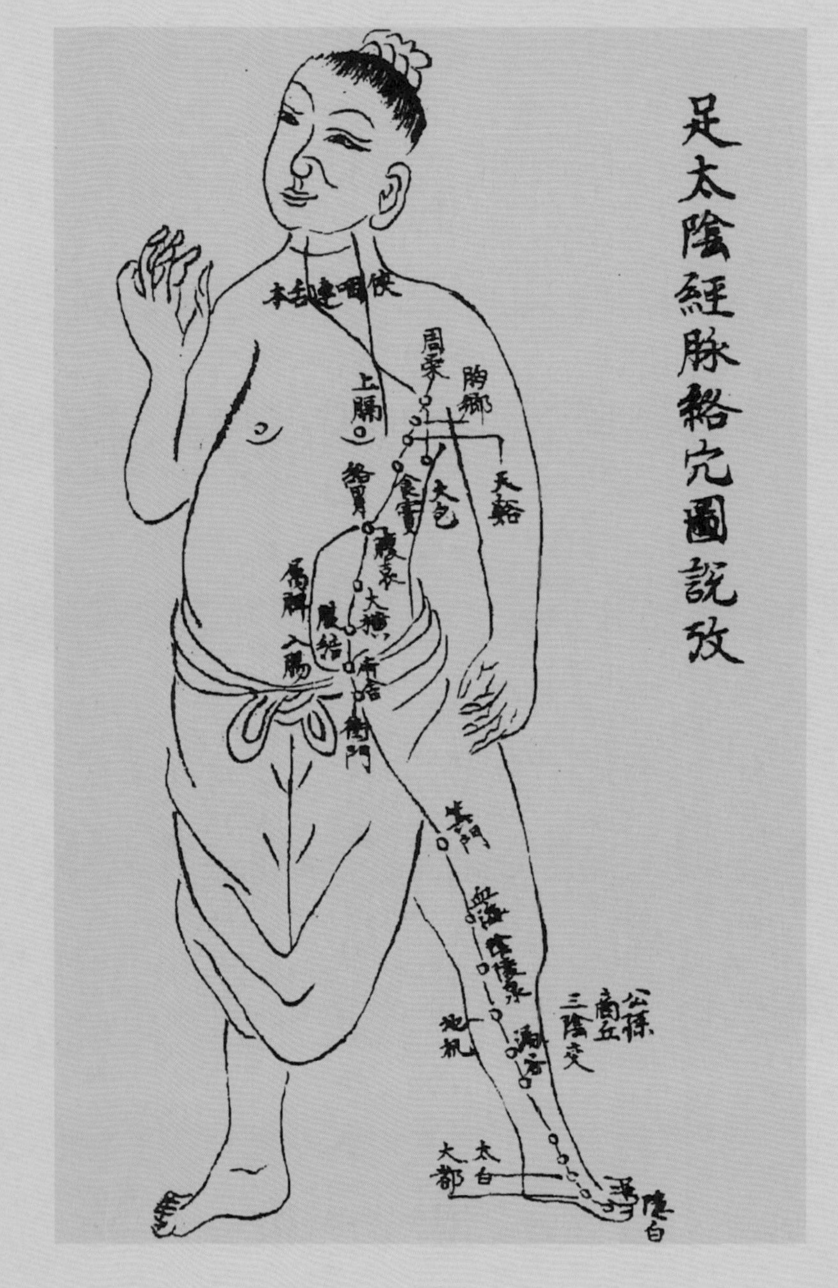
足太陰經脈絡穴圖說攷
俠咽連舌本
周榮
胸鄉
天谿
上膈
絡胃
食竇
大包
腹哀
大横
屬脾
腹結
入腸
府舍
衝門
箕門
血海
陰陵泉
地機
漏谷
三陰交
商丘
公孫
太白
大都
隱白

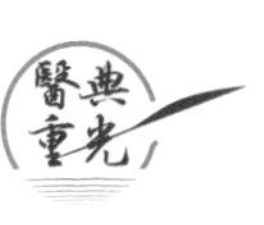

經脉

足太陰之脉起於大指之端循指內側白肉際過覈骨後上內踝音蛙足跗後兩傍圓骨內曰內踝外曰外踝又名螺螄骨也前廉靈樞經過䏢骨後甲乙經過横骨後要旨論曰腨內下為覈骨一作核骨○此經受足陽明之交也起自隱白穴在足大指內側端去爪甲角如韭葉宛宛中循大都穴在足大指本節後陷中太白穴在足內側核骨下陷中一云太指內側公孫穴在足大指本節後一寸別走陽明商丘穴在足內踝下微前陷中三陰交穴在內踝上三寸骨下陷中上腨音彖內循䯒何庚切音行骨後交出厥陰之前上循膝股內前廉靈樞經腨作踹䯒作脛腨腓腸也俗名腿肚也踹音踐踹者足根也股髀也○此經自三陰交上腨內循䯒骨後漏谷穴在內踝上六寸骨下陷中上行二寸交出

足厥陰經之前循地機穴在膝下五寸又云膝內側
轉骨下陷伸足取之上行至陰陵泉穴在膝下內側
輔骨下陷中伸足取之上循膝股內前廉血海穴在
膝臏上內廉白肉際二寸箕門穴在魚腹上越筋間
陰股內動脉中一云上起
筋間上行入於腹之內也
入腹屬脾絡胃
脾胃見胃
經○此經
自箕門穴入腹循衝門穴上去大橫五寸府舍下橫
骨両端約文動脉府舍穴在腹結下三寸會中極穴
在関元下一寸足三陰任脉之會関元穴在臍下三
寸足三陰任脉之會循腹結穴在大橫下一寸三分
大橫穴在腹哀下三寸五分直臍傍會下脘穴在建
里下一寸臍上二寸足太陰任脉之會郄循腹哀穴
在日月下一寸五分日月穴在期門下五分足太陰
少陽陽維之會期門穴在不容傍一寸五分直乳下
弟二肋端一取法在乳下二寸一云婦人屈氣頭向
下盡處骨間男子及乳小者以一指為卒肥人乳下
毛寸瘦人一寸五分得穴足太陰厥陰陰維之會循
脾藏至中脘之分下鏡至下脘穴所以屬脾絡胃也

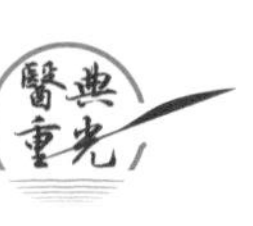

上膈挾咽連舌本散舌下喉在前咽在後喉為肺系咽為胃系身盡間為舌舌根為舌本○此經自腹哀穴上膈循食竇穴在天谿下一寸六分舉臂取之天谿穴在胸鄉下一寸六分陷中仰而取之胸鄉穴在周榮一寸六分陷中仰而取之周榮穴在中府下一寸六分陷中仰而取之大包穴在淵腋下三寸脾之大絡布胸脅中出九肋間會中府穴在雲門下一寸乳上三肋間動脈應乎手足太陰之會上行循人迎穴在結喉旁一寸五分之裏挾咽連於舌本散舌下也其支別者複從胃別上膈注心中此經自腹哀穴支而別行再從胃部中脘之外上膈注於膻中穴裏之穴足太陰自此交入手少陰心經故少陰之脈起於心中也

○是動則病舌本強柔不和也食則嘔胃脘痛腹脹善噫烏解切音隘噯也轉氣也得後與氣言下氣也則快然如衰身體皆市是

主脾所生病者是皆脾經所生之病然又有後之諸病或出本經或由合經者舌本痛體不能搖動食不下煩心心下急痛溏大便稀薄瘕音嘉腹中結病洩同泄水閉言水不宣通也黃疸不能臥強立股膝內腫厥甚也不能運用也足大指不用言不能運用也為此諸病盛則瀉之虛則補之熱則去之寒則留之陷下則灸之不盛不虛以經取之盛者寸口大三倍於人迎虛者寸口反小於人迎也

別絡

足太陰之別絡名曰公孫去本節之後一寸別走陽明

胃經也以脾胃為表裏也者　其別者八絡腸胃厥氣上逆則霍亂

實邪氣有餘為實則腸中切痛虛則鼓脹取之所別也以上絡脉

之病取此公孫絡穴而治之也

脾之大絡名曰大包出淵液下三寸布胸脅實則身盡痛虛則百節盡皆縱此脉若羅絡之血者皆取之脾之大絡脉也

經筋

足太陰之筋起於大指之端內側隱白穴上結於內踝商丘穴也其直者絡於膝內輔骨地機陰陵泉穴上循陰股結於髀

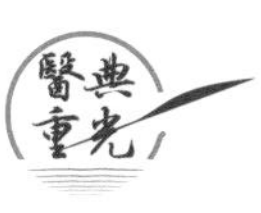

聚於陰器上腹結於臍循腹裏（大横、腹哀等穴）結於肋散於胸中其內者着於脊

○其病足大指支內踝痛轉筋痛膝內輔骨痛陰股引髀而痛陰器紐痛下引臍兩脇痛引膺中脊內痛治在燔針劫刺以知為數（以知為刺數）以痛為輸（以痛處為俞穴）名曰孟秋痺也（此証發于七月之時故名之曰孟秋痺）

足太陰氣絶者則脉不榮肌肉唇舌者肌肉之本也脉不榮則肌肉軟肌肉軟則舌萎人中滿人中滿則唇反唇反者肉先死甲篤乙死木勝土也

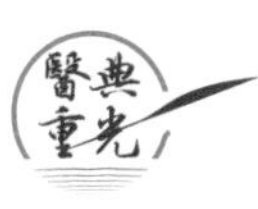

○經穴歌

姆指內側隱白端大都節後陷中起太白核骨下陷中公孫（脾別絡也）節後一寸至商丘有穴屬經金踝下微前陷中是內踝三寸三陰交漏谷（一名太陰絡）六寸有次爭膝下五寸為地機（一名脾舍）陰陵內側膝輔際血海（一名百蟲窠一名血郄）分明膝髕上內廉肉際一寸地箕門血海上六寸筋間動脉須詳味衝門（一名慈宮）五寸大橫下三寸三分尋府舍腹結（一名腸窟）橫下寸三分大橫夾臍四寸半腹哀寸半去日月直與食

實相連亞食竇天谿及胸鄉周營各一寸六是大
包脾之大絡也淵液下三寸出九肋間當記此

肝者幹也屬木象木枝幹也爲將軍之官謀慮出焉所以幹事也

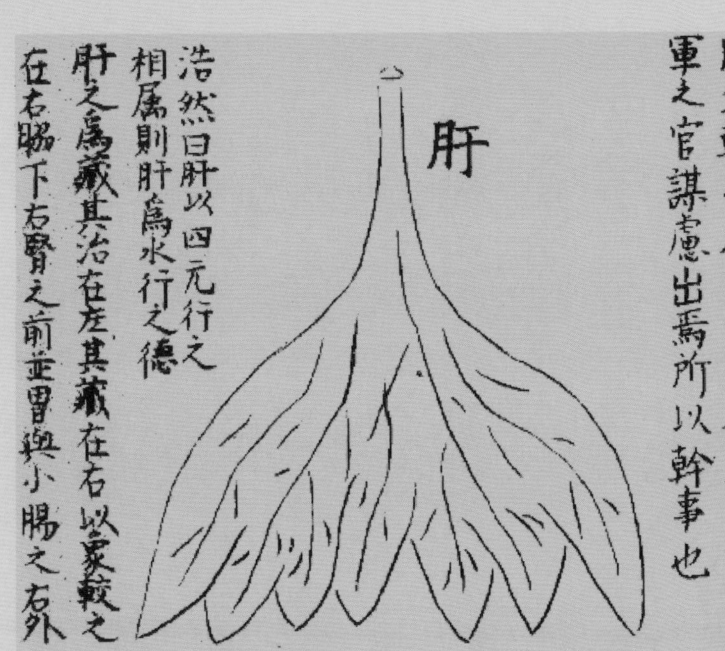

浩然曰肝以四元行之相屬則肝爲水行之德

肝之爲藏其治在左其藏在右以象較之在右脇下右腎之前並胃與小腸之右外

肝重四觔四兩左三葉右四葉凡七葉肝居膈下其系上着於脊之第九椎故其腧在焉其募在乳下期門屬足厥陰經是經常多血少氣一曰肝有二布葉一小葉如木甲折之象各有支絡血脉於中以宣發陽和之氣故經曰藏眞散於肝肝藏筋膜之氣也在德爲仁在卦象震□音爲角數爲八星應東岳歲星畜爲雞犬穀爲麥

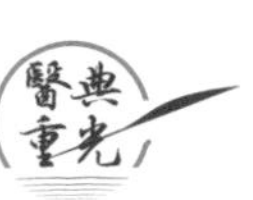

素問曰肝者將軍之官謀慮出焉肝者罷極之本魂之居也其華在爪其充在筋肝藏血血舍魂隨神往來謂之魂肝氣悲哀動中則傷魂魂傷則狂妄其精不守令人陰縮而筋攣兩脇肋骨不舉

○肝主筋久行傷筋恚怒氣逆則傷肝肝惡風風傷肝

金匱篇曰東方青色入通於肝開竅於目藏精於肝其病發驚駭

○目者肝之官左目甲右目乙肝和則能辨五色矣肝主色應春物皆有色五色皆肝變化也自入爲青入心爲赤如中風爲肝邪入心其色則赤

也
入脾爲黄入肺爲白入腎爲黑肝病者目皆青在
氣爲語肝氣虚則恐實則怒

難經曰肝得水而沉木得水而浮肺得水而浮金得水而沉其意何也肝非純木乙與庚合而吸其微陰之氣其意樂金故令肝得水而沉也肺非純金辛與丙合而就火其意樂火故令肺得水而浮也肺熟而復沉肝熟而復浮者何也故辛當歸庚乙當歸甲也

肝者主爲將使之候外欲堅固視目小大

筋脉皆肝所主如青色小理者肝小肝小則藏安無脇

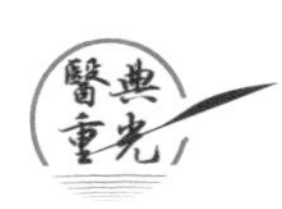

下之病麤理者肝大肝大則逼胃迫咽迫咽則苦膈中且脇下痛廣胸反骹者肝高肝高則上支賁切脇悗為息賁合脇兔骹者肝下肝下則逼胃脇下空脇下空則易受邪胸脇好者肝堅肝堅則藏安難傷脇骨弱者肝脆肝脆則善病消癉易傷膺腹好相得者肝端正肝端正則和利難傷脇骨偏舉者肝偏傾肝偏傾則脇痛也

淫邪發夢篇曰 肝氣盛則夢怒厥氣客於肝則夢山林樹木

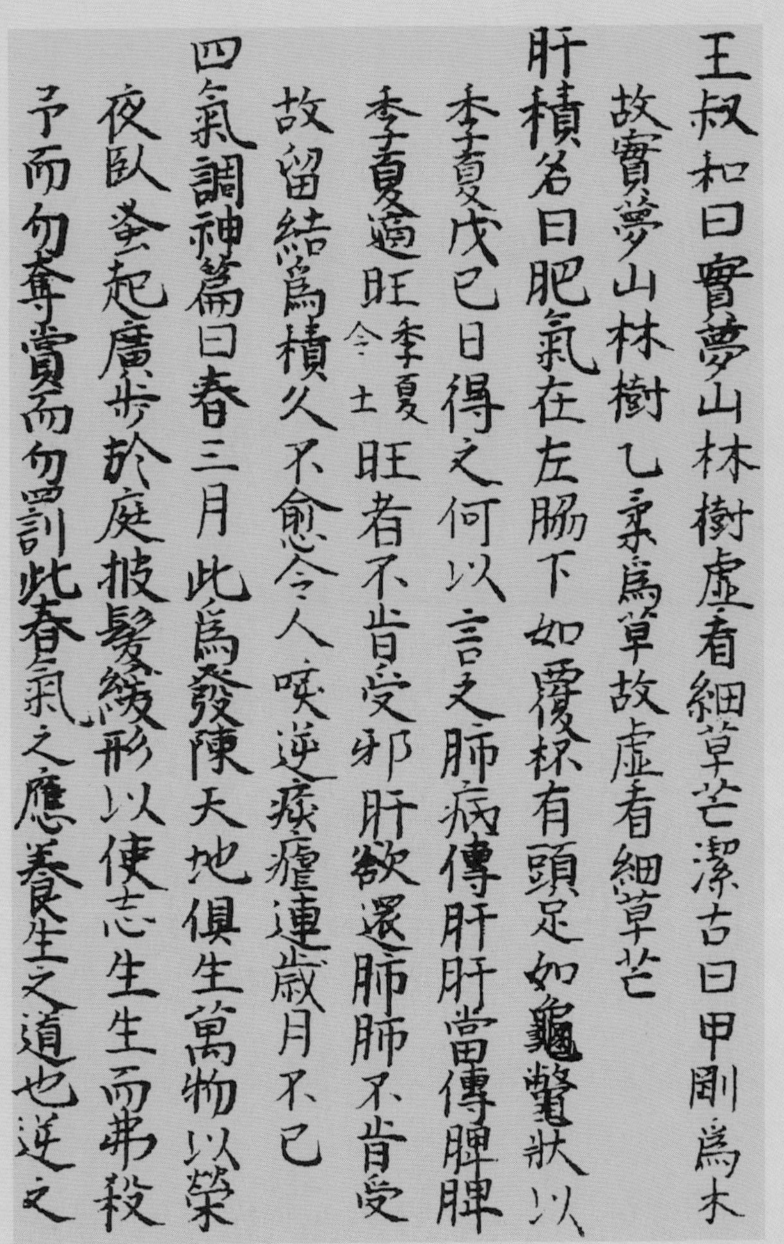

王叔和曰實夢山林樹虛者細草芒潔古曰甲剛爲木
故實夢山林樹乙柔爲草故虛者細草芒
肝積名曰肥氣在左脇下如覆杯有頭足如龜鱉狀以
季夏戊己日得之何以言之肺病傳肝肝當傳脾脾
季夏適旺季夏令土旺者不肯受邪肝欲還肺肺不肯受
故留結爲積久不愈令人咳逆痎瘧連歲月不已
四氣調神篇曰春三月此爲發陳天地俱生萬物以榮
夜臥蚤起廣步於庭披髮緩形以使志生生而弗殺
予而勿奪賞而勿罰此春氣之應養生之道也逆之

則傷肝夏爲寒變奉長者少春令陽氣發生敷陳姿容天地俱生萬物榮茂人臥宜夜其起宜早散髮步庭靜志緩形欲同春陽升發也而勿殺勿奪勿罰者以應夫春氣而盡養生之道也逆則失養生之令而傷肝木肝木受傷則不能生心火是夏火無以受氣水來侮火至夏生寒變之病豈不少氣以迎心藏欲長之氣哉逆春氣則少陽不生肝氣內變少陽者足少陽膽經也肝與膽爲表裏若逆春令失養生之道故少陽不生肝氣內鬱而變不能自免於病矣復有何氣以迎心經欲長之氣而無寒變之病哉

藏氣篇曰肝主春足厥陰少陽主治肝與膽爲表裏故治同其日甲乙肝乙木膽甲木肝苦急肝脈主弦最苦在急急則肝病也急食甘以緩之甘味性緩如甘草之類肝色青宜食粳米牛肉棗葵皆甘肝性

苦急故食甘物取其寬緩也

病在肝愈於夏夏令火旺金不尅木故愈夏不愈甚於秋秋金尅木故甚秋不死持於冬毋水氣盛肝木有資起於春肝氣之病至春自得其位而復起也禁當風風氣通於肝木故禁而勿犯

○肝病者愈在丙丁丙丁日火旺刑金故當愈丙丁不愈加於庚辛庚辛日金旺肝木受尅庚辛不死持於壬癸木逢水母起於甲乙木病復起於木日也

○肝病者平旦慧平旦時應寅卯時旺木亦旺故慧爽下晡甚申酉時金旺刑木故甚夜半靜亥子時水旺生木故靜

肝欲散急食辛以散之辛性散如細辛之類用辛補之肝性欲散而辛能散此補之所以用辛如川芎之類也酸瀉之肝喜散而酸能收此瀉之所以

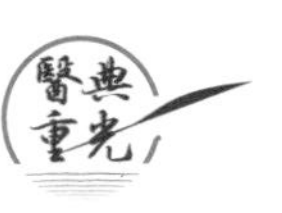

宣明篇曰酸走筋筋病無多食酸多食之令人癃○味用酸如芍藥之類過於酸肝氣以津脾氣乃絶

藏氣篇曰肝病者兩脇下痛引少腹令人善怒足厥陰之脉自足循股上環陰器抵少腹上貫肝膈布脇肋故兩脇痛引小腹也其氣實則善怒本神篇曰肝氣實則怒此皆有餘之證也虛則目䀮䀮無所見耳無所聞善恐如人將捕之足厥陰之脉自脇肋循喉嚨上入頏顙連目系足陽明之脉其支者從耳後入耳中出走目前至目銳皆後故虛則耳目無所見聞恐懼如人將捕之意乃肝藏魂魂不安故病如是取其經厥陰與少陽經穴足厥陰之經穴中封足少陽之陽輔虛補實瀉各合其宜也氣

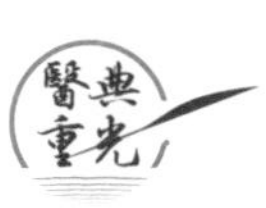

逆則頭痛耳聾不聽頰腫取血者足厥陰之脈目自系上出額與督脈曽於顒故頰痛足少陽之脈支別者從耳中出走耳前又支別者抵於頰加頰車又足厥陰之脈支別者從目系下頰裏故耳聾不聽而頰又腫也此則氣逆於上故見之於頭耳頰者如此亦是有餘之證取其上文兩經中封陽轉穴以出其血也

肝色青青欲如蒼璧之澤不欲如藍青如翠羽者生青如草滋者死

肝受氣於心傳之於脾氣舍於腎至肺而死

諸風掉眩皆屬於肝

肝欬之狀欬則兩脇下痛甚則不可以轉轉則兩胠下

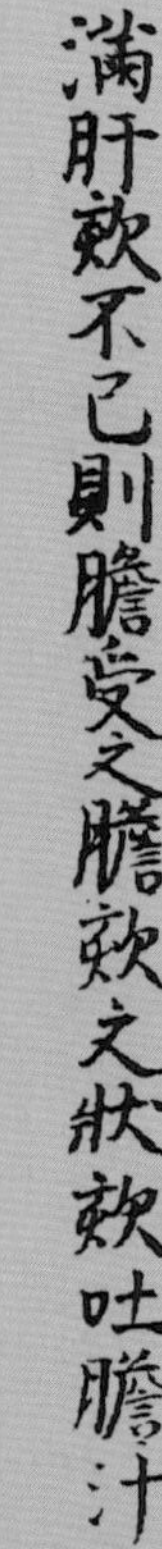
滿肝欬不已則膽受之膽欬之狀欬吐膽汁

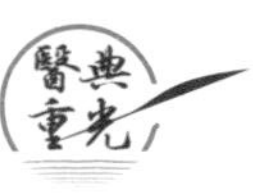

診脉

肝脉弦而長肝合筋脉循筋而行持脉之法下指如十二菽之重重按至筋而脉道如筝絃相似爲弦迢迢端直爲長此肝脉之平也肝脉不見弦而見短濇此肺金刑之也是爲賊邪見緩大此脾土侮之也是爲微邪見洪大此心火乘之也是爲實邪見沉細此腎水掖之也是爲虚邪

○肝司春令萬物之所以始生也其脉氣來軟弱輕虚而滑端直以長故曰弦反此者病其氣來實而强此

謂太過病在外氣來不實而微此謂不及病在中太過則令人善怒忽忽眩冒而巔疾不及則令人胸痛引背下則兩脇胠滿春以胃氣爲本胃而微弦曰平弦多胃少曰病但弦無胃曰死弦而有毛曰秋病毛甚曰今病

○平肝脉來軟弱迢迢如揭長竿末梢病肝脉來盈實而滑如循長竿死肝脉來急益勁如新張弓弦眞肝脉至中外急如循刀刃責責然如按琴瑟絃色青白不澤毛折乃死肝至懸絶十八日死王啓玄曰十八日者金木成數

之餘也平人氣象篇曰肝見庚辛日死馬玄臺曰肝屬木自甲乙日而數之至庚辛日爲一八又至庚辛日爲十共十八日當死假如甲子日至辛巳日爲十八日也

○凡脉弦皆肝也

○肝脉搏堅而長色不青當病墜若搏因血在脇下令人喘逆軟而散色澤者當病溢飲溢飲者渴暴多飲而溢入肌皮腸胃之外也搏堅而長其色不青當病或墜或搏因血積於脇下而令人喘逆不止也軟而散其色澤者當病溢飲益而色浮澤是爲中濕血虛中濕水液不消故病溢飲溢飲者當渴之時暴多飲水而水不內消故易入肌皮腸胃之外也

肝病胸滿脇脹善恚怒叫呼身體有熱而復惡寒四肢

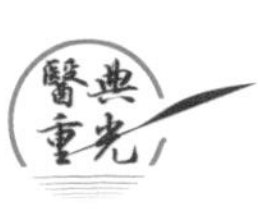

不舉面目白身體滑其脉當弦長而急今反短濇其色當青而反白者是金刑木爲大逆十死不治

難經曰假令得肝脉（病脉也）其外證善潔（肝藏清淨故潔）面青善怒其内證臍左有動氣（其治在左故動在左）按之牢若痛其病四肢滿閉淋溲便難轉筋有是者肝也無是者非也

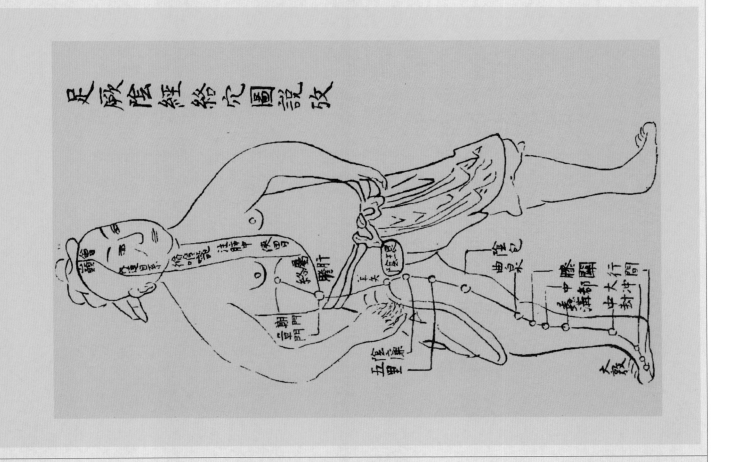

足厥陰經絡穴圖說攷

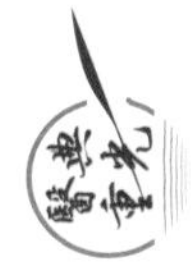

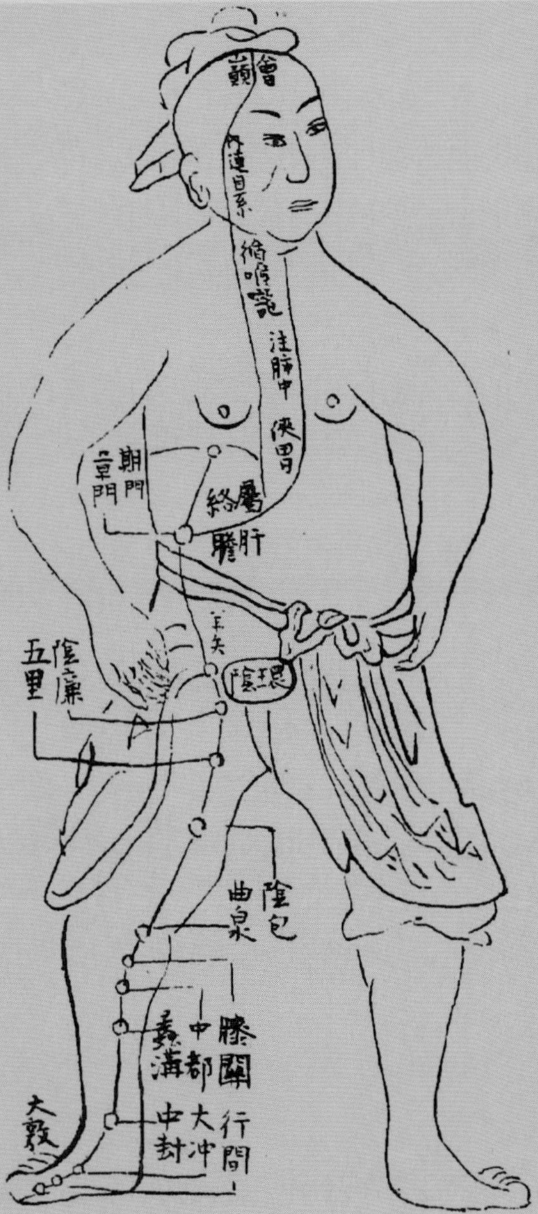

經脈

足厥陰之脈起於大指聚毛之上靈樞經甲乙經皆云起於大指叢毛之際上要旨論云足大指爪甲後爲三毛三毛後橫紋爲聚毛○此經受膽經之交起於大指聚毛紋上大敦穴在足大指端去爪甲如韭葉及三毛中之分循足跗音附上廉要旨論云岐骨上爲跗○此經自大敦穴循行間穴在足大指次指岐骨間動脈應手循足跗上廉至太衡穴在足大指本節後二寸一云寸半動脈陷中分也去內踝一寸骨度統論云新骨下爲立骨左右各有內外踝骨循中封穴在足內踝前一寸陷中仰足取之陷中是取法內踝骨尖上橫過一寸半一云仰而取伸足乃得上踝八寸交出太陰之後上膕內廉要旨論云腓腸之上膝後曲處爲膕○此經自中封穴上踝循三陰交在內踝上三寸骨下陷中足太陰少陰厥陰之交會循蠡溝

穴在內踝上五寸別走少陽中都穴在內踝上七寸
䯒骨中與少陰相直自此交出太陰之後上膝關穴
在犢鼻下二寸陷中循曲泉穴在膝內輔骨下大筋
上小筋下陷中屈膝得之在膝屈橫紋頭之分也膕
音國**循股入陰毛中環陰器抵小腹**靈樞甲乙皆云循陰股入毛中針經
云過陰器習醫直格云臍上爲腹臍下爲小腹○此
經自曲泉穴上行循陰包穴在膝上四寸股內廉兩
筋間五里穴在氣衝下三寸陰股中動脉陰廉穴在
羊矢下去氣衝二寸動脉中循衝門穴上去大橫五
寸橫骨兩端約紋中動脉去大橫臍旁三寸五分府
舍穴在衝門上大橫下四寸三分循陰毛中環繞陰
器抵小腹上循曲骨穴在橫骨之上毛際陷中動脉
應手任脉足厥陰之會中極穴在關元下一寸足三
陰任脉之會關元穴在臍下三寸足□陰任脉之會分也**挾胃屬肝絡膽**胃膽見本經○
此經自關元穴循章門穴在大橫外直臍季脇端側
臥屈上足伸下足舉臂取之至期門穴直兩乳第二

肋端肝之募也日月穴在期門下五分膽之募也所以會於肝募期門而繞於膽募日月穴也上貫膈布脇肋膈見肺經髑骬之左爲脇骨者上下共十二脇骨之下爲季脇骨共二髑骬之右爲肋骨者上下共十二肋骨之下爲季脇骨者共二要旨論云脇骨爲肋○此經自期門之分上行貫穿胸膈循食竇穴在雲門下七寸四分在任脈兩旁各六寸之外淵液穴在腋下三寸陰包穴在淵液下三寸之裏布於脇肋也循喉嚨之後上入頏苦浪切顙靈樞經云上頏顙喉嚨見本經頏咽顙也頏顙者分氣之泄也連目系要旨論云目內連深處爲目系上出額與督脈會於巔巔山頂也腦上爲巔髮際前爲額骨度統論云巔中爲都顖骨者一益巔是頂也要旨論云顖前爲髮際髮際前爲額顱○此經自陰包穴之裏上行循雲門穴在巨骨下挾氣戶旁各二寸動脈應手淵液之間上行循人迎穴五頭大筋動脈應手挾結喉旁一寸五分之外上行循喉嚨之

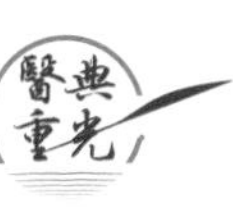

後上入頄顴循大迎穴在曲頷前一寸六分骨陷中動脉地倉穴在口吻旁四分四白穴在目下一寸陽白穴在眉上一寸直目瞳子之外連目系上出頞循臨泣穴在目上直入髮際之裏與督脉相會於頭頂之巔如山巔之最上也百會穴在項中央取法用線從耳孔中牽過項上復用一線從頭窩中直孳過至鼻尖其上中十字是穴一法取兩耳尖量記當中是**其支者從目系下頰裏環唇內**此經自百會穴支而下行任脉之外本經之裏從目系下頰裏環周於日唇之內也**其支者復從肝別貫膈上注肺**甲乙經云上注肺中○此經已環唇內而又復從期門穴支而別行貫穿膈上循於食竇穴之外本經之裏注於肺中下行於中焦之分任脉中脘之外也自此交入於肺經故手太陰肺經之脉起於中焦也

○**是動則病腰痛不可以俛**卽俯字又勉同**仰丈夫㿗**音頹**疝婦**

人少腹腫甚則嗌乾面塵脫色膽病面塵肝爲之裏主病同也是肝所生病者是皆肝經所生之病然又有後之諸病或出本經或由合經者胸滿嘔逆飧音孫泄一本作洞泄狐疝言狐者疝氣變化隱見往來不可測若狐也遺溺不禁也閉癃不通也爲此諸病盛者瀉之虛則補之熱則疾之寒則留之陷下則灸之不盛不虛以經取之盛者寸口大一倍於人迎虛者寸口反小於人迎也

別絡

足厥陰之別絡名曰蠡溝去內踝五寸別走少陽足少陽膽經也其別者經脛上睪陰丸俗名陰子結於莖莖垂也其病氣逆

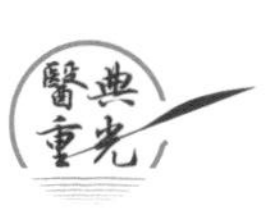

則睾腫卒疝實則挺長（睾為挺長）虛則暴癢取之所別也（皆取此蠡溝別穴以治之也）

經筋

足厥陰之筋起於大指之上（大敦穴也）上結於內踝之前（中封穴也）上循脛上結內輔之下（曲泉穴也）上循陰股（陰包等穴）結於陰器以絡諸筋

其病足大指支內踝之前痛內輔痛陰股痛轉筋陰器不用傷於內則不起（陰器不起）傷於寒則陰縮入傷於熱則縱挺不收（陰器縱挺不收）治在行水清陰氣其病轉筋

者治在燔針刼刺以知爲數（知痛爲刺數）以痛爲輸（痛處爲俞）（穴也）名曰季秋痺也（此病當發九月之時故名曰季秋痛也）

足厥陰氣絶則筋縮引卵與舌卷厥陰者肝脈也肝者筋之合也筋者聚於陰氣而脈終於舌本也故脈弗榮則筋急筋急則引舌與卵故唇青舌卷卵縮則筋先死庚篤辛死金勝木也

厥陰終者中熱嗌乾善溺心煩甚則舌卷卵上縮而終矣（足厥陰之絡循脛上睪結於莖其正經入毛中過陰氣上抵小腹俠胃循喉嚨之後上入頏顙手厥陰之脈起於胸中出屬心包故終則中熱嗌乾善溺心煩也肝主筋聚於陰器而脈終於舌本故舌卷卵

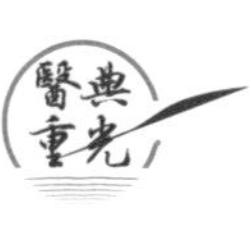

縮而終也

○經穴歌

大敦拇指看毛聚行間縫尖動脉處節後有絡連五會太衝之脉寸半據中封一名懸泉一寸内踝前蠡溝肝別絡也一名交儀踝上五寸注中都一名中郄七寸却相容陰陵復留兩折中膝關犢鼻下二寸曲泉紋頭兩筋逢陰包一名陰胞四寸膝臏上内廉筋間索其當五里氣衝内寸半直下三寸陰股向羊失兩裏三分下陰廉穴在横紋跨羊矢氣衝旁一寸分明有穴

君可問章門（一名長平一名季肋一名肋髎）臍上二寸量橫取八寸看兩旁期門乳旁各一寸（肝之募也）直下二寸兩肋詳

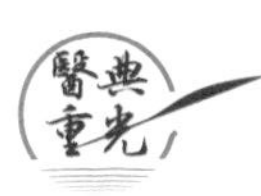

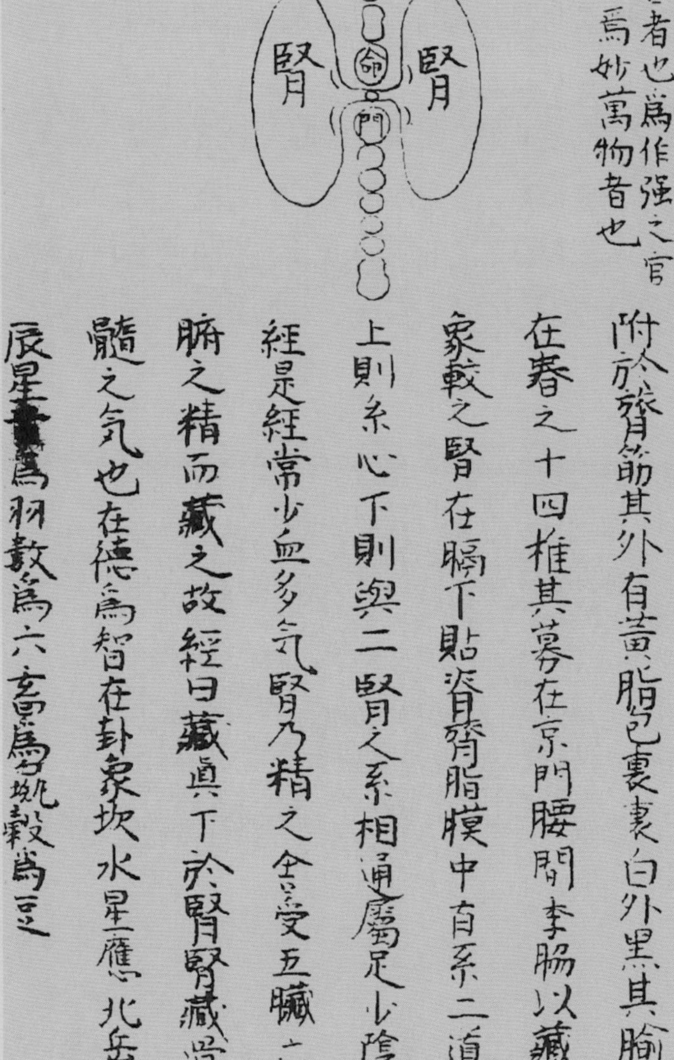

腎者神也神也者妙萬物
而爲言者也爲作强之官
伎巧出焉妙萬物者也

腎有兩枚重一觔二兩形如豇豆相並而曲附於膂筋其外有黄脂包裹裏白外黑其腧在脊之十四椎其募在京門腰間季脇以藏象較之腎在臍下貼脊膂脂膜中有系二道上則系心下則與二腎之系相通屬足少陰經是經常少血多氣腎乃精之舍受五臟六腑之精而藏之故經曰藏眞下於腎腎藏骨髓之氣也在德爲智在卦象坎水星應北岳辰星[illegible]爲羽數爲六畜爲豕穀爲豆

内經曰：腎者，作强之官，伎巧出焉。男爲作强，女爲伎巧，以造化形容，故曰伎巧。腎者，主蟄，封藏之本，精之處也。其華在髮，其充在骨。腎王骨，久立傷骨。腎藏精，精舍智。人始生，先成精，精成而腦髓生。心有所憶謂之志，腎盛怒未止則傷志，志傷則苦忘其前言，腰脊不能俛仰。故腎病者，顴與顏黑。

金匱真言篇曰：北方黑色，入通於腎，開竅於二陰。左腎壬，右腎癸。藏精於腎，故病在谿。

腎氣通於耳，腎和則耳能聞五音矣。甲乙經曰：然則腎

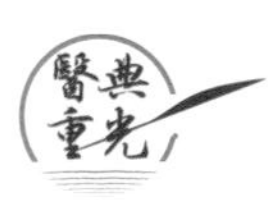

上通於耳下通於陰也在氣爲欠

腎主液應冬水性濡潤五液皆出於腎分灌五臟自入爲唾腎主骨則腎之液從齒中而生

入肝爲泣入心爲汗心如中濕爲腎邪入則汗出不止也入脾爲涎入

肺爲涕腎氣虛則厥實則脹

華元化曰腎者精神之舍性命之根經曰腎合三焦膀

胱

靈樞曰腎者主爲外使之遠聽視其耳好惡以知其性

黑色小理者腎小腎小則藏安難傷麤理者腎大腎

大則善病腰痛不可俛仰易傷以邪高耳者腎高腎

高則苦背膂痛不可俛仰耳後陷者腎下腎下則腰尻痛或爲狐疝耳堅者腎堅腎堅則不病腰背痛耳薄不堅者腎脆腎脆則善病消癉易傷耳好前居牙車者牙車即頰車穴也腎端正腎端正則和利難傷耳偏高者腎偏傾腎偏傾則苦腰尻痛也鬚髮顏面皆腎脈所絡陽精盛注於外則鬚髮榮盛而體光潤

玄珠曰耳薄而黑或白者腎敗也

腎積名曰奔豚發於小腹上至心如豚奔走之狀上下無時以夏丙丁日得之何以言之脾病傳腎腎當傳

心心以夏適旺旺若不受邪腎復欲還脾脾不肯受
故留結爲積久而不已令人喘逆少氣至於骨髓痿
弱

淫邪發夢篇曰腎氣盛則夢腰脊兩解不屬厥氣客於
腎則夢臨淵沒居水中厥者虛也

脉經曰腎氣虛則夢舟船溺人得其時夢伏水中若有
畏怖

四氣調神篇曰冬三月此謂閉藏水冰地拆無擾乎陽
蚤臥晚起必待日光使志若伏若匿若有私意若已

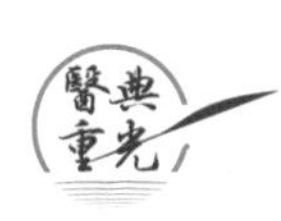

有得去寒就溫無泄皮膚使氣亟奪此冬氣之應奉藏之道也逆之則傷腎春爲痿厥奉生者少冬令陽氣已伏萬物潛藏故氣象謂之閉藏也水寒而冰地凍而折君子居室如蟄周密毋使擾亂以泄陽氣也早臥晚起避陰寒也使其志若伏若匿若私若得者皆無擾乎陽之意也去寒就溫無泄皮膚之汗而使陽氣之數奪以應失乎冬氣而晝養藏之道也亟數也逆之則失養藏之令而傷腎水也腎既受傷則不能生肝木至春生痿厥之病豈不少氣以迎肝藏欲生之氣哉肝主筋筋失其養則不能舉而爲痿弱厥之爲言無陽逆冷也逆冬則少陰不藏腎氣獨沉若逆冬失養藏之道則腎氣獨沉而病膝脛重復有何氣以迎肝經欲生之氣而無痿厥之病哉

或曰臟各有一腎獨有二左爲腎屬水右爲命門屬火

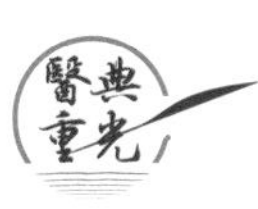

亦猶北方之蟲則有龜有蛇龜陰物也蛇微陽也所謂陽生於子火實藏之

孫東宿曰昔沙隨程可久曰北方玄帝常此配二物故惟坎加習於物爲龜爲蛇（加習者夫坎水上下皆坎易故曰習坎）余曰此何可以証水火並而爲腎之謬也蓋龜蛇乃道家寓意處謂蛇屬心火龜屬腎水能降此二物不使妄動庶坎離得以交姤而身中之丹可成若腎則封藏之本精之處也安可牽扯龜蛇而與之同類並觀哉斷乎其不可也

浩然 按物物具四元行四行一陰陽陰陽一太極五臟均有四行乃指坎中之陽爲火指右腎爲少火者但坎中之陽者即兩腎中間命門真元之氣是也爲五臟六腑之本十二經脈之根謂之元陽元火可也或以兩腎分作水火實謬也且二陰即二腎也腎既皆陰豈能分作一水一火指配哉然難經雖有右腎爲命門之說亦未嘗言其爲火而後人藉此一言竟不詳考即創此將龜蛇亂配以誤後世東宿之論實開發前人之誤也再觀越人男子藏精一句則知右腎

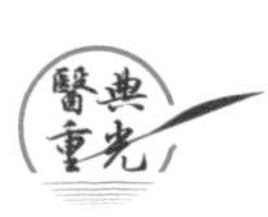

非火顯然也且靈素內兩腎從未有分言者然其分之者自秦越人始也越人難經兩呼命門爲精神之舍是極歸重於腎爲言謂腎間動氣者人之生命故又不可不重也

浩然曰腎者主水受五臟六腑之精而藏之五臟盛乃能瀉由是則知五臟皆有精隨用而灌注於腎腎乃都會關司之所非腎一臟獨有精耳故曰五臟盛乃能瀉也非謂一腎中可盡藏精也蓋腦者髓之海腎系貫脊通腦故曰藏真下於腎腎藏骨髓之氣也又

齒屬腎腎乃骨之餘上齦屬胃下齦屬大腸何少年齒密老年齒疏而齒性原剛胡有收縮而致稀疏者乎父儒畧曰齒形上平寬下稍鋭而人身百體之長有時而止惟齒則自少而壯至老益加長焉日用飲食則齒有消折以長准消設不日長齒之耗折盡矣第其爲長甚微人不自覺至老則長力愈微上潤已消在肉之齦已升齒本之肉漸縮故覺齒疏豈齒性之剛損折而有稀疏乎此理亦不可不明也

藏氣法時篇曰腎主冬足少陰太陽主治（腎與膀胱合故治同）其

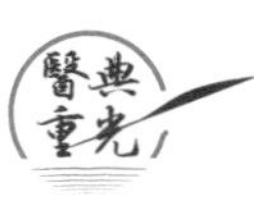

日壬癸腎癸水膀胱壬水腎苦燥最苦有燥急食辛以潤之開腠理致津液通氣也辛性潤如知母黄栢之類庶手腠理自開津液自致而五臟之氣自相通也一日腠理開津液達則肺氣下流腎與肺通故曰通氣

○腎色黒宜食辛黄黍雞肉桃葱皆辛腎苦燥故食辛取其津潤也

○病在腎愈於春木旺而土不能尅水春不愈甚於長夏土旺受刑長夏不死持於秋秋金母盛水得有資起於冬、水病起於水候禁犯焠音翠㶣挨熱食溫炙衣腎性惡燥故禁溫熱

○腎病者愈在甲乙木氣日旺土不刑水甲乙不愈甚於戊己本來尅水戊己不死持於庚辛金能生水起於壬癸水病復於水日也

腎病者夜半慧亥子時陰水也四季甚土旺於四季下晡靜申酉金也

腎欲堅急食苦以堅之惟苦能堅用苦補之腎性欲苦而苦能堅故補如地黄黄栢之類以鹹瀉之腎苦在耎故鹹能瀉如澤瀉之類

宣明篇曰苦走骨骨病無多食苦多食之令人變嘔

味過於鹹大骨氣勞短肌心氣抑

藏氣篇曰腎病者腹大脛腫喘咳足少陰脉起於足而上循腨後從横骨中挾臍循腹裏上行而入肺故有是病身重腎病則骨不用故重汗出寢汗腎主五液在心爲汗腎邪攻肺心氣內微故寢後即有汗也憎風汗出表虚也此皆有餘之病也虚則胸中痛大腹小腹痛虚則腎脉所過部分俱病清厥足太陽之脉從項至足今腎虚

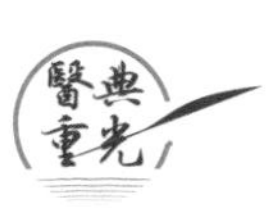

則太陽之氣不能盛行於足故足清冷意不樂腎神爲志腎虛則意不樂也取其經少陰太陽血者足少陰經復溜穴也足太陽經崑崙穴也鍼三分先去其血脉而後謂之法也

腎色黑黑欲如重漆色不欲如地蒼黑如烏羽者生黑如炲者死炲煤也

腎受氣於肝傳之於心氣舍於肺至脾而死

諸寒收引皆屬於腎

腎欬之狀欬則腰背相引而痛甚則欬涎腎欬不已則膀胱受之膀胱欬狀欬而遺溺久欬不已則三焦受

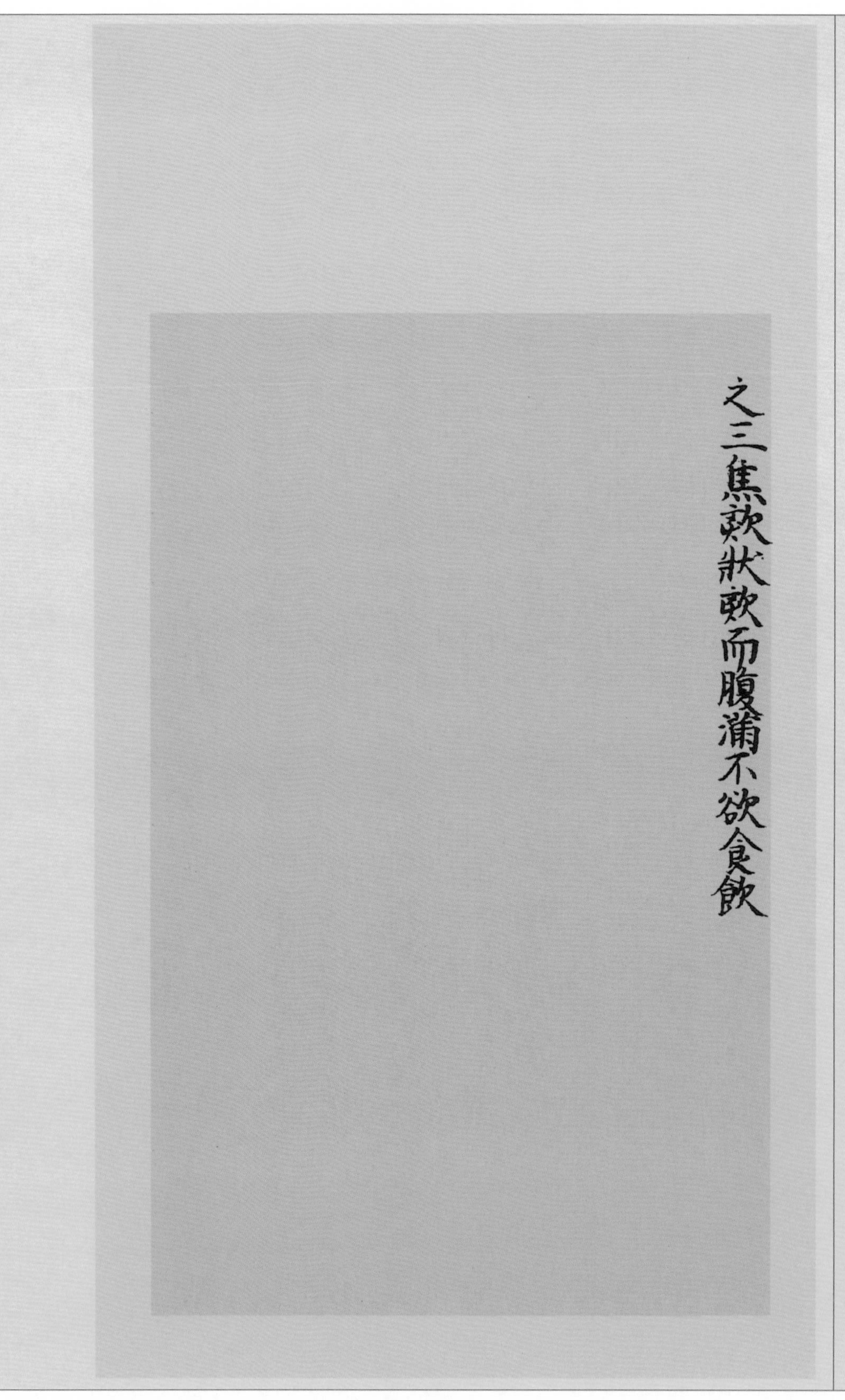

之三焦欬狀欬而腹滿不欲食飲

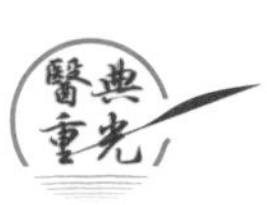

診脉

腎脉沉軟而滑腎合骨脉循骨而行持脉之法下指極重按至骨上而得曰沉無力爲軟流利爲滑此腎脉之平也亦曰石腎脉不見石而見緩大以長此脾土刑之也是爲賊邪見洪大此心火侮之也是爲微邪見弦長此肝木乘之也是爲實邪見短濇此肺金救之也是爲虚邪

○腎司冬冬令萬物之所以合藏也其脉氣來沉以搏故曰營反此者病其氣來如彈石者此謂太過病在外

其去如數者此爲不及病在中太過則令人解㑊脊脉痛少氣不欲言不及則令人心懸如病飢䏚中清䏚中腰也脊中痛少腹滿小便變冬以胃氣爲本胃而微石曰平石多胃少曰病但石無胃曰死石而有鉤曰夏病鉤甚曰今病

○平腎脉來喘喘累累如鉤按之而堅病腎脉來如引葛按之益堅死腎脉來發如奪索辟辟如彈石真腎脉來摶而絶如彈石辟辟然色黄黑不澤毛折乃死腎至懸絶七日死王啓玄曰七日者水土生數之餘也平人氣象篇曰腎見戊己死焉

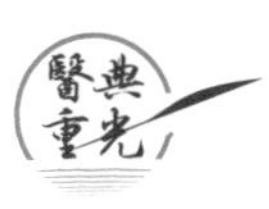

玄臺曰腎屬水自壬癸日而數之至戊己日爲七日當死

○凡脉沉滑皆營皆石皆腎也

○腎脉搏堅而長其色黃而赤者當病折腰軟而散當病少血至令不復也搏堅而長色黃且赤是心脾干腎腎受客邪故病腰折軟而散者腎水衰弱不能化液故病少血不能遽復也

腎病手足逆冷面赤目黃小便不禁骨節煩疼少腹結痛氣衝於心其脉當沉細而滑今反浮大其色當黑而反黃是水尅土爲大逆十死不治

難經曰假令得腎脉病脉其外證面黑善恐欠其內證臍

下有動氣按之牢若痛其病逆氣小腹急痛泄如下重腰下沉也足脛寒而逆有是者腎也無是者非也

足少陰經脉絡穴圖説攷

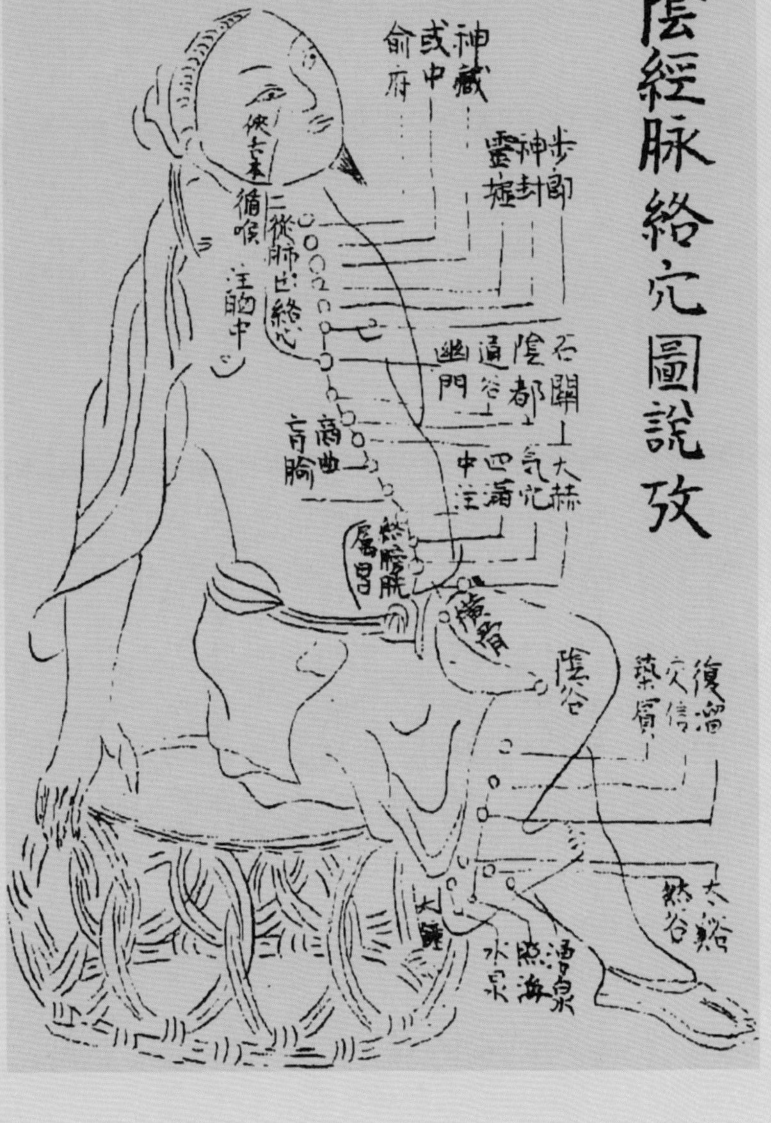
神藏
彧中
俞府
步郎
神封
靈墟
石關
陰都
通谷
幽門
大赫
氣穴
四滿
中注
商曲
肓腧
侠舌本
循喉
從肺出絡心
注胸中
絡膀胱
屬腎
横骨
陰谷
復溜
交信
築賓
太谿
然谷
湧泉
照海
水泉
大鍾

經脈

足少陰之脉起於小指之下斜趣音娶足心出於然谷之下循內踝音蛙之後別入跟音根中以上腨內趣向也跟足踵也足心者湧泉穴在足心陷中屈足捲指宛宛中又云取足心者使之跪要旨論云足掌後爲跟足跟上爲臑○此經受足太陽膀胱之交起於足小指之下斜趨足心自湧泉穴出內踝前然谷穴在內踝前大骨下陷中下循內踝之後太谿穴在足內踝後跟骨上動脉陷中別入跟中大鍾穴在足跟後衝中照海穴卽陰蹻也在內踝下容爪甲一云在內踝下白內際水泉穴在太谿下一寸乃折自大鍾之外上循內踝行厥陰太陰之後至復溜穴在內踝上二寸動脉陷中交信穴在內踝上二寸後廉前筋骨前過脾經之三陰交穴在內踝上三寸骨下陷中上腨內循築賓穴在內踝上腨分中是也出膕音國內廉

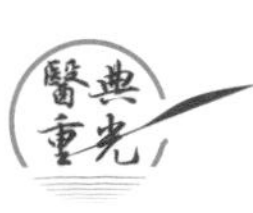

上股内後廉貫脊屬腎絡膀胱要旨論云膝後曲處爲膕詳內爲股腎系
見前與心經脊見膀胱經○此經自築臏穴出膕內
廉循陰谷穴在足膝內輔骨後大筋下小筋上按之
應手屈膝乃得之上股內後廉貫脊循長強穴督脈
絡別在脊骶端足少陰少陽所結會循横骨穴在大
赫下一寸千金云名屈骨端在陰上横骨中宛曲如
仰月中央是大赫穴在氣穴下一寸前横骨穴與此
穴相去腹中行兩傍各寸半氣穴在四滿下一寸兩
傍各寸半四滿穴在中注下一寸千金云丹田傍各
一寸半即心下八寸臍下紋是中注穴在肓腧下一
寸兩傍各寸半肓腧穴在高曲下一寸兩傍各寸半
又云臍傍各五分會屬於臍之左右腎藏命門之部
下循關元穴在臍下三寸足三陰任脈之會中極穴
在關元下一寸足三陰任脈**其直者從腎上貫肝膈**膈
之絡繞臍下膀胱之分也
入肺中循喉嚨挾舌本肝喉嚨肝膈各見本經古本爲根即舌本○此經自肓腧

穴直而上行商曲穴在石關下一寸石關穴在陰都下一寸陰都穴在通谷下一寸通谷穴在幽門下一寸又云在上脘兩傍各相去三寸貫穿肝部循幽門穴在巨闕傍各半寸上膈中循步節穴在神封下一寸六分陷中仰而取之入肺中循神封穴在靈墟下一寸六分陷中仰而取之靈墟穴在神藏下一寸六分陷中仰而取之神藏穴在或中下一寸六分陷中仰而取之或中穴在俞府下一寸六分仰取俞府穴在巨骨下璇璣傍二寸仰取下俞府穴上行循喉嚨入迎穴在頸大筋動脈應手挾結喉傍寸半上行挾舌本也

其支者從肺出絡心注胸中肺下為心兩乳間為胸○此經自神藏穴本而積出繞心注膻中穴在兩乳間此緊經自此交入手厥陰故心主之脉起於胸中也

○是動則病動穴病也驗饑不欲食面如漆柴咳唾則有血喝喝於蒕切音謁嘶声又許葛切漢入声喉喝怒聲如喘坐而欲起陰虛不能寧靜

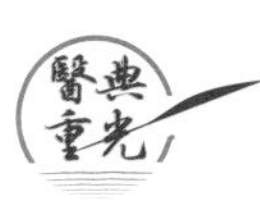

目䀮䀮音荒如無所見水虧肝弱心如懸脉支者從肺出絡心若飢狀氣不足則善恐心惕惕如人將捕之腎志爲恐恐傷腎是爲骨厥是主腎所生病者是皆腎經所生之病然又有後之諸病或出本經或曰合經者口熱舌乾咽腫上氣嗌乾及痛煩心心痛黄疸腸澼音僻下利也脊臀股內後廉痛痿痺弱也厥嗜臥骨痿則嗜臥也足下熱而痛脉起湧泉爲此諸病盛則瀉之虛則補之熱則疾之寒則留之陷下則灸之不盛不虛以經取之灸則强食生肉緩帶被髮大杖重履而步灸則强勉進食必生長其肉又寬緩束帶散披其髮扶大杖著重履以緩步之則不大勞動以養腎虛也盛者寸口

大再倍於人迎虛者寸口反小於人迎也

別絡

足少陰之別名曰大鐘當踝後繞跟別走太陽（足太陽膀胱經也）其別者并經上走於心包下外貫腰脊其病氣逆（凡此別絡病節取此別大鐘絡穴也）則煩悶實（絡脈實也）則閉癃虛則腰痛取之所別也

經筋

足少陰之筋起於小指之下（起於湧泉穴也）並足太陰之筋斜走內踝之下（然谷大絡穴也）結於踵（照海復溜水泉穴也）與太陽之筋

合而上結於內輔之下並太陰之筋而上循陰股結於陰器循脊內挾脊上至項結於枕骨與足太陽之筋合

○其病足下轉筋及所過而結者皆痛及轉筋病在此者（凡此所過之處又）主癇瘈及痓病在外者不能俛病在內者不能仰故陽病者腰反折不能俛陰病者不能仰治在燔針劫刺以知為數（以知病為刺數）以痛為輸（以痛處為俞穴）在內者熨引飲藥此筋折紐紐發數甚者死不治名曰仲秋痺（此病當發八月之時故名曰仲秋痺也）

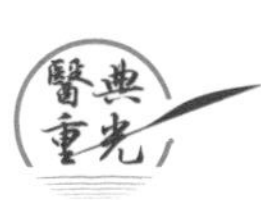

足少陰氣絶則骨枯少陰者冬脉也伏行而濡骨髓者也故骨不濡則肉不能着也骨肉不相親則肉軟却肉軟却故齒長而垢髮無澤髮無澤者骨先死戊篤己死土勝水也

○經穴歌

湧泉一名地衝屈足踡指取腎經起處此際數然谷一名龍淵踝後大骨下踝後跟上太谿府一名呂細大鍾腎別絡也尋水泉鍾下一寸取照海一名陰蹻踝下陰蹻生陰蹻脉起照海穴也踝上二寸復溜名一名昌陽一名伏白溜前

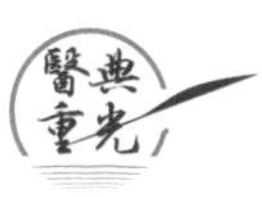

二寸取交信亦曰踝上二寸行築賓六寸腨分處

陰骨膝內輔骨際橫骨一名屈骨端有陷如仰月大赫

一名陰維一名陰關氣穴一名胞門一名子戶四滿一名髓府中注肓腧

夾臍傍六穴一寸各相去商曲石關上陰都一名石宮

一名都門通谷幽門一寸居幽門寸半夾巨闕步郎神

封及靈墟神藏域中入腧府各一寸六不差殊欲

知腧府一名輸府君若問璇璣之傍各二寸

醫學原始　卷之四　終

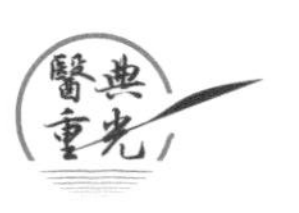

卷之五

雲間浩然子惠源王宏翰著

男　聖來王兆文　聖發王兆武　較

石川文庫

咽嗌通六腑論

咽應地氣爲胃之系也以胃屬土坤爲地坤土也地食以五味五味入口以通於六腑而藏於腸胃故地氣通於嗌嗌咽也咽系柔空連接胃脘爲水穀之道凡咽門承受水穀自脘而入於胃中乃糧運之關津

也咽嚥也言可咽物也又謂之嗌者言阨要之處也

咽納水穀通於六腑爲手足三陽也

咽重十二兩廣二寸半至胃長一尺六寸謂咽門至胃上脘長一尺六寸也

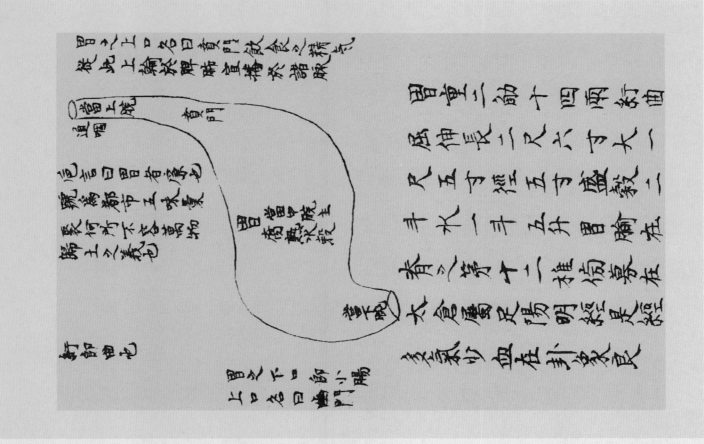

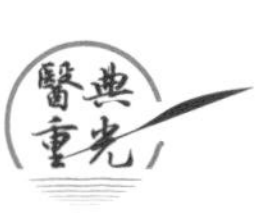

胃之上口名曰賁門飲食之精氣從此上輸於脾肺宜播於諸脈

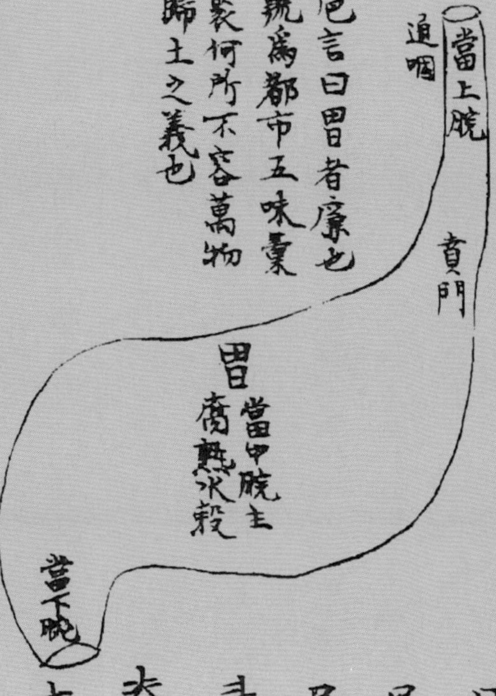

當上脘

賁門

通咽

卮言曰胃者廩也號爲都市五味彙聚何所不容萬物歸土之義也

紆即曲也

胃

當中脘主腐熟水穀

當下脘

胃之下口即小腸上口名曰幽門

胃重二觔十四兩紆曲屈伸長二尺六寸大一尺五寸徑五寸盛穀二斗水一斗五升胃腧在脊之第十二椎傍募在太倉屬足陽明經是經多氣少血在卦象艮

素問曰胃者倉廩之官爲水穀之海其腧上在氣街下至三里水穀之海有餘則腹脹滿不足則飢不受穀食四藏皆稟氣於胃故食氣入胃散精於肝淫氣於筋食氣入胃濁氣歸心淫精於脉脉氣流經經氣歸肺肺朝百脉輸精於皮毛毛脉合精氣行於腑腑精神明留於四臟氣歸權衡權衡以平氣口成寸以决死生飲入於胃遊溢精氣上輸於脾脾氣散精上歸於肺通調水道下輸膀胱水精四布五經並行合於四時五臟陰陽揆度以爲常也此水穀氣味奉生之

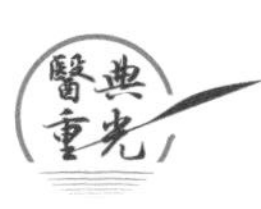

理也故胃者五臟六腑之海也水穀皆入於胃五臟六腑皆稟氣於胃五味各走其所喜穀味酸先走肝穀味苦先走心穀味甘先走脾穀味辛先走肺穀味鹹先走腎穀氣津液已行營衛大通乃化糟粕以次傳下

一曰廣骸大頸張胸五穀乃容

靈樞曰脾合胃脾應肉胃者肉其應肉䐃（音閫）堅大者胃厚肉䐃麽者胃薄肉䐃小而麽者胃不堅肉䐃不稱身者胃下胃下者下管約不利也肉䐃不堅者胃緩

肉䐃無小裹累者胃急肉䐃多少裹累者胃結胃結者上管約不利也䐃肉之標即肚皮也

人之所受氣者穀也穀之所注者胃也胃者水穀氣血之海也海之所行雲氣者天下也胃之所出氣血者經隧也經隧者五臟六腑之大絡也

淫邪發夢篇曰厥氣客於胃則夢飲食

王宇泰曰蓋人受水穀之氣以生所謂清氣營氣運氣衛氣春升之氣皆胃氣之別名也然而諸氣豈盡是胃氣者哉乃因胃氣以資其生故也

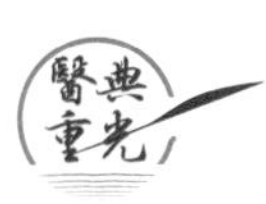

胃病者腹脹胃管當心而痛上支兩脇膈咽不通飲食不下取三里

○飲食不下膈塞不通邪在胃管在上管則抑而刺之在下管則散而去之

胃中有癖者食冷物痛不能食食熱則能食

難經曰胃泄者飲食不化色黃邪客於胃胃之下口不因飲食入内不待脾臟消磨經傳大腸而出所泄之色即胃之色故色黃也

又曰胃者脾之腑胃謂黃腸土主黃故色黃

脉經曰動作頭痛重熱氣朝者屬胃

診脈

胃脈脈緩而和匀　脈行肌肉之間按指畧重乃得平胃脈來不浮不沉不疾不徐不微不弱如初春楊柳舞風之象如微風輕颭柳梢脈來神氣從容形體難以言喻而五臟脈中俱有胃脈脈來胃少曰病若無胃脈則死胃屬土旺乎四季故四時皆以胃氣為本也

○胃脈摶堅而長其色赤當病折髀軟而散當病食痺

右關脈摶堅而長者是胃氣虛極母氣來之其色乃赤足陽明之脈從氣街下髀故病則髀乃折也食痺者食則痛悶為痺而氣不散耳若一散之而病自已矣

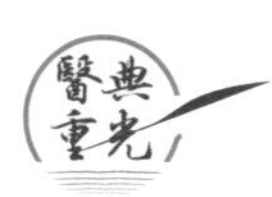

○胃脈實則脹虛則泄右手關部也

○脈浮而芤浮則爲陽芤則爲陰浮芤相摶胃氣生熱其陽則絶

趺陽脈浮者胃氣虛也趺陽脈浮大者此胃家微虛煩熱必日再行芤而有胃氣者脈浮之大而軟微按之芤故知芤有胃氣也

趺陽脈數者胃中有熱卽消穀引食

趺陽脈澁者胃中有寒水穀不化

趺陽脈浮遲者故久病

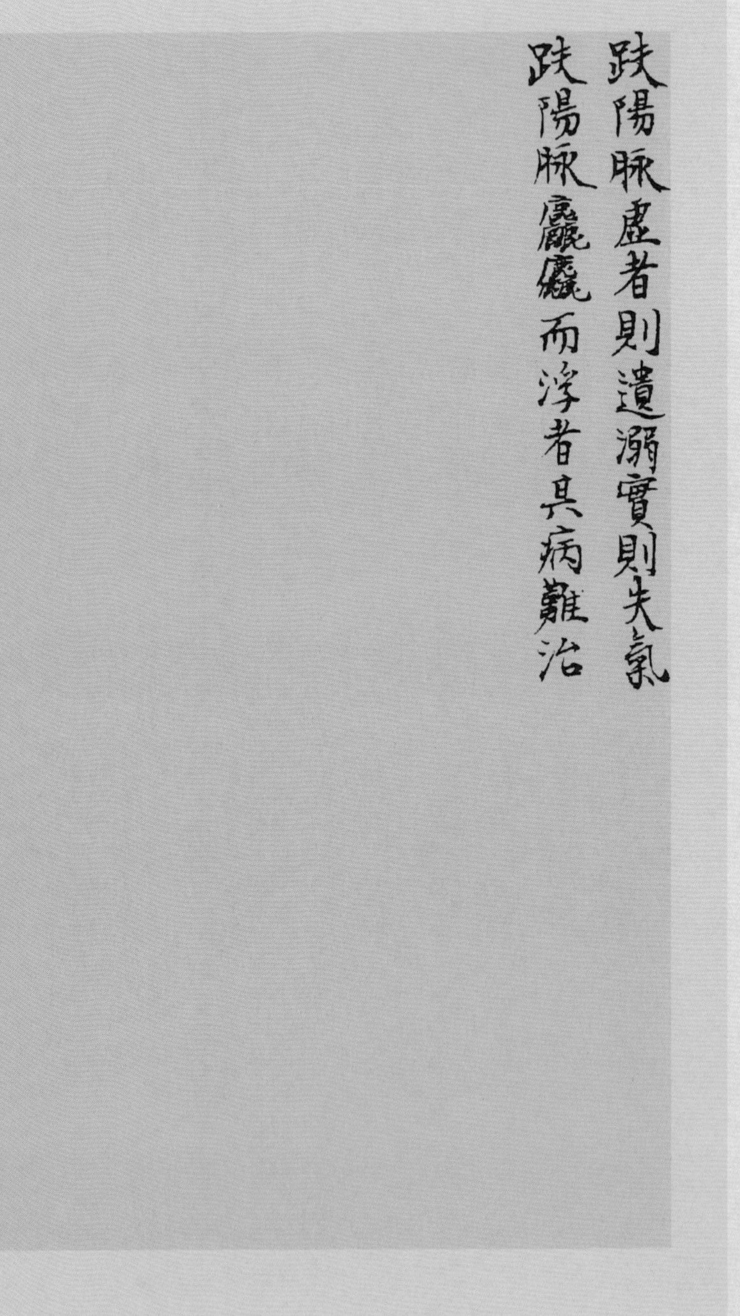

趺陽脈虛者則遺溺實則失氣

趺陽脈麤麤而浮者其病難治

足陽明經脈絡穴圖說攷

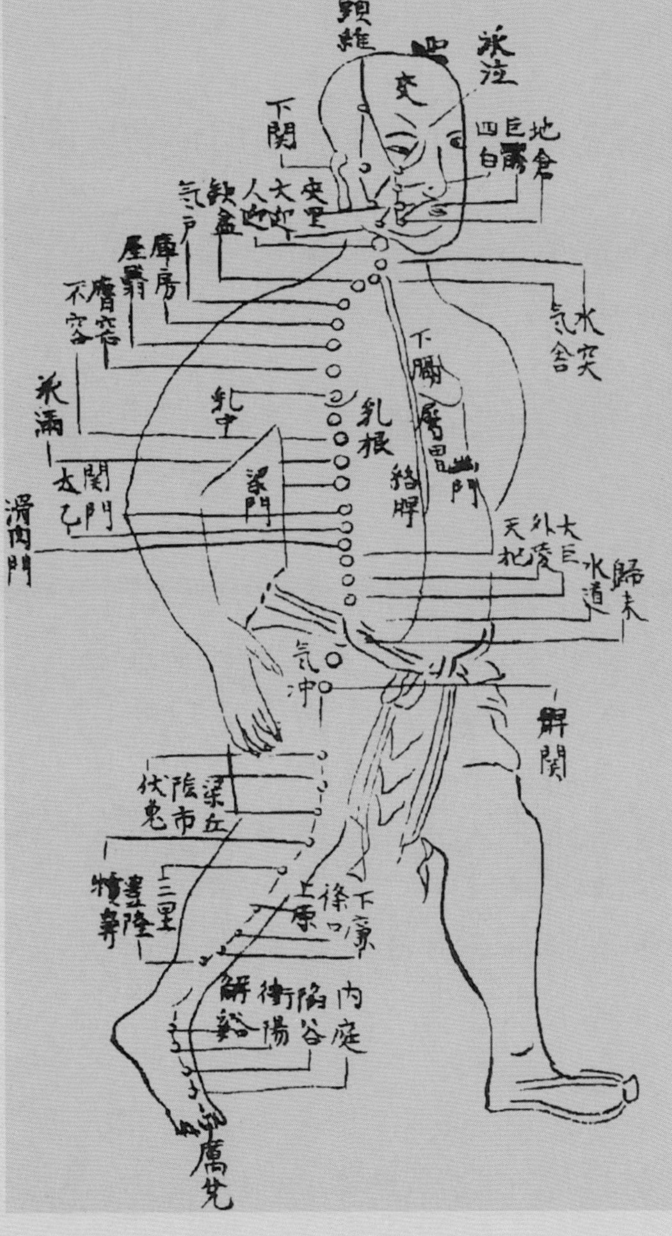
頭維
承泣
下關
四白
巨髎
地倉
頰車
大迎
人迎
缺盆
氣戶
庫房
屋翳
膺窗
不容
水突
氣舍
乳中
乳根
承滿
梁門
關門
太乙
滑肉門
天樞
外陵
大巨
水道
歸來
氣冲
髀關
伏兔
陰市
梁丘
犢鼻
三里
豐隆
上廉
條口
下廉
解谿
衝陽
陷谷
內庭
厲兌

經脈

足陽明之脈起於鼻之交頞惡葛切音遏亦作齃中傍約太陽之脈下循鼻外入上齒中靈樞經甲乙經鍼經皆云起於鼻交頞中傍約太陽之脈下循鼻外頞鼻莖也鼻山根為頞俗呼鼻梁也○此經受手陽明之交起於鼻之兩傍迎香穴上行左右交於頞中循睛明穴在目皆手足太陽少陽陽明五脈之會係足太陽穴下循鼻外一承泣穴在目下七分直目瞳子陷中四白穴在目下一寸直目瞳子巨髎穴在鼻孔傍八分直目瞳子入上齒中也還出挾口環脣下交承漿口兩傍為挾口挾口內為脣○此經從上齒中還出挾口循地倉穴挾口吻傍四分外如近下有脈微微動是也環繞脣下承漿在頤前脣下宛宛中足陽明任脈之會左脈交承漿之右右脈交承漿之左也却循頤後下廉出大迎循頰音莢

車上耳前過客主人循髮際至額顱頤音夷顱音盧顱腦前曰顱傳推頤顱謂之顴髎要旨論云顱下爲頷頷下爲頤耳下曲頰端陷中爲頰車耳前上廉起骨開口有空爲客主人顱前爲髮際髮際前爲額顱○此經自承漿穴卻循頤後下廉出大迎穴在曲頷前一寸三分骨間動脈陷中循頰車穴在耳下曲頰端陷中又云耳下曲頰骨後上耳前過下關穴在客主人下耳前動脈下廉合口有空開口則閉客主人穴在耳前起骨上廉開口有空動脈足陽明少陽之會係足少陽穴循髮際懸釐穴在曲周上顳顬下廉手足少陽陽明之交會係足少陽穴頷厭穴在曲周下顳顬上廉手足少陽陽明之交會係足少陽穴頭維穴在頭角髮際本神傍一寸五分是在神庭傍四寸五分也至額顱循神庭穴在鼻直入髮際五分督脈足太陽陽明三脈之交會督脈之穴也

其支別者

從大迎前下人迎循喉嚨入缺盆靈杞經甲乙經皆云其支者要旨論

曰頷下連古本爲結喉○此經已循經頷顱而又走而別行從大迎前下大迎穴在頸大筋動脈應手挾結喉循一寸五分仰面取之以候五藏氣禁灸循喉嚨水突穴在頸大筋前直人迎下氣舍上氣舍穴在頸直人迎下挾天突谿中入缺盆穴在肩下橫骨陷中下膈屬胃絡脾二景圖曰肺系之後其上卽咽門也咽下胃之上脘卽胃之上口也水穀自此而入胃中水穀腐熟自胃之下口曰幽門傳入小腸上口也腸膜之下有脾胃脾居胃上與胃膜相連也○此經自缺盆循足少陰經腧府穴在巨骨下璇璣傍各開二寸陷中之外下膈會屬於胃上脘穴在蔽骨下二寸足陽明手太陽之會中脘穴在上脘下一寸手太陽少陽足陽明之注任脈之會絡繞於脾脾有大絡其系自膈下正中纖着左脇於胃之上與胃包絡相附其直者從缺盆下乳內廉下左腸下胃之上也挾臍入氣衝中靈樞經甲乙經皆云其直者○此經已屬胃絡脾而又自缺盆直而下行

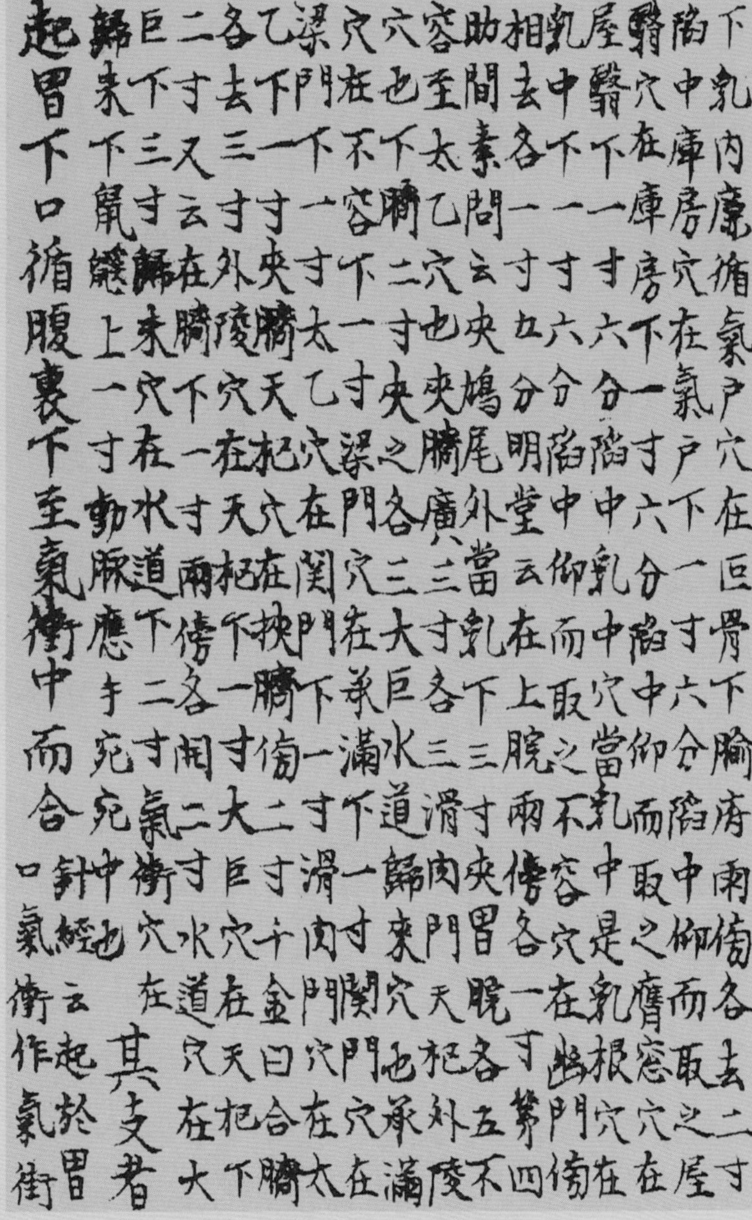

下乳內廉循氣戶穴在巨骨下腧府兩傍各去二寸
陷中庫房穴在氣戶下一寸六分陷中仰而取之屋
翳穴在庫房下一寸六分陷中仰而取之膺窓穴在
屋翳下一寸六分陷中乳中穴當乳中是乳根穴在
乳中下一寸六分陷中仰而取之不容穴在幽門傍
相去各一寸五分明堂云在上脘兩傍各一寸第四
助間素問云夾鳩尾外當乳下三寸夾胃脘各五不
容至太乙穴也夾腧廣三寸各三滑肉門天杞外陵
穴也下腧二寸夾之各三大巨水道歸來穴也承滿
穴在不容下一寸渠門穴在承滿下一寸關門穴在
渠門下一寸太乙穴在關門下一寸滑肉門穴在太
乙下一寸夾腧天杞穴在挾腧傍二寸十金曰合腧
各去三寸外陵穴在天杞下一寸大巨穴在天杞下
二寸又云在腧下一寸兩傍各閒二寸水道穴在大
巨下三寸歸來穴在水道下二寸氣衝穴在其支者
歸來下鼠谿上一寸動脈應手宛宛中也針經云起於胃
起胃下口循腹裏下至氣衝中而合口氣衝作氣街

靈樞曰起於胃口下二景圖云胃下口即小腸上口也在臍上二寸難經曰太倉下口為幽門註曰胃之下口也○此經已屬胃絡脾支而經於氣街而又自下脘穴胃之下口支而別行循腹裏足少陰絡肓腧穴在臍傍五分之外本經之裏復會合於氣街穴也

以下髀（補委切音彼）關抵伏兎下入膝臏（毗忍切）中下循胻（户當切）外廉下足跗（音附）入中指內間

靈樞經云抵伏兎下循脛外廉甲乙經曰胻外廉兎作兎骨脛骨也脛䐗陽前骨也跗足面動處脈要旨論云股外爲髀髀前膝上起肉爲伏兎伏兎後交紋中爲髀関夾膝中爲臏足太指聚毛後爲本節本節後爲岐骨岐骨爲跗總錄骨度統論云捷骨下爲髀樞骨者左右共二髀樞下端爲膝蓋骨者左右共二膝蓋左右各有挾升骨者共二髀樞之下爲䯒骨者左右二䯒骨之外爲外輔骨者左右並二○此經自氣街穴以下髀関穴在膝上伏兎後交紋中抵伏兎穴在膝上六寸起肉正跽坐取之又

云膝蓋上七寸明堂云婦人八部諸病通針三分陰
市穴在膝上三寸伏兔下陷中拜而取之又云膝内
輔骨後大筋下小筋上屈膝得之又云膝上當伏兔
下行二寸臨膝取之梁丘穴在膝上二寸兩筋間下
入膝臏中犢鼻穴在膝臏下䯒骨上骨解明堂作犢
大筋中下循䯒骨外廉三里穴在膝下三寸䯒外廉
兩筋中一云䯒骨外大筋内當擧足取之極重捘之
則足跗上動脈止此穴在犢鼻下三寸方是三里不
可便從膝頭骨下去三寸爲三里穴恐失之太高上
巨墟穴在里下三寸擘足取之條口穴在上巨墟下
一寸擧足取之下巨墟穴在上巨墟下三寸兩筋兩
骨罅陷宛宛中蹲地取之要坐豊隆穴在外踝上八
寸下廉䯒外廉間陷中別走太陰下行至解谿穴在
衝陽後一寸五分腕上陷中正在繫草鞋處下足跗
循衝陽穴在足跗上五寸骨閒去陷谷一寸動脈上
陷谷穴在足大指次指外間本節後陷中去内庭二
寸内庭穴在足大指次指外間陷中厲
兌穴在足大指次指端去爪甲如韭葉

其支者下膝

三寸而別以下入中指外間甲乙經同靈樞經云下入中指外間○此經已入於中指間之內間屬兌穴而又支而別行下膝三寸循於三里穴之外間也其支者別跗上入大指間出其端此經已入中指外間而又自足跗上衝陽之支而別行入於大指間出行間穴在足大指動脈應手陷中之外循大指下至隱白穴在足大指端內側去爪甲如韭葉此經自此交入足太陰脾經故足太陰之脈交於大指之端也

○是動則病洒洒悽悽也振動搖也寒善伸自然能也數欠陽明虛則寒慄鼓頷顏黑面顏暗黑病至則惡人與火聞木音則惕然而驚心欲動陽明主肉其脈血氣盛邪客之則熱熱甚則惡火陽明厥則喘而悗悗則惡人悗熱內鬱故惡人胃者土也聞木音而驚者土惡木也所謂甚則惡人惡火聞木音惕然而驚者陽氣與陰氣

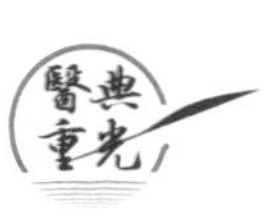

脹

相薄水火相惡故惕然而驚也獨閉戶塞牖而處是陰陽相薄也陽盡而陰盛故欲獨閉戶牖而處也甚則欲上高而歌棄衣而走四支者諸陽之本也陽盛則四支實實則能登高而歌妄言罵詈不避親踈或至不食數日踰垣上屋也熱盛於身故棄衣而妄走也賁響腹脹是爲骭厥骭音幹脛骨也脉自足跗指從骭外廉骭上行也陽明火盛而與水相激故有聲久嘿也其氣厥逆則挫骭而厥也是主血所生病者是乃陽明血分所生之病也然又有從之諸病或出本經或由合經者也狂瘧濕淫汗出鼽鼻流清涕衄鼻出血也口喎音快平聲戾不正也口脣胗頸腫喉痺不知痛癢大腹水腫膝臏腫痛循膺乳氣街股伏兔骭脛骨外廉也足跗上皆痛中指不用言屈伸不能運用也氣盛則身以前皆

熱其有餘於胃則消穀善饑溺色黄氣不足則身以前皆寒慄（戰搖也）胃中寒則脹滿爲此諸病盛則瀉之虛則補之熱則疾之寒則留之（皆用針補瀉之法）陷下則灸之不盛不虛以經取之盛者人迎大三倍於寸口虛者人迎反小於寸口也

經絡

足陽明之别絡名曰豐隆去踝八寸别走太陰（脾經也胃與脾爲表裏也）其别者循脛骨外廉上絡頭項合諸經之氣下絡喉嗌其病氣逆喉痺瘁瘖實則狂瘧虛則足不收

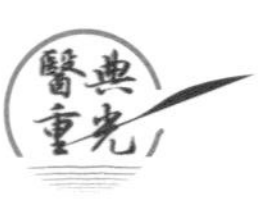

脛枯取之所別也即取豐隆别絡之穴而治之也

胃之大絡名曰虛里貫鬲絡肺出於左乳下其動應衣脉宗氣也盛喘數絶者則病在中結而橫有積矣絶不至曰死乳之下其動應衣宗氣泄也

經筋

足陽明之筋起於中三指厲兑穴也結於跗上衝陽解谿等穴邪斜外上加於輔骨下巨墟條口上巨墟三里上結於膝外廉三里穴也直上結於髀樞上循脇屬脊其直者上循骭結於缺盆其支者結於外輔骨合少陽足少陽膽經也其直者上循伏

兊上結於髀聚於陰器上腹而布至缺盆而復結於上頸上挾口合於頄下（目下之頄）結於鼻上合於太陽足太陽也太陽爲目上綱陽明爲目下綱其支者從頰結於耳前

○其病足中指支脛轉筋脚跳堅（其脚之筋跳而且堅）伏兊（穴也）轉筋髀前腫㿗疝腹筋急（上行）引缺盆及頰車卒口僻（歪也）急者目不合（足陽明爲目下綱筋急則目不合）熱則筋縱目不開頰筋有寒則急引頰移口有熱則筋弛縱緩不勝收故僻治之以馬膏（馬膏熬膏也）其急者以白酒和桂以塗其

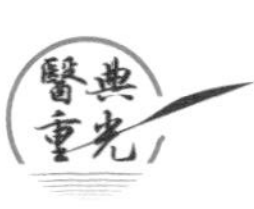

緩者以桑鉤鉤之（用桑木爲鉤而架之）鉤即以生桑灰置之坎中（以桑灰置於坎之中）高下以坐等（不拘高卑而人坐於上以守等之）以膏熨急頰且飲美酒噉美炙肉不飲酒者自強也爲之三拊而已治在燔針劫刺以知爲數（以知痛爲刺數也）以痛爲輸（以痛處爲俞穴也）名曰季春痹也（此證發於三月之時故名之季春痹也）

陽明絡者口目動作善驚妄言色黃其上下經盛不仁則終矣足陽明之脉起鼻交頞入齒還出俠口環脣大迎下人迎循喉嚨入缺盆下鬲其支者起胃循腹中裏至氣街以下髀關入膝臏循䯒外廉下足跗入中指內側手陽明之脉起於手次指循臂至肩下入缺盆絡肺其支者從缺盆上頸貫頰入齒還出俠口故

絡則口目動作胃病聞木音則惕然而驚又罵詈不避親疎故善驚妄言也黄者土色也上謂手脉下謂足脉經盛謂面目頸頷足跗腕脛皆躁盛而動也不仁謂不知痛癢也此皆氣竭之徵故終也

六陽氣絶則陰與陽相離離則腠理發泄絶汗乃出故旦占夕死夕占旦死六陽者膽胃大小腸膀胱三焦也言手足六陽經氣絶則陰經與陽經相離而不相運致腠理開泄絶汗如珠其死在旦夕間也

陽明之厥則顛疾欲走呼腹滿不得卧面赤而熱妄見而妄言

○經穴歌 左右各四十五穴

胃之經兮足陽明頭維本神寸五尋下關耳前動

脈處頰車一名機關耳下八分針承泣目下七分取四
白一寸不可深巨髎一名巨窌孔傍八分定地倉俠吻
四分迎大迎曲含前寸二人迎一名五會結傍大脈真
水突在頸大筋側人迎穴下仔細尋氣舍迎下夾
天突缺盆一名天蓋橫骨陷中親氣戶腧府傍二寸至
乳六寸又四分庫房屋翳膺窗近乳中正對乳中
心次有乳根出乳下各一寸六不相侵穴夾幽門
一寸五是曰不容依法數其下承滿至梁門關門
太乙從頭舉節次挨排滑肉門各遠一寸爲君數

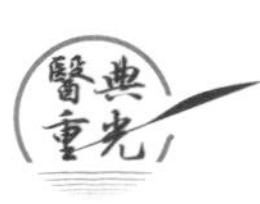

天樞一名長谿一名穀門夾臍三寸取外陵樞下一寸當二
寸太巨五水道歸來七寸以尋將氣衝曲骨傍三
寸來下氣動脈中央髀關兔後六寸分伏兔一名外勾
市上三寸強陰市一名陰鼎膝上三寸許梁丘二寸次
第量犢鼻正在膝臏下膝眼四穴兩傍加膝下三
寸三里求里下三寸上廉一名上巨墟留條口上廉下
一寸下廉一名下巨墟條下一寸條豐隆足陽明別絡也下廉
外一寸上踝八寸分明記解谿衝陽後寸半衝陽
陷後二寸際陷谷內庭後寸半內庭次指外間是

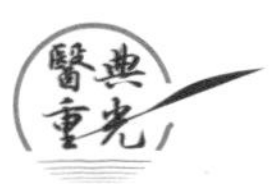

屬兒大指次指端去爪如韭甲所起

小腸上口即胃之下口名曰幽門

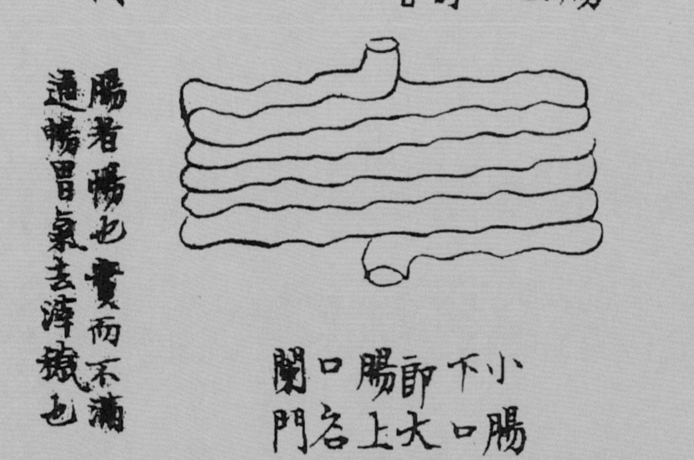

腸者腸也實而不滿通腸胃氣去滓穢也

小腸下口即大腸上口名闌門

小腸重二觔十四兩長三丈二尺廣二寸半徑八分分之少半左廻疊積十六曲盛穀二斗四升水六升三合合之大半腧在脊之第十八椎募在臍下關元故小腸後附於脊前附於臍上小腸上口在臍上二寸名曰幽門水穀由此而入復下一寸外附於臍爲水分穴當小腸下口名曰闌門泌別清濁水液滲入膀胱滓穢傳入大腸

小腸屬手太陽經是經常多血少氣

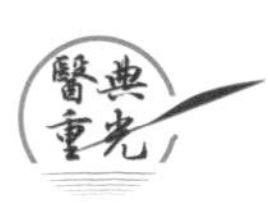

素問曰小腸者受盛之官化物出焉凡胃中腐熟水穀其滓穢自胃之下口傳入於小腸上口自小腸下口泌别而水滲入膀胱上際其滓穢傳入大腸上口從廣腸至魄門出焉又曰唇厚人中長以候小腸

人配天地爲三才以面部言之鼻之下口之上爲中以配人得陰陽交泰其位居中故曰人中虚則唇青下白

靈樞曰心合小腸心應脉小腸者脉其應腸有厚薄大小之分從脉知之皮厚者脉厚脉厚者小腸厚皮薄

者脉薄脉薄者小腸薄皮緩者脉緩脉緩者小腸大
而長皮薄而脉冲小者小腸小而短小短者則所容
差小諸陽經脉皆多紆曲者小腸結（欲知大腸當驗之皮也）
浮邪發夢篇曰厥氣客於小腸則夢聚邑衝衢
陰陽清濁篇曰手太陽獨受陽之濁手太陰獨受陰之
清其清者上走空竅其濁者下行諸經諸陰皆清足
太陰獨受其濁清者其氣滑濁者其氣濇此氣之常
也
小腸病者少腹痛腰脊控睪而痛時窘之後耳前熱若

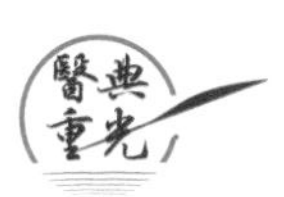

寒甚獨肩上熱及手小指次指之間熱若脈陷者此其候也

王叔和曰小腸有寒其人下重便膿血有熱必痔

小腸脹者少腹䐜脹引腹而痛

難經曰小腸泄者溲而便膿血少腹痛溲小便也便大便也小腸在少腹邪客小腸少腹是以作痛也

又曰小腸者心之腑小腸謂赤腸心主赤故色赤

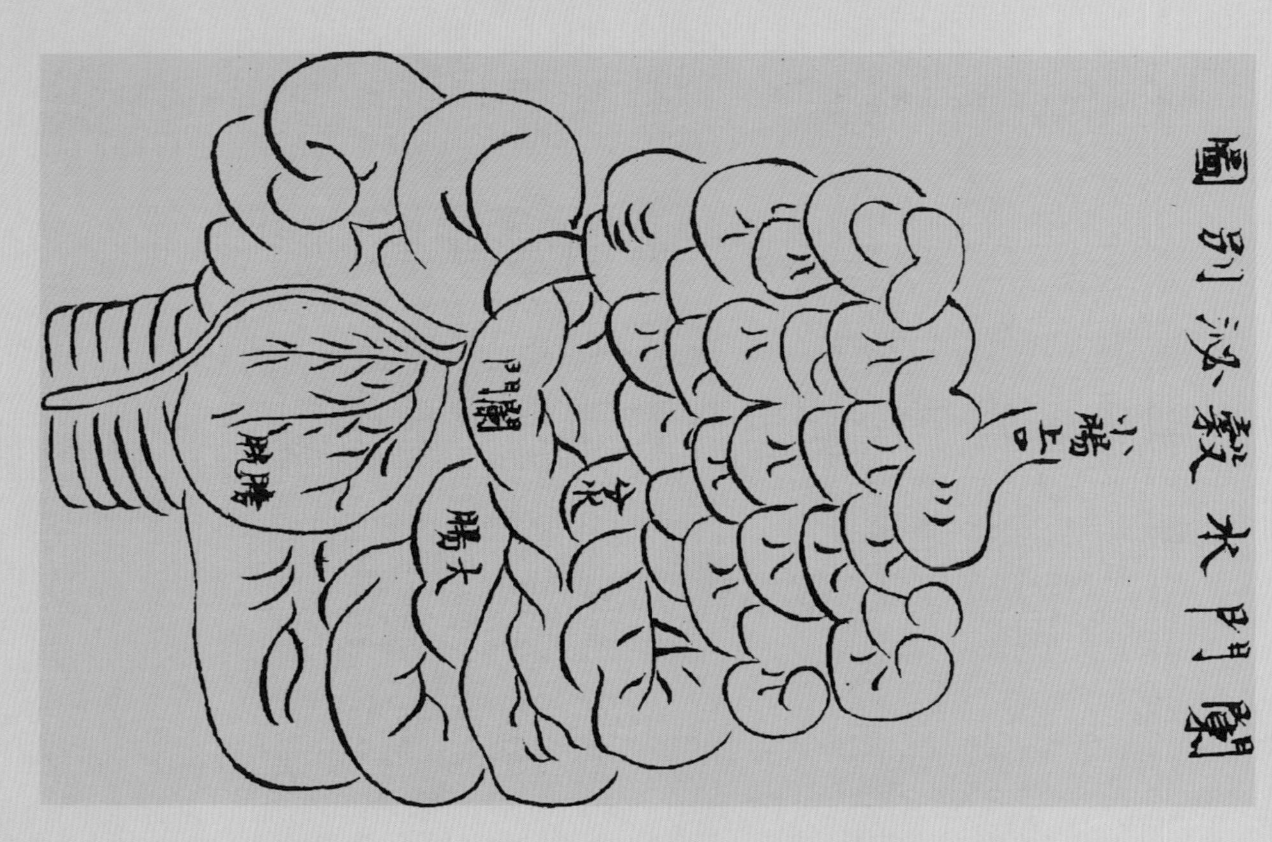
闌門水穀泌別圖
小腸上口
闌門
分水
大腸
膀胱

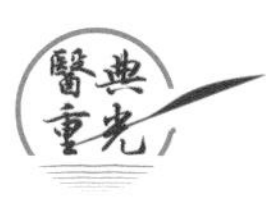

大小腸會爲闌門

扁鵲曰大腸小腸會爲闌闌隔也言闌約水穀從其泌別也其水穀自小腸承受於闌門以分別也其津液滲入膀胱而爲滓穢則傳入大腸而爲便故曰下焦者在膀胱上際主分別清濁也

修明堂式曰大腸小腸會爲闌門在臍上一寸分水穴也

大小腸膀胱系

甲乙經云凡手少陰心之經絡小腸手太陽小腸之經

屬小腸手太陰肺之經下絡大腸手陽明大腸之經
屬大腸足少陰腎之經絡膀胱足太陽膀胱經屬膀
胱其大小腸之系則自膈之下與脊膂連心腎膀胱
相系脂膜筋絡散布包裹然各分紋理羅絡大小腸
與膀胱其細脈之中氣血津液流走之道也

手太陽經脈絡穴圖說攷

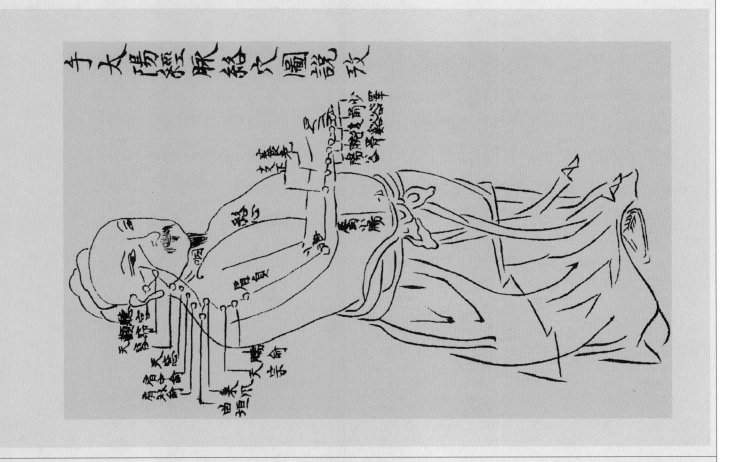

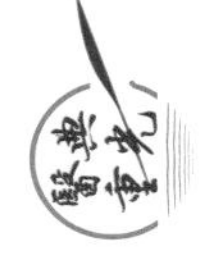

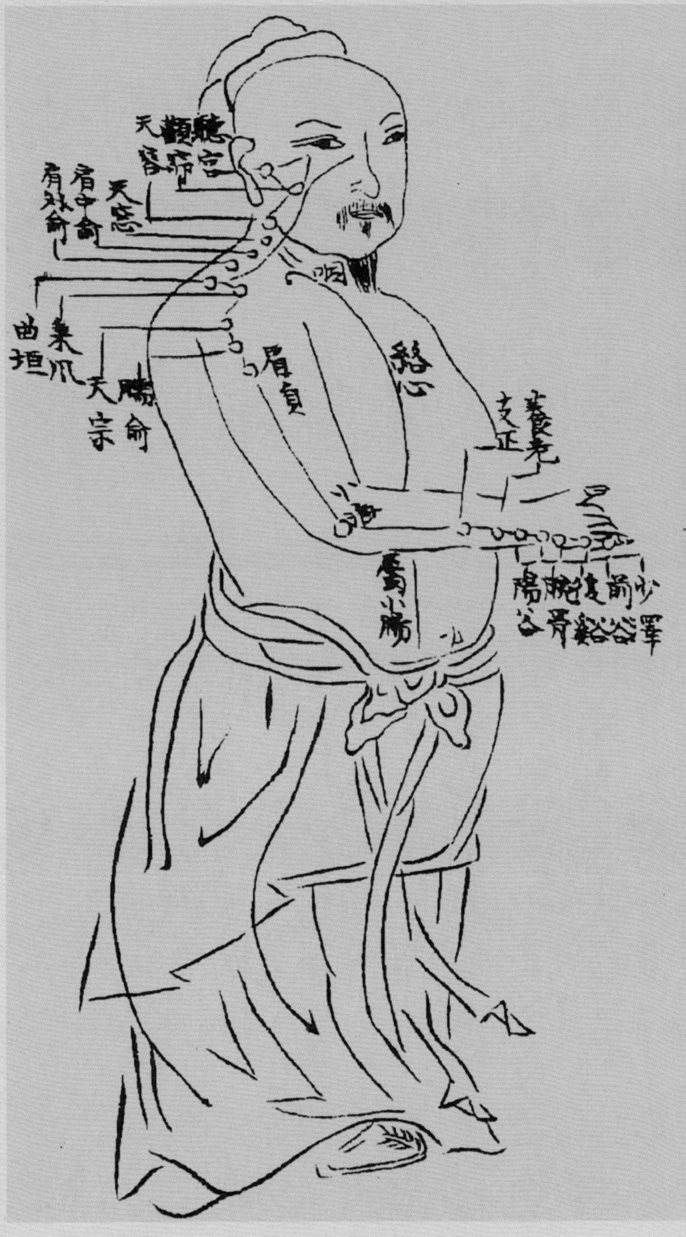

經脈

手太陽之脈起於小指之端循手外側上腕出踝中要旨論云臂骨盡處爲腕腕下踝爲兌骨○此經受手少陰心經之交起於小指之端少澤穴在小指之端去爪甲角一分陷中循手外側前谷穴在手小指外側本節前陷中後谿穴在手小指外側本節後陷中上腕出踝中循腕骨穴在手外側腕前起骨下陷中陽谷穴在手外側腕中兌骨下陷中養老穴在手踝骨上一空在後一寸陷中直上循臂骨下廉出肘內側兩筋之間上循臑外後廉出肩解繞肩胛交肩上靈樞經直循臂骨下廉出附內側兩筋之間上循臑外後廉出肩解甲乙經與靈樞經同惟兩筋之間作兩骨之間要旨論云脊兩傍爲膂膂上兩角爲肩解肩解下成片者爲肩胛一名膊○此經自養老穴直上循臂骨下廉支正穴在

腕後五寸別走少陰出肘內側兩骨之間循小海穴在肘內大骨外去肘端五分陷中上循臑外後廉自小海穴循臑部手陽明手少陽之外上肩循肩膊部肩貞穴在肩曲胛下兩骨解間肩髃後陷中臑腧穴在挾肩髎後大骨下胛上廉陷中天宗穴在秉風後大骨下陷中秉風穴在天髎外肩上小髃後舉臂取之有空曲垣穴在肩中央曲胛陷中按之應手痛肩外腧穴在肩胛上廉去脊三寸陷中肩中腧穴在肩胛內廉去脊二寸陷中自肩中腧上行至背部中行循大椎穴在第一椎上陷中係手三陽督脈之會也**入缺盆向腋絡心**甲乙經同上靈樞經入缺盆絡心○此經自大椎下入缺盆循肩腋向下行絡繞於心膻中穴直兩乳間陷中也**循咽下膈抵胃屬小腸**咽腸胃小腸各註本經○言自絡心循胃系咽嗌下抵膈至胃循上脘穴在臍上五寸任脈足陽明手太陽之會中脘穴在臍上四寸太陽少陽足陽明所生任脈之會下行任脈之外會於臍上二寸小腸之分也**其**

支別者從缺盆循頸上頰至目銳眥却入耳中靈樞經其支者要旨論云項兩傍爲頸目下爲䪼自外骨爲銳眥○此經已會於小腸而又支而別行從缺盆循頸部天窓穴在頸大筋前曲頰下扶突後動脈應手陷中天容穴在耳下曲頰後上頰循面部第四行顴髎穴在面頰骨下廉兑骨端陷中至目銳眥循瞳子髎穴在目外眥五分手陽明太陽手足少陽之會却入耳中循聽會穴在耳中珠子大如赤小豆其支者別頰上䪼音拙抵鼻至目內眥靈樞經甲乙經皆云抵鼻至目內眥斜絡於顴○此經巳入耳中又支別行循頰上䪼抵鼻至目內眥睛明穴在目內眥手足三陽脈之會此手太陽經自此交入足太陽故足太陽之脈起於目內眥也

○是動則病動穴病也臉嗌痛頷音含上聲頤下爲頷腫不可以顧言不

能轉動肩似拔臑似折是主液所主病者是心液不足所生之病也然又有後之諸病或出本經或由合經也耳聾目黃頰腫頸頷肩臑肘臂外後廉痛為此諸病盛則瀉之虛則補之熱則疾之寒則留之陷下則灸之不盛不虛以經取之盛者人迎大再倍於寸口虛者人迎反小於寸口也

經絡

手太陽之別絡名曰支正上腕五寸內注少陰小腸與心為表裏也其別者上走肘絡肩髃別走手陽明肩髃穴也實則節弛肘廢虛則生肬小者如指痂疥取之所別也凡此病者即取此別

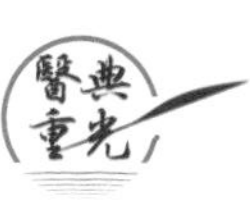

腕之誤

穴也

經筋

手太陽之筋起於小指之上少澤穴也結於腕手外側之腕骨陽谷養老穴手上循臂內廉結於肘內銳骨之後小海穴也彈之應小指之上入結於腋下其支者後走腋後廉上繞肩胛曲垣肩貞臑腧天宗秉風曲垣肩外俞以入肩中俞循頸出走手太陽之前結於耳後完骨其支者入耳中直者出耳上下結於頷上屬目外眥

○其病小指支肘內銳骨後廉痛循臂陰入腋下腋下

痛腕後廉痛繞肩胛引頸而痛應耳中鳴痛引頷目瞑良久乃得視頸筋急則爲筋瘻頸腫寒熱在頸者治在燔針刼刺之以知爲數以知病爲刺數也以痛爲輸痛處爲命穴也其爲腫者復而銳之本支者上曲牙循耳前屬目外眥上頷結於角結於耳角也其痛當所過者支轉筋治在燔針刼刺以知爲數以痛爲輸名曰仲夏痺此病當發於五月之時故名曰仲夏痺也

太陽之脉其終也戴眼反折瘈瘲其色白絕汗乃出出則死矣足大陽之脉起於目內眥上額交巔入絡腦循肩挾脊抵腰中其支別者下循足至小指

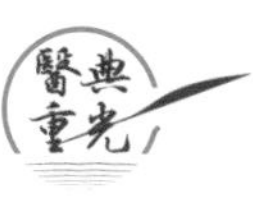

外側手太陽之脉起於手小指循臂上肩入缺盆其支者從缺盆循頸上頰至目外眥故病如是其色白者足太陽之水主黑手太陽之火主赤其二色不見乃太陽氣敗而已主白也絶汗乃出謂汗暴出如珠而不復滲入也益至於絶汗出而死也

○經穴歌

手小指外端少澤一名小吉前谷節前看外側節後陷中尋後谿腕骨陷之前外側腕中骨下陽谷穴踝上一寸養老識支正手太陽別絡也腕後五寸量小海肘端五分只肩貞曲下兩骨間臑腧大骨之上得天宗骨下陷中有秉風髎後舉有空曲垣肩中曲胛

裏外腧胛上一寸得肩中二寸大椎傍天窓一名窓籠頰下動脉當天容耳下曲頰後顴音權輔骨也廣韻即作頰骨髎面頰兑端識聽宮耳端大如菽俱屬太陽手經職

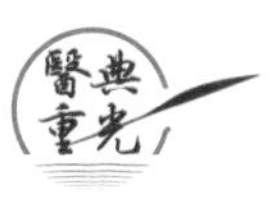

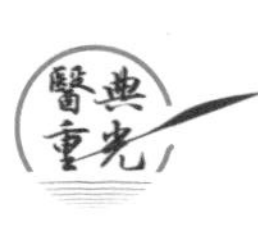

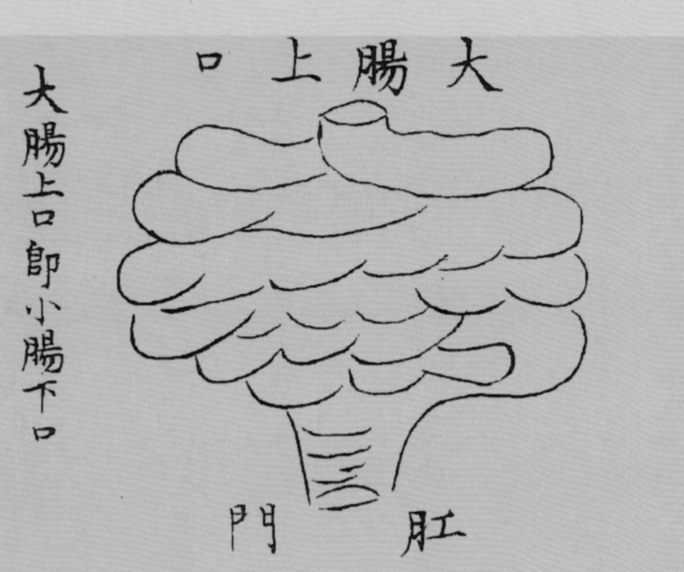

大腸上口即小腸下口

大腸重二觔十二兩長二丈一尺廣四寸徑一寸寸之少半當臍右廻十六曲盛穀一斗水七升半腧在脊之第十六椎募在臍傍天樞穴

肛門重十二兩大八寸徑二寸寸之大半長二尺八寸受穀九升三合八分合之一屬手陽明經是經常多氣少血

素問曰大腸者傳道之官變化出焉獨受諸陽之氣化
其糟粕故傳其不潔之道也一名迴腸以其屈曲而
受小腸之穀因以名之也乃神之腑也鼻遂以長以
候大腸

廣腸

廣腸一曰肛門言其處似車釭形故曰肛門即廣腸也
一名直腸一名魄門一名洞腸亦名肛門受大腸之
穀而道出焉故魄門亦為五臟使水穀不得久藏
靈樞曰肺合大腸肺應皮大腸者皮其應腹皮厚者大

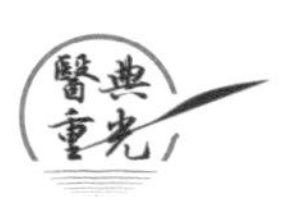

腸厚皮薄者大腸薄皮緩腹裏大者大腸大而長皮急者大腸急而短皮滑者大腸直皮肉不相離者大腸結氣血津液調和則大腸亦調燥熱則使堅而澀寒濕則便潤而利

淫邪發夢篇曰厥氣客於大腸則夢野田

王叔和脉經曰大腸有寒鶩溏有熱便腸垢

大腸病者腸中切痛而鳴濯濯冬日重感於寒則泄當臍而痛不能久立與胃同候取巨墟上廉腸中雷鳴氣上沖胸喘不能久立邪在大腸刺肓之原巨墟上

廉三里

大腸脹者腸鳴而痛寒則泄食不化

難經曰大腸泄者食已窘迫大便色白腸鳴切痛大腸虛而受邪食畢而急欲登厠大腸乃肺之腑故大便色白也腸鳴切痛邪氣相薄也

又曰大腸者肺之腑大腸謂白腸肺主白故色白

手陽明經脈絡穴圖說

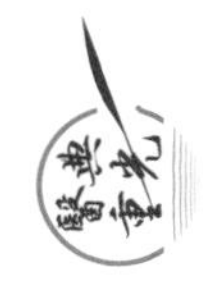

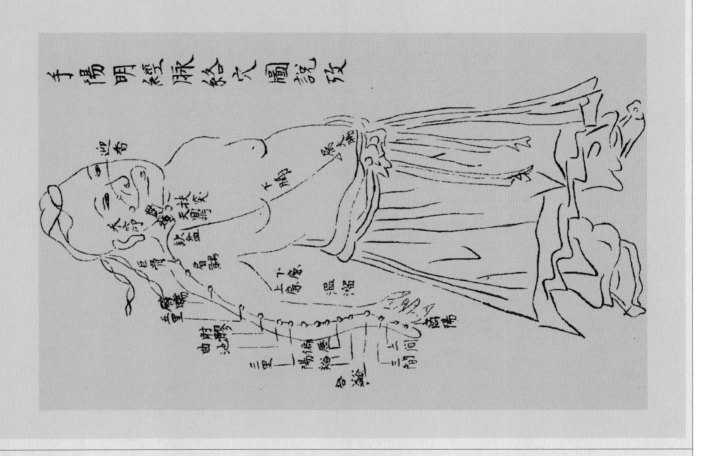

經脈

手陽明之脈起於大指次指之端甲乙經云起於大指次指之端外側陰脉行於手之裏陽脈行於手之表○此經交手太陰肺經之交起於手大指次指之表而行商陽穴在手大指次指內側去爪甲角如韭葉之分循指上廉出合谷兩骨之間上入兩筋之間此經自商陽穴循指上廉至二間穴在手大指次指本節前內側陷中三間穴在手大指次指本節後內側陷中出合谷穴在手大指次指岐骨間陷中又云手大指骨罅間宛宛中妊婦不可刺兩骨之間上入兩筋之中循陽谿太在腕中左側兩筋間陷中妊婦刺之損胎循臂上廉入肘外廉循臑外前廉上壺搖經上臑外前廉甲乙經循臑外前廉肘臑見肺經○此經自陽絡穴循臂上廉偏歷穴在腕後三寸溫溜穴在腕後大士五寸小士六寸間下廉穴在轉骨

下去上廉一寸輔兌肉其分外上廉穴在三里一寸
其獨抵陽明之會外斜針五分三里穴在曲池下二
寸傍之肉起兌骨之端入肘外廉循曲池穴在肘外
輔骨屬肘曲骨中以手拱胸取之又云在肘外輔
曲肘横紋頭陷中循臑外前廉肘髎穴在肘大骨外
廉陷中五里穴在附上三寸行向裹穴脈中夾素問
云大禁二寸五分在天府下五寸此五里穴也謂禁
不可刺之臂臑穴在肘上七寸胭內端又在肩髃下
二寸大筋兩骨髎陷中平手取之不得挙手令急其
穴禁針一取法在曲池横紋尖盡上三寸是穴也
上肩出髃麌俱切骨之前廉
髃肩前也肩端兩骨間屬
髃骨○此經自臂臑穴絡
臑會穴在肩前廉去肩頭三寸手陽明之絡屬手少
陽之穴上肩循肩髃穴在膊骨頭間肩端兩骨間陷
者宛宛中擧臂取之
有空足挾陽之會也
上出柱骨之會上
要旨論云腨
上除會處屬
三柱骨○此經自肩髃穴上出柱骨之上循巨骨穴
在肩髃上行兩叉骨間大椎骨大椎穴在背部中行

第一椎上陷中手足三陽督脈之會分也

下入缺盆絡肺下膈屬大腸

要旨論云胸兩傍高處為膺膺上横骨為巨骨巨骨上為缺盆肺膈大腸已見肺經○此經自大椎穴下入缺盆在肩上横骨陷中屬足陽明穴循足陽明之外絡繞肺臟下膈會屬於大腸天樞穴夾臍兩傍各三寸屬足陽明經之穴也

其支別者從缺盆上頸貫頰下入齒縫中

靈樞經云下入齒中甲乙經曰從缺盆直而上頸貫頰入下齒縫中要旨論云頂兩傍為頸目下為頰耳中為曲頰口內前小者為齒大者為牙總録骨度統論云柰頰車上下出齒牙三十六○此經已絡肺屬會於大腸而又自缺盆支而横出上頸循天鼎穴在頸項缺盆直扶突後一寸明堂云天鼎在頸缺盆直扶突氣舍後同身寸之半按甲乙經作寸半扶突穴素問氣穴篇在頸曲頷下一寸明堂云在人迎後寸五分手陽明脈氣所發仰面取之貫箭其頰入於下齒縫中也

還出挾口交人中左

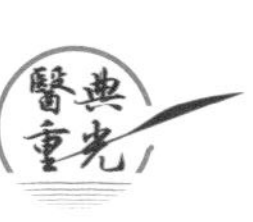

之右右之左上挾鼻孔交者相交挾者相夾也之者往也孔者發也要旨論云承
發上爲口唇口唇上爲人中人中上兩傍爲鼻孔○
此經下入齒縫中還出夾兩口吻相交上唇人中穴
在鼻柱下督脉手陽明之會傍任脉穴自人中上挾
鼻孔循禾髎穴在鼻孔下夾人中傍五分明堂云同
窌即髎也上經云作和髎又手少陽亦有和窌二穴
在耳前兌髮陷中其穴明矣迎香穴在禾髎上一寸
鼻孔傍五分不宜灸此經自鼻孔傍交於
足陽明胃經故足陽明胃經通於鼻也

○是動則病齒痛頸腫是主津液所生病者是皆手陽明經脉所
過之所故有是症然又有後之諸病或出本經或由合經者目黃口乾鼽音求清漭也
衄音熟鼻血也喉痺肩前臑痛大指次指痛不用言屈伸不能運
用也氣有餘則當脉所過者熱腫虛則寒慄慓不復爲此

諸病盛則瀉之，虛則補之，熱則疾之，寒則留之，陷下則灸之，不盛不虛以經取之。盛者人迎大三倍於寸口，虛者人迎反小於寸口也。

經絡

手陽明之別，名曰偏歷，去腕三寸，別入太陰。別走手太陰經也。其別者，上循臂，乘肩髃，上曲頰偏齒；其別者，入耳合於宗脈。肺經脈也。大實則齲聾，虛則齒寒痹隔，取之所別也。凡此症者，即取此偏歷別穴也。

經筋

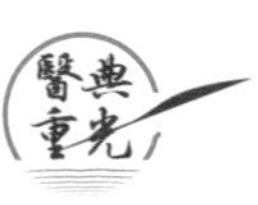

手陽明之筋起於大指次指之端（商陽穴也由二間三間合谷也）結於腕（陽谿穴）上循臂上結於肘外（肘髎穴）上臑結於髃其支者繞肩胛挾脊直者從肩髃上頸（天鼎穴）其支者上頰結於頄直者上出手太陽之前上左角絡頭下右頷

○其病當所過支痛及轉筋肩不舉頸不可左右視治在燔針刼刺以知爲數以痛爲輸名曰孟夏痺也（此病當發於四月之時故名曰孟夏痺也）

○經穴歌

食指内側兮商陽（一名絶陽）手陽明經屬大腸本節前

取二間（一名間谷）定本節後取三間（一名少谷）強岐骨陷中季合谷（一名虎口）陽谿（一名中魁）腕中上側詳腕後三寸走偏歷（手陽明別絡也）五寸之中溫溜（一名地頭 一名逆注）當下廉上廉下一寸上廉里下一寸藏屈肘曲中曲池得池下二寸三里塲肘髎大骨外廉陷五里肘上三寸量臂臑髃下一寸取肩髃（一名中肩井 一名扁骨）肩端兩骨間巨骨肩端叉骨内天鼎（一名天頂）缺盆之上針扶突（一名水穴）曲頰下一寸禾髎（一名長髎 一名禾窌）五分水溝傍鼻孔兩傍各半寸左右二穴皆迎香

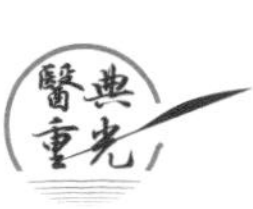

膽者敢也為中正之官決斷出焉敢之義也

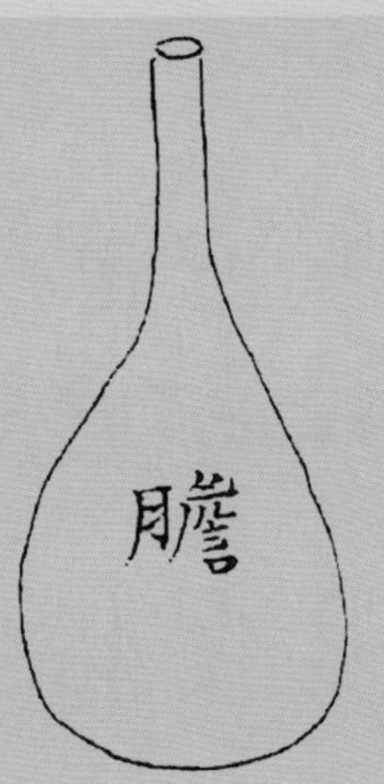

膽者澹也清淨之府無所受輸澹澹然也

膽在肝之短葉間重三兩三銖長三寸盛精汁三合形如懸瓠其腧在脊之第十推傍募在乳下傍日月穴也屬足少陽經是經常多血少氣在卦象巽三銖是今之一錢二分半也

素問曰膽者中正之官決斷出焉膽者中清之府凡十一藏取決於膽也能喜能怒能剛能柔目下裹大其膽乃橫凡腦髓骨脈女子胞此六者地氣之所生皆藏於陰而象於地故藏而不瀉名曰奇恒之府巢元方曰足少陽膽之經其榮在鬚

靈樞曰肝合膽肝應爪膽者筋其應爪厚色黃者膽厚爪薄色紅者膽薄爪堅色青者膽急爪濡色赤者膽緩爪直色白無約者膽直爪惡色黑多紋者膽結也

淫邪發夢篇曰厥氣客於膽則夢鬬訟自刳

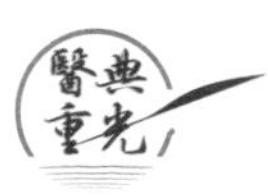

營衛雖主於肺而其流行血脉則又主膽也

膽脹者脇下痛口苦太息

難經曰膽者肝之腑膽謂青腸木主青故色青

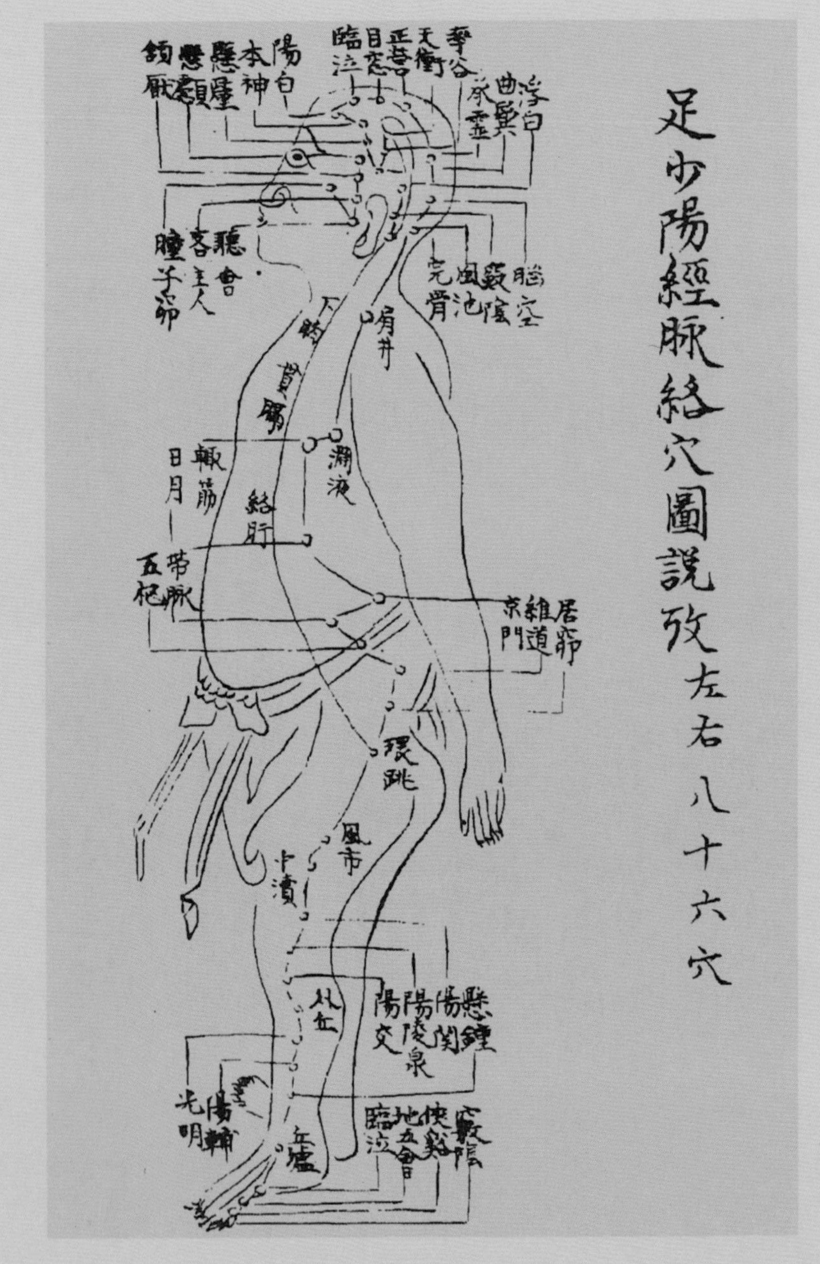
足少陽經脉絡穴圖說 左右八十六穴
浮白
曲鬢
率谷
天衝
承靈
正營
目窗
臨泣
陽白
本神
懸釐
懸顱
頷厭
聽會
客主人
瞳子髎
腦空
竅陰
風池
完骨
肩井
淵液
輒筋
日月
京門
維道
居髎
帶脈
五樞
環跳
風市
中瀆
懸鐘
陽關
陽陵泉
陽交
外丘
陽輔
光明
丘墟
臨泣
地五會
俠谿
竅陰

經脉

足少陽之脉起於目銳眥音究姿要旨論云目外眥爲銳眥上抵頭角
下耳後要旨論云銳眥外爲耳耳上髮陰陷中爲曲陽○此經交手少陽三焦經之交起於目外
眥童子髎穴在目外眥五分循聽會穴在耳微前陷
中上關下一寸動脉宛宛中張口得之客主人穴即
上關穴在前起骨上廬開口有空動脉宛充中上抵
角下耳後循頷厭穴在曲角下顳顳上廩懸顱穴在曲
角上顳顳中懸釐穴在曲角上顳顳下廩曲髮穴在
耳上髮際曲陽陷中鼓頷有空率谷穴在耳上如前
三分入髮髮際一寸五分由率谷外折耳下耳後循
天衝穴在耳後髮際二寸耳上如前三分浮白穴在
耳後入髮際一寸竅陰穴在完骨上抗骨下搖動有
空完骨穴在耳後入髮際四分角孫穴在耳前節中
間上開口有空手足少陽之會由完骨外折復上循
本神過曲差下至陽白會睛明復從睛明上行循臨

泣諸穴本神穴在曲差傍一寸五分入髮際四分曲
差穴在神庭傍一寸五分入髮際陽白穴在眉上一
寸直目瞳子睛明穴在目內眥手足太陽少陽陽明
之會臨泣穴在目上直入髮際五分陷中目窓穴在
臨泣後一寸正營穴在目窓後一寸承靈穴在正營
後一寸五分腦空穴又名顳顬在承靈後一寸五分
挾玉枕骨下陷中風池穴在
顳顬後髮際陷中而行也
循頸行手少陽之前脉
要旨論云腦戶後爲項項兩傍爲頸〇此經自風池
穴循頸行天牖穴在頸筋缺盆上天容後天柱前完
骨下髮際上手少陽
脉氣所發之前也
至肩上郄交出手少陽之後入
缺盆
靈樞經云交出手少陽之後要旨論云脊兩傍
爲膂膂上兩角爲肩解胸兩傍高處爲膺膺上
横骨爲巨骨巨骨上爲缺盆〇此經自天牖穴前下
行至肩上循肩井穴在肩上缺盆陷上大骨前一寸
半以三指按取之當中指下陷中是郄交出手少陽
之後循大椎穴在第一椎上陷中手足三陽督脉之

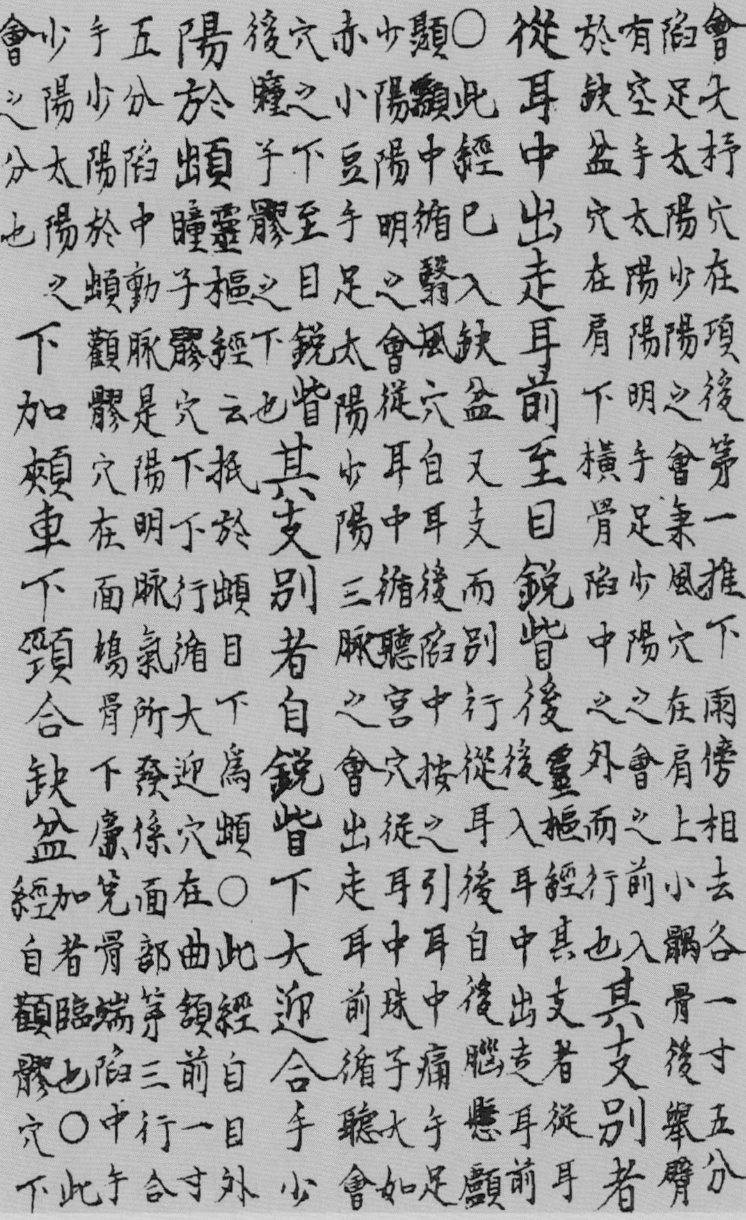

會大杼穴在項後第一椎下兩傍相去各一寸五分
陷足太陽少陽之會秉風穴在肩上小髃骨後舉臂
有空手太陽陽明手足少陽之會之前入其支別者
於缺盆穴在肩下橫骨陷中之外而行也
從耳中出走耳前至目銳眥後靈樞經其支者從耳
後入耳中出走耳前
○此經已入缺盆又支而別行從耳後自後聽懸顱
顳顬中循翳風穴自耳後陷中按之引耳中痛手足
少陽陽明之會從耳中循聽宮穴從耳中珠子大如
赤小豆手足太陽少陽三脈之會出走耳前循聽會
穴之下至目銳眥其支別者自銳眥下大迎合手少
後瞳子髎之下也
陽於頰靈樞經云抵於頰目下為頗○此經自目外
瞳子髎穴下下行循大迎穴在曲頷前一寸
五分陷中動脈是陽明脈氣所發係面部第三行合
手少陽於頰顴髎穴在面鳩骨下廉兌骨端陷中手
少陽太陽之下加頰車下頸合缺盆加著臨也○此
會之分也經自顴髎穴下

醫

行加臨於頰車穴在耳下曲頰端陷中足陽明
脉氣所發下頸循求經之前以合於缺盆也
下胸中貫膈絡肝屬膽
靈樞甲乙皆云以下胸中貫膈要
旨論藏胃上為胸膈肝膽各見本
經○此經自缺盆穴以下胸中循天池穴在乳後一
寸腋下三寸着脇直腋擬肋間手心主足少陽之會
之外貫穿其腸絡繞於期門穴即肝之募在不容傍
一寸五分直兩乳第一肋端足太陰厥陰陰維之會屬
於日月穴是膽之募在期門下
五分足太陰少陽陽維之會也
循髀裏出氣衝繞毛際橫入髀厭中
靈樞經甲乙經氣衝作氣街骨度繞
論云膈骯之左為腦胃共十二小腸
分也膈骯之右為腸胃共十二大腸分也要旨論云
腸胃為肋毛際兩傍動脉中為氣街髀髖胃兩傍為
機機後髖肉機前為髀厭一名髀樞○此經自日月
穴循腋裏章門穴之裏在大橫外直臍季脇端足厥
陰少陽之會出氣衝在歸來下鼠鼷上一寸動脈應
手宛宛中足陽明脉氣所發繞毛際橫入髀厭中環

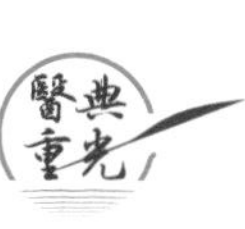

跳穴在髀樞之中也其直者從缺盆下腋循胸過季脇下合髀

厭中甲乙經腋作挾肩下脇上爲腋骨度統論云脇骨之下爲季脇骨者左右共二脇入名肱捷骨

之下爲髀樞骨者左右共二〇此經從缺盆直而下腋循胸主淵液穴在腋下三寸宛宛中擧臂取之輙

筋穴在腋下三寸復前行一寸着脇直腋橛肋間日月穴在期門下五分陷中過季脇至京門穴在監骨

下腰中季脇本挾脊帶脈穴在脇下一寸八分五樞穴在帶脈下三寸維道穴在章門下五寸三分居髎穴

在章門下八寸三分監骨上陷中上髎穴在第一空腰踝下挾脊陷中足太陽少陽絡中髎穴在第三空

挾脊陷中厥陰少陽所結之會長環穴在脊嵗端足少陰少陽所結之會下合於髀厭中環跳穴也以

下循髀太陽出膝外廉靈抱甲乙皆云以下循髀陽膝見陽明經〇此經自環跳

穴在髀樞中側臥伸下足屈上足取之下循太陽經之裏足陽明經之外循風市穴在膝下兩筋間之地

平身伸下兩手當腿當中中指頭點到陷中是中瀆穴在髀骨外膝上五寸分肉間陷中陽關穴在陽陵泉上三寸犢鼻外陷中出膝外廉至陽陵泉穴在膝下一寸外廉陷中又云膝下外尖骨又脛骨中微側

下外輔骨之前直下抵絕骨之端骨度統論云骭骨之外爲輔骨者左右共二○此經自陽陵泉穴下行循陽交穴在足外踝上七寸斜屬二陽分肉間至外丘穴在外踝上七寸光明穴在足外踝上五寸直下抵絕骨之端循陽輔穴在足外踝上四寸輔骨前絕骨端如前三分去丘墟穴七寸也

下出外踝之前循足跗上入小指次指之間各經皆云上出小指次指之端要旨云足大指本節後岐骨上爲跗骨度云骭骨之外爲立骨左右各有內外踝骨者共四○此經自陽輔循懸鍾穴在外踝上三寸動脈中出外踝之前循丘墟穴在足外踝下如前陷去臨泣三寸循足跗臨泣穴在足小指次指本節後間陷中去挾谿一寸半地五會穴在足小指

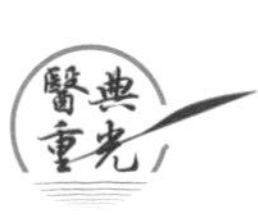

次指本節後陷中去挾谿一寸挾谿穴在足小指次指岐骨間本節前陷中上入小指次指之間至竅陰穴在足小指次指端去爪甲角如韭葉是其支別者從跗上入大指循岐骨內出其端還貫入爪甲出三毛靈樞甲乙皆云具支者別跗上入大指之間循大指岐骨內出其端還貫爪甲出三毛安旨論云足大指爪甲後為三毛三毛後横紋為聚毛○此經已出小指次指之間又自足跗上臨泣穴支而別行入於足大指循岐骨內貫爪甲出三毛大敦穴之分也足少陽膽經自此交入足厥陰肝經也故足厥陰起於足大指聚毛之上也

○是動則病口苦膽汁味苦善太息心脇痛不能轉側脉從脇裏出氣衝甚則面微有塵體無膏澤脉所歷處少陽起鬱為病足外反熱脉循外輔骨抵絕骨下外踝是為陽厥是主骨所生病者頭痛

頷痛目銳眥痛缺盆中腫痛腋下腫馬刀挾瘿行出振寒瘧胸胻脇肋髀膝外至脛絶骨外踝前及諸節皆痛小指次指不用爲此諸病盛則瀉之虛則補之熱則疾之寒則留之陷下則灸之不盛不虛以經取之盛者人迎大一倍於寸口虛者人迎反小於寸口也

經絡

足少陽之別名曰光明去踝五寸別走厥陰肝經也下絡足跗即挾谿地五會臨泣等處實絡脈實也則厥虛則痿躄坐不能起取之所別也取膽經先明絡穴也

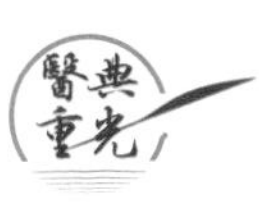

經筋

足少陽之筋起於小指次指自竅陰穴也由夾谿地五會臨泣穴上結外踝丘墟穴也上循脛外廉懸鐘陽輔光明外丘陽交穴結於膝外廉陽泉穴也其支者別起外輔骨上走髀前者結於伏兔足陽明經之上後者結尻督脈經之尻尾上也其直者上乘䏚季脇上走腋前廉繫於膺乳結於缺盆直者上出腋貫缺盆出太陽之前循耳後上額角交巔上下走頷上結於頄支者結於目眥為外維謬目痛脈從外走內者少陽病也

○其病大指次指支轉筋引膝外轉筋膝不可屈伸膕

筋急前引髀伏兔之處後引尻尻尾穴處即上乘䏶季脇痛上引缺盆膺乳頸維筋急從左之右右目不開上過右角並蹻脈而行左絡於右故傷左角左右不用命曰維筋相交治在燔針劫刺以知爲數以痛爲輸以痛爲俞穴也名曰孟春痹也此症發於正月之時故名之孟春痹也

少陽終者耳聾百節皆縱目睘絶系絶系一日半死其死也色先青白乃死矣目睘者眼圈也足少陽之脈起於目銳眥上抵頭角下耳後其支者從耳後入耳中出走耳前手少陽之脈其支者從耳後入耳中出走耳前故終則耳聾少陽主筋故終則百節皆縱甚目睘之系則絶益至於系絶而一日半則死色必青白者以金木相薄也大惑篇

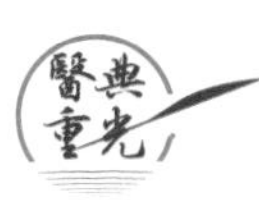

曰筋之精為黑眼節骨血氣之精而與脈并為系目睘絕系者卽此系也

少陽之厥則暴聾頰腫而熱脇痛䯒不可以運皆經脈所過之處故病如是

少陽厥逆機關不利

○經穴歌

少陽瞳髎一名太陽一名前關起目外耳前陷中尋聽會一名聽河一名後關上關一名客主人耳前開口空頷厭腦空一名顳顬

上廉係懸顱正在顳顬端懸釐腦空下廉者曲鬢

掩耳正尖上率谷耳鬢平寸安天衝耳上居二寸

浮白髮際一寸脊竅陰枕骨下有穴完骨耳後四
分通本神耳前入髮際陽白眉上一寸記臨泣有
穴當兩目直入髮際五分屬目窻正營各一寸承
靈營後寸五讀腦空一名顳顬正挾玉枕骨風池痓門
旁陷屬肩井一名膊井肩上陷中尋淵腋腋下三寸論
輒筋平前却一寸日月一名神光一名膽募期門下五分京
門一名氣俞一名氣府監骨腰間便帶脉季脇下八寸五樞
帶下三寸存維道五寸三分逢居髎八寸三分取
環跳一名髖骨髀樞宛宛中兩手著腿風市一名垂手謀膝

上五寸中瀆摟陽關一名關陵一名陽陵陽陵上三寸陽陵
膝下一寸求陽交一名別陽一名足窌外踝斜七寸正上七
寸尋外丘光明足少陽別絡也除踝上五寸陽輔踝上四
寸收懸鐘一名絕骨一名髓會三寸看絕骨丘墟踝下陷中
出臨泣寸半後挾谿五會一寸灸早卒俠谿小次
岐骨間竅陰次指端所擇

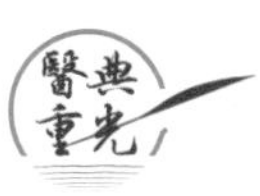

廣雅曰膀胱謂之脬
釋名曰脬鞄也鞄虛空也主以虛承水液也
下系鏁下焦氣
化溺出前陰

膀胱

上系袝承小
腸濟泌別汁
滲入膀胱

甲乙經曰膀者横也胱者廣也言其體横廣
而短也

膀胱重九兩二銖縱横九寸
盛溺九升九合腧在脊之第
十九椎下募在臍下中極居
腎之下大腸之前有下口無
上口當臍上一寸水分穴處
爲小腸下口乃膀胱上際屬
足太陽經是經常多血少氣
浩然按膀胱者脬之室也
乃藏水之室家也

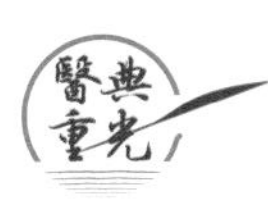

素問曰膀胱者州都之官位當孤府故曰都官津液藏焉氣化則能出矣故膀胱不利爲癃不約爲遺溺又曰水泉不止膀胱不藏也又曰下焦者別廻腸注於膀胱而滲入焉故水穀者常並居於胃中成糟粕而俱下於大腸而成下焦滲而俱下濟泌別汁循下焦而滲入膀胱焉

難經曰下焦者當膀胱上口主分別清濁浩然按膀胱有下口而無上口故水液在小腸下口水分穴於膀胱上際滲入膀胱而出焉難經之上口應作上際

華元化曰下焦者人氣之所系也又屬膀胱之宗始又曰鼻孔在外膀胱漏泄

靈樞曰腎合三焦膀胱三焦膀胱者腠理毫毛其應腎主骨故驗於皮毛腠理密理厚皮者三焦膀胱厚麤理薄皮者三焦膀胱薄疏腠理者三焦膀胱緩皮急而無毫毛者三焦膀胱急毫毛美而麤者三焦膀胱直稀毫毛者三焦膀胱結也又云鼻柱中央起三焦乃約三焦屬腎與膀胱故附膀胱而言非爲三焦有形物如是也

淫邪發夢篇曰厥氣客於膀胱則夢遊行

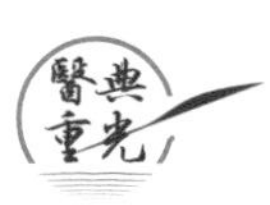

膀胱病者少腹偏腫而痛以手按之則欲小便而不得肩上熱若脉陷足小指外側及足脛踝後皆熱若脉陷者取委中

膀胱脹者小腹滿而氣癃

難經曰膀胱者腎之腑膀胱謂黑腸腎色主黑故謂黑腸

足太陽經脈絡穴圖說攷

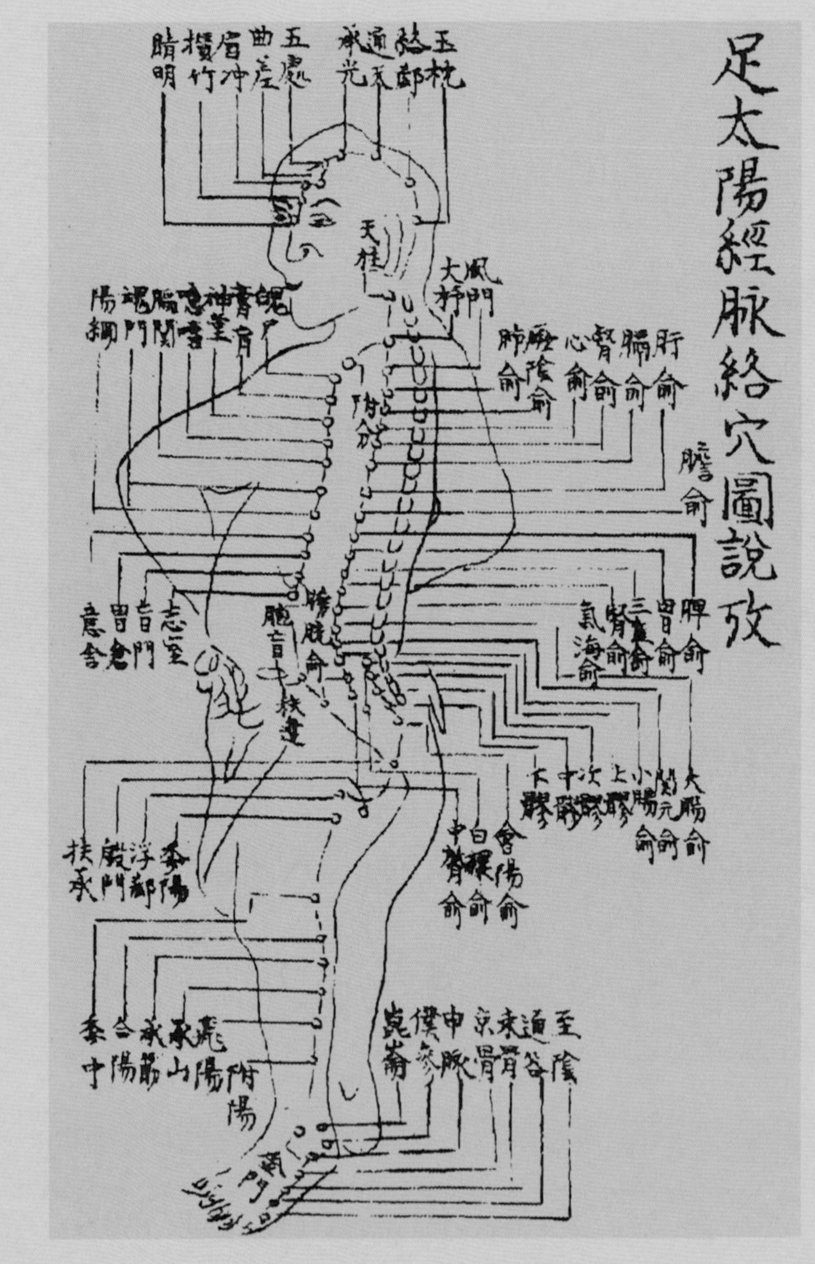
玉枕
絡卻
通天
承光
五處
曲差
眉冲
攢竹
睛明
天柱
大杼
風門
肺俞
厥陰俞
心俞
督俞
膈俞
肝俞
膽俞
脾俞
胃俞
三焦俞
腎俞
氣海俞
大腸俞
關元俞
小腸俞
上髎
次髎
中髎
下髎
會陽
白環俞
中膂俞
魄戶
膏肓
神堂
譩譆
膈關
魂門
陽綱
附分
志室
肓門
胃倉
意舍
胞肓
膀胱俞
秩邊
委陽
浮郄
殷門
扶承
委中
合陽
承筋
承山
飛陽
附陽
崑崙
僕參
申脈
京骨
束骨
通谷
至陰
金門

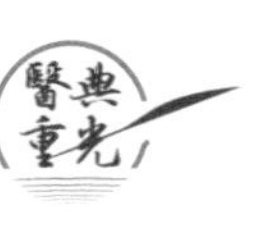

經脉

足太陽之脉起於目內眥目內眥爲目之大角也睛明穴在目內眥明堂云目內眥眥頭內眦陷之宛宛中○此經起於目內眥受手太陽之交也**上額交巔上**巔音顛山頂也腦上爲巔髮際前爲顖又云巔中爲都顱骨者一蓋巔是頂也百會穴在頂中央陷中督脉足太陽之交會○此經自目內眥睛明上行循攢竹穴在兩眉頭尖陷宛宛中至神庭穴在鼻直入髮際五分督脉足太陽陽明三脉之會循曲差穴在神庭傍一寸五分入髮際五處穴挾上星傍一寸五分承光穴在五處後一寸五分通天穴在承光後一寸五分斜行交於巔上百會穴也**其支別者從巔至耳上角**靈樞經云其支者○此經自通天穴左脉交於百會穴行至右耳上角右脉交於百會穴行至左耳上角其耳上角有率谷穴在耳上入髮際五分足太陽少陽之會浮白穴在耳後入髮際一寸

足太陽少陽之會竅陰穴在枕骨下搖動有空
足太陽少陽之會循此三穴散養於經脈也
其直行者從巔入絡腦
靈樞經甲乙經皆云其直者要旨
論云頸上為腦總錄骨度統論云
都巔後為腦骨○此經自通天後直行循絡卻穴在
通天後一寸五分玉枕穴在絡卻後一寸五分挾腦
戶傍一寸三分枕骨上入髮際三寸循腦戶穴在枕
骨上強間後一寸五分是在百會後四寸五分督脈
足太陽之會
繞腦而行也
還出別下項
腦戶後為項○此經自腦
戶穴出而別行還於本經
下項至於天柱穴在頸大節
外廉挾項髮際陷中之分也
循肩髆內
肩後之下為
髆○此經下
行至大椎穴在第一椎上陷中手足三陽督脈之會
陶道穴在大椎節下督脈足太陽之會卻循大杼穴
在項後第一椎下兩傍相去各一寸五分難
顱云骨會大杼骨治治此非急者不必灸之
挾脊抵
腰中
要旨論云尻上橫者為腰監骨下為腰骨挾脊
內為脊骨凡節有二十一通項骨三節則二十

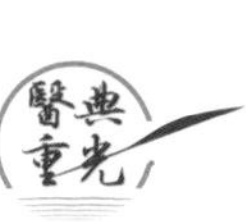

四節內為膈膜兩傍為脊○此經自肩髆內大杼穴
挾脊下行循風門穴在第二推下兩傍相去各一寸
五分若頻刺淺諸陽熱背不發癰疽肺腧穴在第三
推下挾脊相去各一寸五分厥陰腧穴在第四推下
兩傍各一寸五分心腧穴在第五推下兩傍各一寸
五分督腧穴在第六推下兩傍各一寸五分膈腧穴
在第七推下兩傍各一寸五分肝腧穴在第九推下
兩傍各一寸五分膽腧穴在第十推下兩傍各一寸
五分正坐取之脾腧穴在第十一推下兩傍各一寸
五分胃腧穴在第十二推下兩傍各一寸五分三焦
腧穴在第十三推下兩傍各一寸五分腎腧穴在第
十四推下兩傍各一寸五分與臍平氣海腧穴在第
十五推下兩傍各一寸五分大腸腧穴在十六推下
兩傍各一寸五分關元腧穴在第十七推下兩傍各
一寸五分小腸腧穴在第十八推下兩傍各一寸五
分膀胱腧穴在第十九推下兩傍各一寸五分中膂
內腧穴在第二十推下兩傍各一寸五分挾脊胂起
肉白環腧穴在第二十一推下兩傍各一寸五分甲

乙經云針如腰户淞同挺腹地端身兩手入循膂絡
相痤支頷縱息金皮膚俱纔乃取其穴
腎屬膀胱冒下兩傍入脊膂左右皆為腎腎下前為
膀胱腎狀如石卯色黑紫附十四椎○此
經自白環腧入循膂絡繞於腎
臟下行會於膀胱腧之分也其支別者從腰中下
貫臀音豚入膕中甲乙經同靈樞經云其支者從腰中
下挾脊貫臀入膕中臀尻也膕膝後
曲折處也要旨論云腓腸上膝後曲折處為膕挾腰
髖骨兩傍為機機後為臀肉○此經自白環腧支別
下行循腰踝下挾脊循上髎穴在第一空腰髁下一
寸挾脊陷中次髎穴在第二空挾脊陷中中髎穴在
第三空挾脊陷中下髎穴在第四空挾脊陷中會陽
穴在陰尾骨兩傍貫穿臀肉下至承扶穴在尻臀下
股陰冲上紋中殷門穴在郄下六寸浮郄穴在委陽
上一寸展膝得之委陽穴在承扶下六寸足太陽後
出於膕中外廉兩筋間屈身取之下行入膕中至委
中穴在膕中央約紋動脈乃血郄也熱病汗不出足

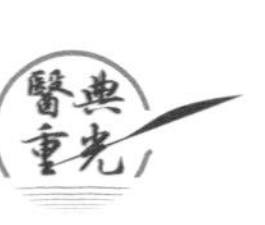

熱膝不能伸刺血愈令人面挺腹地而取之其支者
又云曲瞅內兩筋兩骨中宛宛是背面取之之異名
從髆內左右別下貫胛
胛音甲脢音梅脾脢
膂內曰胛挾脊肉也靈樞經
曰別下貫胛○此經自天柱穴從髆內左右別行循
附分穴在第二推下附項內廉兩倚相精去挾脊各三
寸正坐取之貫膂胛膂魄戶穴在第三推下兩倚相
去各三寸膏肓腧穴在第四推下近五推上兩倚各
三寸令人正坐曲脊伸兩手以臂着膝前令正直不
得動孫從胛骨上角摸索至骨下頸其間當有四肋
三間灸中間從胛骨之裏去胛骨容側指許摩胠去
表肋間空處按之自覺牽引於肩中徐兩胛界中一
云在五推上兩倚各開三寸令正坐以草心於中指
第二節橫斂內為一寸量六寸一推骨一寸一分記
六寸先將筆點百勞穴為准下六寸盡頭點墨將草
心折中兩倚盡處是穴百脉皆從此經過無病不療
多灸為住神堂穴在第五推下兩倚各三寸正坐取
之噫嘻穴在肩髆內廉挾第六推下兩傍各三寸正

坐取之膈關穴在第七椎下兩傍各三寸陷中正坐
取之魂門穴在第九椎下兩傍各三寸正坐取之陽
綱穴在第十椎下兩傍各三寸正坐取之意舍穴在
第十一椎下兩傍各三寸陷中正坐取之胃倉穴在
第十二椎下兩傍各三寸肓門穴在第十三椎下兩
傍各三寸又肋間志室穴在第十四椎下兩傍各三
寸正坐取之胞肓穴在第十九椎下兩傍各三寸伏
而取之秩邊穴在第二十椎下兩傍相去各三陷中
伏而取
之也
挾脊內過髀樞循髀外從後廉下合膕中髀
音
被股也股外為髀髀樞者以其轉動若樞也總錄骨
度統論云捷骨之下為髀樞骨左右共二足少陽經
環跳穴左髀樞中○此經自脊秩邊穴下過髀肉循
髀樞穴之裏至扶承穴之外一寸五分循髀外後廉
下合於膕
中委中也
以下貫腨內
腨腓腸也腓音肥脛腨也足
肚也要旨論云足跟上膺踵
踵上膺腨○此經自委中穴下循合陽穴在膝約紋
中夾下三寸貫穿腨內至承筋穴在腨中夾陷中又

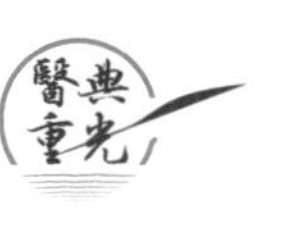

云在脛後從腳跟後剡上七寸中央陷中禁刺下行循承山穴在腨腸下分肉間陷中沾腳見人字影取之飛陽穴在外踝上七寸附陽穴在外踝上三寸後筋骨宛宛中陽蹻之郄太陽前少陽後**出外踝之後循京骨至小指外側**骨度統論云䯒骨之下為立骨左右各有內外踝骨者共四踝骨之後各有京骨者左右共二○此經自附陽穴下行出外踝之後循崑崙穴在足外踝後跟骨上陷中僕叅穴在跟骨下陷拱足取之申脈穴即陽蹻穴也在外踝下陷中容爪甲赤白肉際金門穴在外踝下京骨穴在足外側大骨赤白肉際陷中按而得之束骨穴在足小指外側本節後陷中通骨穴在足小指外側本節前陷中至陰穴在足小指外側去爪甲角如韭葉自此交入足少陰腎經故足少陰之脈起於足小指之下也

○**是動則病衝頭痛**腦後橫衝眉間痛也**目似脫項似拔脊痛腰**

似折髀不可以曲膕如結腨似裂是爲踝厥是主筋所生病者是皆太陽經脉所過之所故有是症然又有後之諸病或出本經或由合經者痔瘧狂癲疾頭顖音信腦蓋骨也項痛目黃淚出鼽衄項背腰尻音考平聲脊骨盡處也膕腨脚皆痛小指不用爲此諸病盛則瀉之虛則補之熱則疾之寒則留之陷下則灸之不盛不虛以經取之盛者人迎大再倍於寸口虛者人迎反小於寸口也

經絡

足太陽之別名曰飛陽去踝七寸別走少陰足少陰絡腎經也

實（絡脉實也）則鼽窒頭背痛虛則鼽衄取之所別也（飛陽穴也）

經筋

足太陽之筋起於足小指（至陰穴也）上結於踝（崑崙穴也）邪（[illegible]也）上結於膝其下循足外側結於踵（僕參穴也）上循跟結於膕（委中穴也）其別者（從飛陽穴也）結於腨外上膕中內廉與膕中並上結於臀（而行浮郄陰門等穴）上挾脊上項（天柱玉枕等穴）其支者別入結於舌本其直者結於枕骨上頭下顏結於鼻其支者爲目上網（自睛明穴）下結於頄（目下之頄）其支者從腋後外廉結於肩髃其支者入腋下上出缺盆上結於完

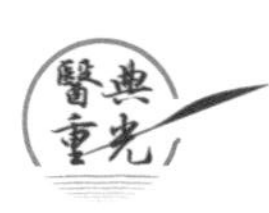

骨其支者出缺盆邪上出於頄（目下之頄也，音求）腨（音纂，郎䏲腸，俗名腨肚也。踹音煆，足跟也。本經與腨通用）

○其病小指支跟腫痛，膕攣脊反折，項筋急，肩不舉，腋支缺盆中紐痛，不可左右搖。治在燔針劫刺，以知爲數，以痛爲輸（取其痛處是也，其俞穴郎）。名曰仲春痹（此病當發於二月之時，故名之仲春痹也）。

巨陽之厥（巨陽穴也），則腫者頭重，足不能行，發爲眴仆。

○經穴歌

足太陽兮膀胱經，目眥內角始睛明（一名淚孔），眉頭陷

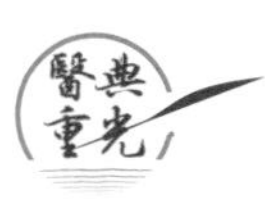

中曰攢竹。一名始光一名光明一名圓柱曲差寸半神庭畔。五處
挨排列上星。承光五處後寸半。通天絡却一名強陽一名
腦蓋亦如此。玉枕横夾腦戶見。天柱後處項髮際。大
椎外廉陷中是。夾脊相去寸五分。第一大杼二風
門一名熱府肺腧三椎厥陰四。心腧五椎之下輪督腧
一名高蓋膈腧相接級。第六第七次第立。第八椎下穴
無有。肝腧數椎當第九。十椎膽腧脾十一。十二椎
下胃腧取。三焦腎腧氣海腧。十三十四十五究。大
腸關元腧怎量。十六十七椎兩傍。十八椎下小腸

腧。十九椎下尋膀胱。中膂内腧一名脊内俞椎二。十白
環二十一椎當。上髎次髎中與下。一空二空夾腰
髁。並同夾脊四箇髎。載在千金君勿討。會陽一名利機
尾骨兩傍分。尺寸須看督脉曉。第二椎下外附分。
夾脊相去古法云。先除脊骨量三寸。不是灸狹能
傷筋。魄戶三椎膏肓四。瘠瘵之症最驗治。第五椎
下索神堂。第六譩譆外可當。膈關第七魂門九。陽
綱意舍依上數。胃倉肓門屈指彈。椎者十二與十
三。志室次之爲十四。胞肓十九合袟音直邊二

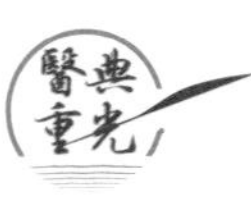

十椎直下。扶承（一名肉郄一名陰關一名皮部）臀陰紋中央。殷門
承扶六寸直。浮郄一寸上委陽。委陽却與殷門並。
膕中外廉兩筋鄉。委中膝膕約紋裏。此下三寸尋
合陽。承筋（一名腨腸一名直腸）腨腸中央是。承山（一名魚腹一名肉柱
一名傷山）腨下分肉間。飛陽（一名蹶陽太陽別絡也）足外踝上七寸。
附陽踝上三寸量。金門正在外踝下。崑崙（一名下崑崙）
踝後跟骨中。僕參（一名安耶）跟骨下陷是。申脈（陽蹻脈起申脈
一名陽蹻）分明踝下容。京骨外側大骨下。束骨本節後
相通。通谷本節前陷索。至陰小指外側逢。

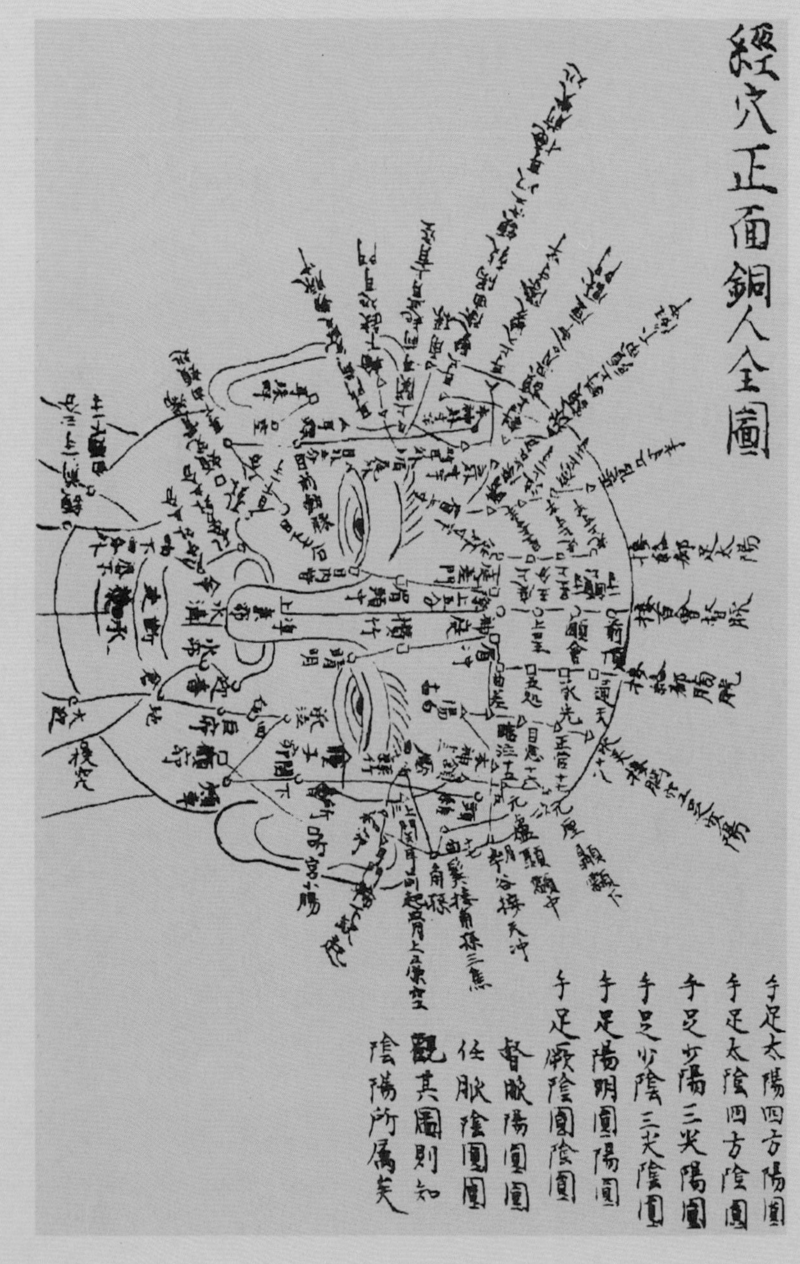
經穴正面銅人全圖
手足太陽四方陽圖
手足太陰四方陰圖
手足少陽三尖陽圖
手足少陰三尖陰圖
手足陽明圓陽圖
手足厥陰圓陰圖
督脈陽圓圖
任脈陰圓圖
觀其圖則知陰陽所屬矣

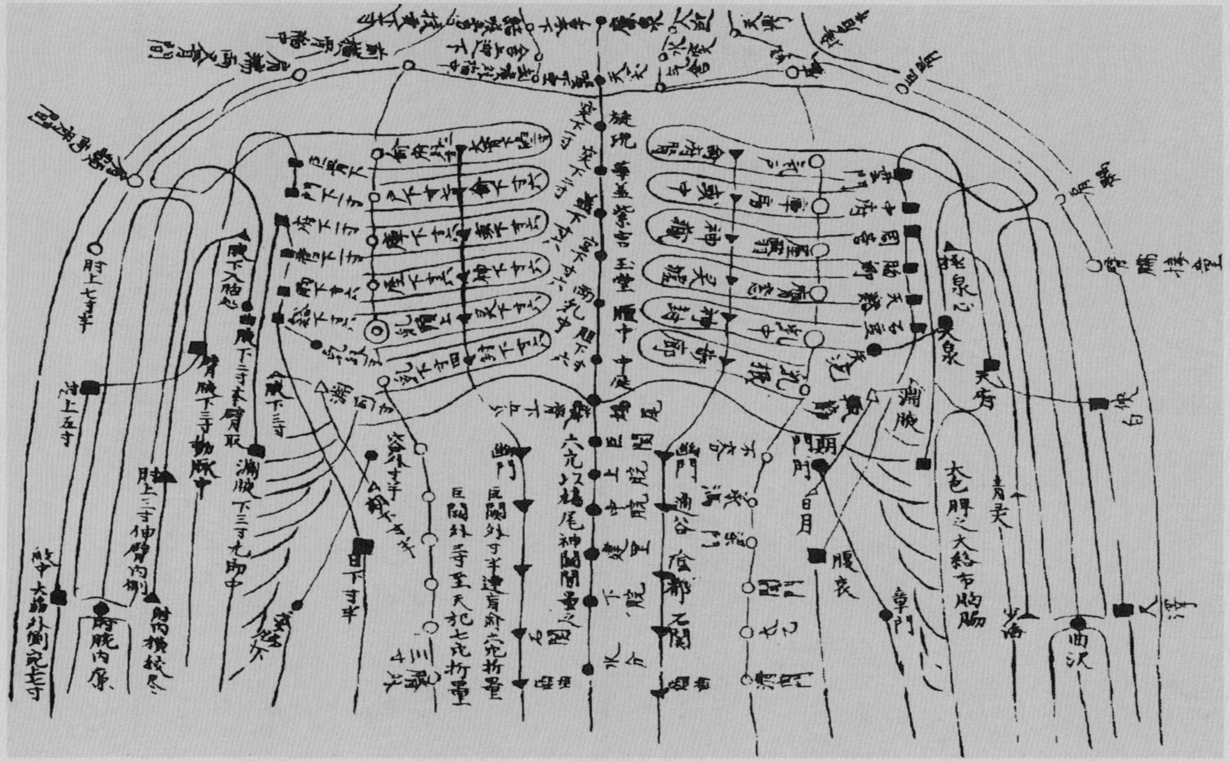

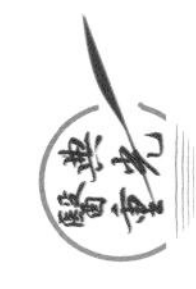

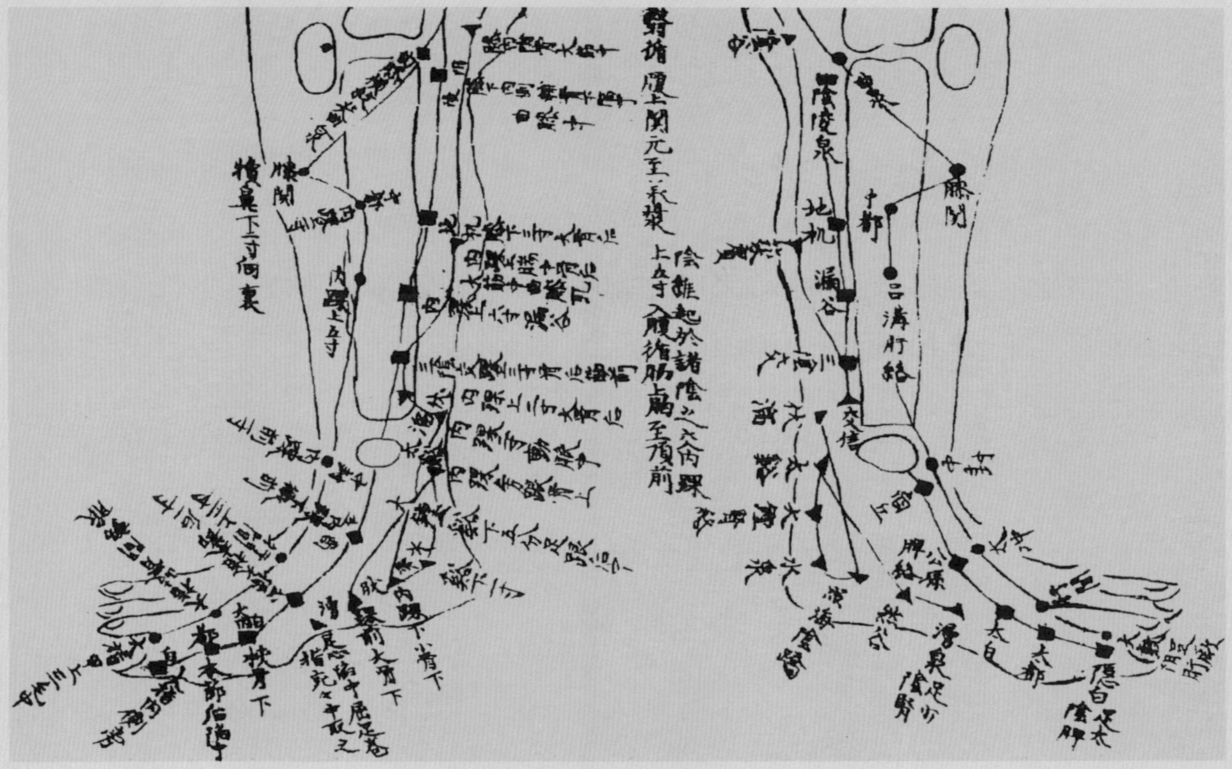

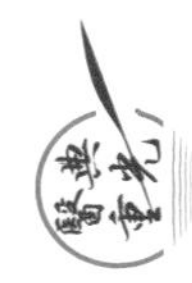

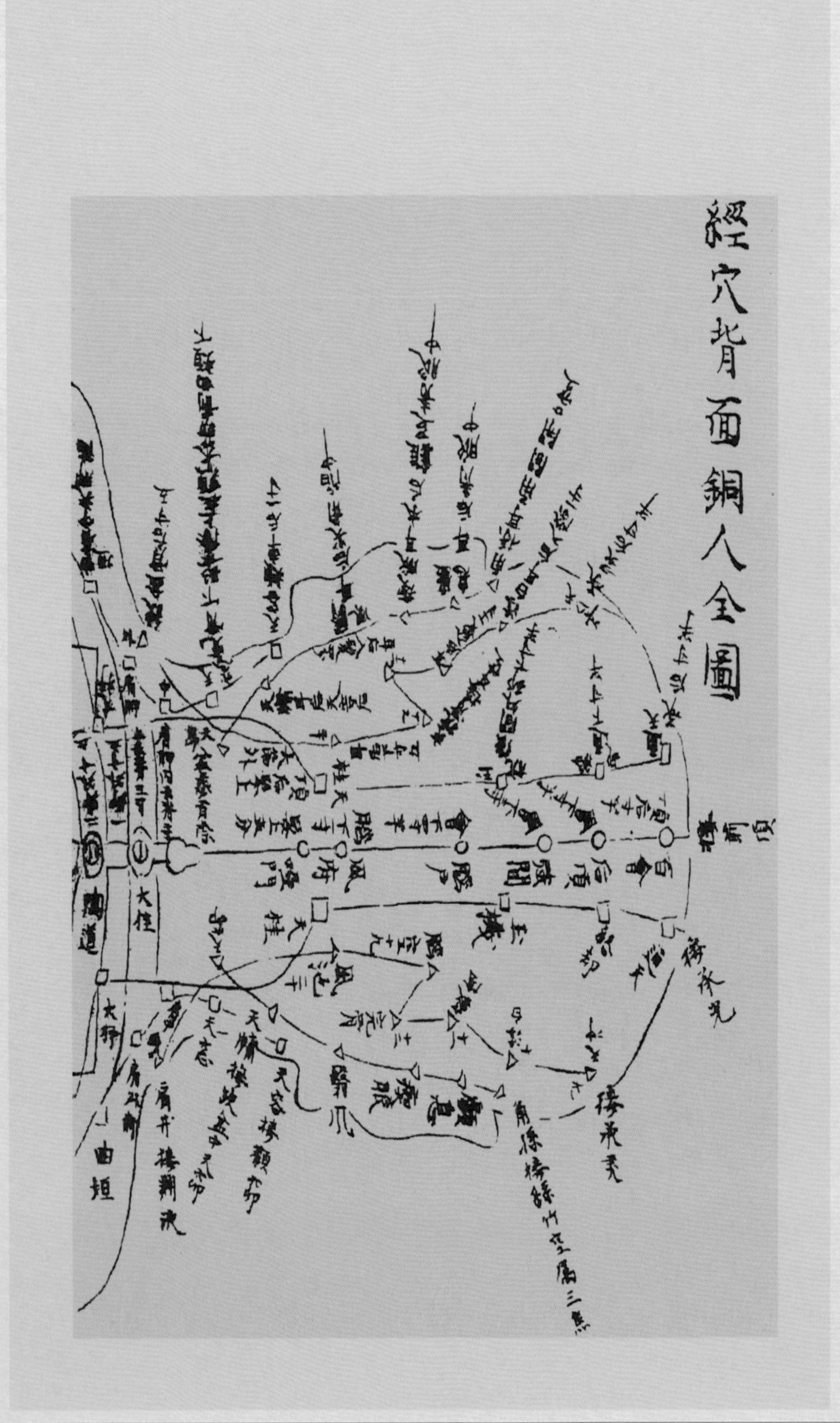
經穴背面銅人全圖
百會
後頂
強間
腦戶
風府
啞門
天柱
大椎

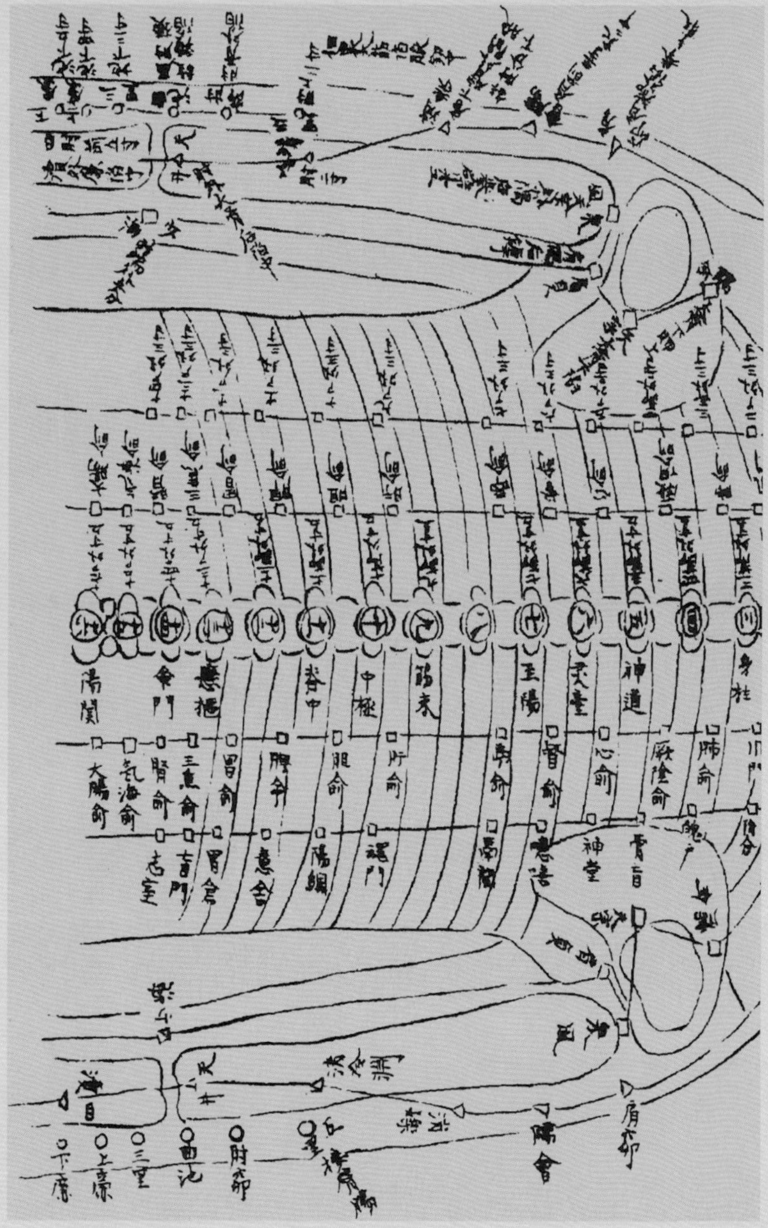
身柱
神道
靈臺
至陽
筋束
中樞
脊中
懸樞
命門
陽關
肺俞
厥陰俞
心俞
督俞
膈俞
肝俞
胆俞
脾俞
胃俞
三焦俞
腎俞
氣海俞
大腸俞
魄戶
膏肓
神堂
譩譆
膈關
魂門
陽綱
意舍
胃倉
肓門
志室
肩貞
秉風
肩髎
臑會
消濼
清冷淵
天井
肘髎
曲池
三里
上廉
下廉

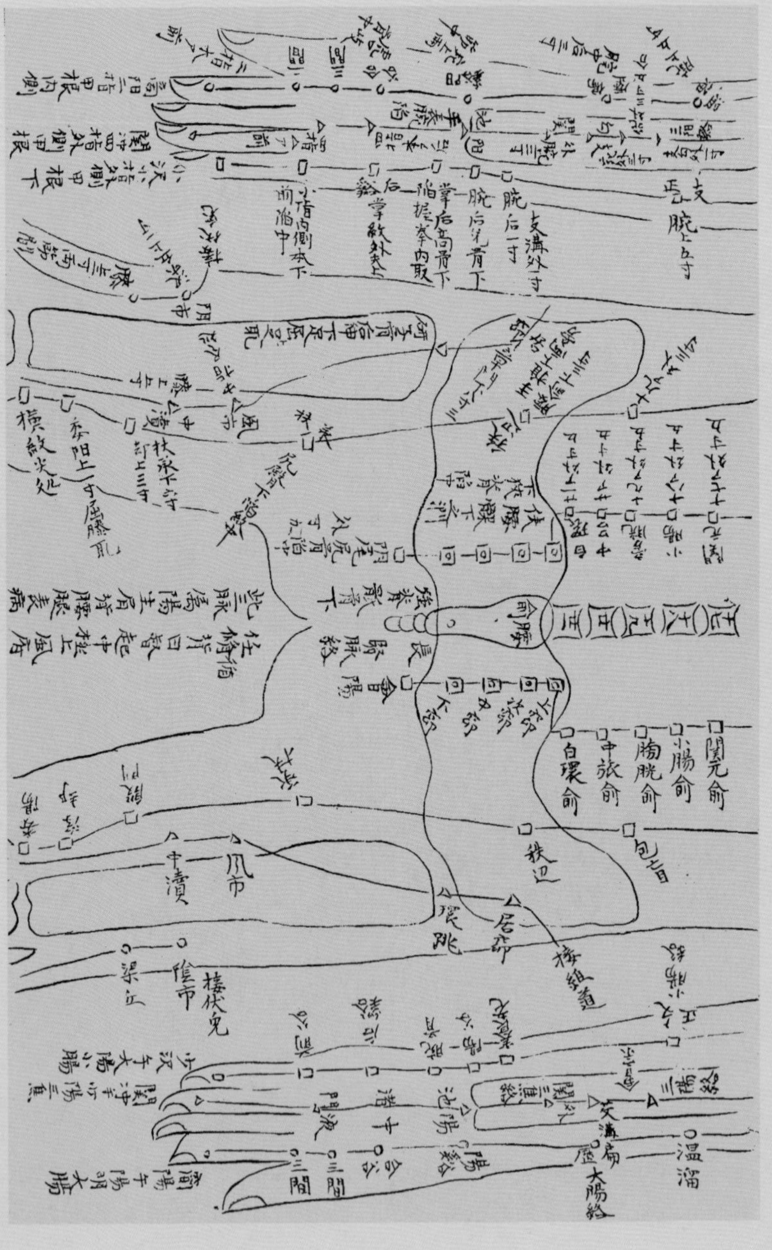
關元俞
小腸俞
膀胱俞
中旅俞
白環俞
包肓
秩邊
温溜
大腸絡

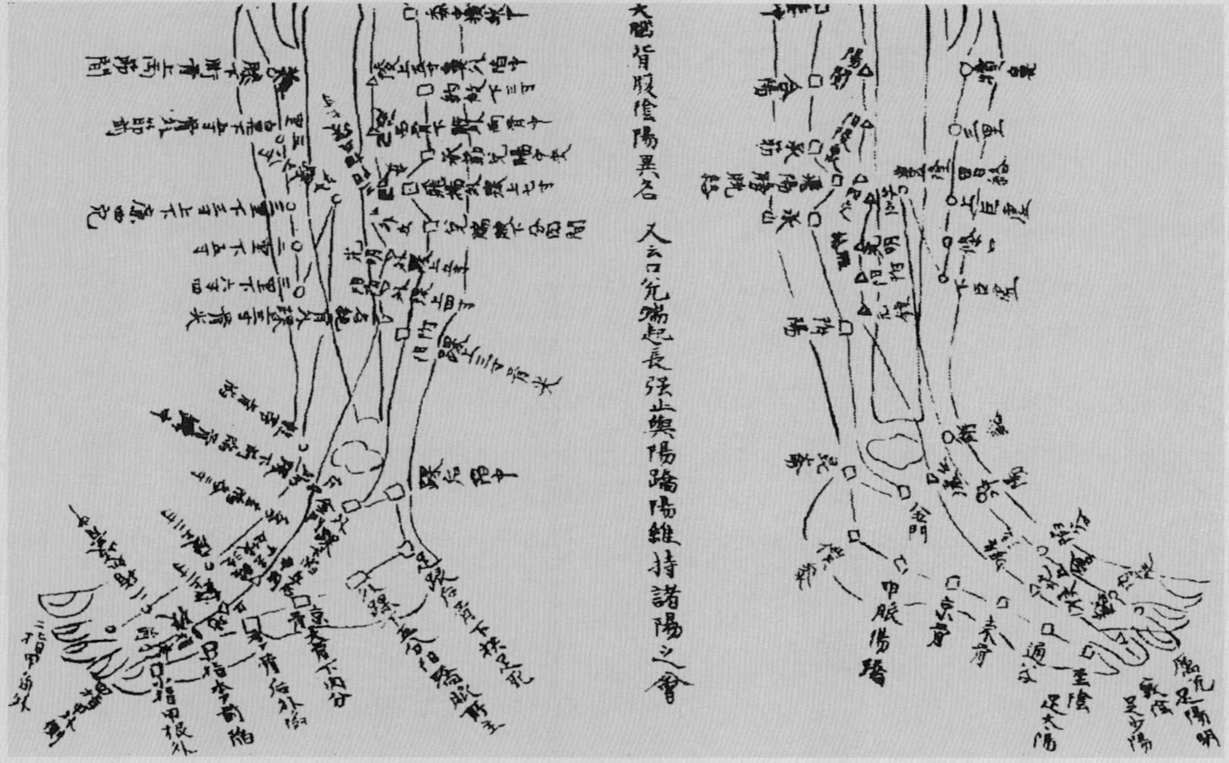

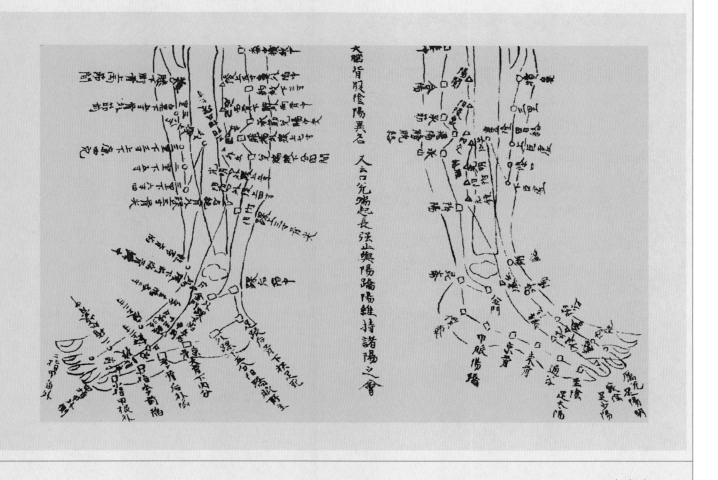

大腿背腹陰陽異名　又云口穴端起長強上與陽蹻陽維持諸陽之會

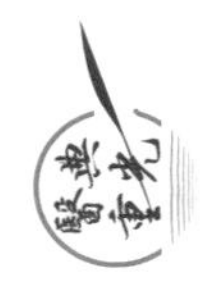

十二經本一脈歌

中焦肺起中府脈之宗出手走囊大指之端衝少商大腸即手
走外起次指商陽上行環口交鼻中迎香胃經原又下鼻交
頭維出足大次指端逢厲兌脾脈就足內側姆指端隱白注於
心中大包達少陰心經胸脈由腋下極泉循手內側小指
端少冲小腸從手小指起少澤上斜絡於目內眥聽宮膀胱
亦就目內生睛明至足小指外側停至陰腎脈動於小指
下湧泉起注胸中過腹臍俞府心包出處又屬胞天池循手
小指次指終中冲三焦向手次指側無名指環走耳前目

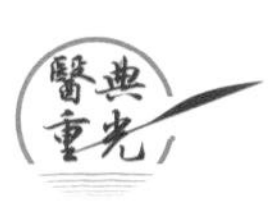

鋭息耳門膽卽接生目鋭傍瞳髎走足太指三毛間

十五絡脉歌

人身絡脉一十五我今逐一從頭舉手太陰絡爲列缺手少陰絡是通里手厥陰絡爲内關手太陽絡支正是手陽明絡偏歷當手少陽絡外關位足太陽絡號飛陽足陽明絡豐隆係足少陽絡爲光明足太陰絡公孫寄足少陰絡名大鍾足厥陰絡蠡溝取陽督之絡曰長強陰任之絡會陰裏脾之大絡屬大包十五絡名君須記

卷之五終

醫學原始　卷之六

雲間浩然子惠源王宏翰著輯

聖來王北文

男　　　　　　　　　參訂

聖發王兆武

奇經八脉總論

凡人一身有經脉絡脉直行曰經旁支曰絡經凡十二手之三陰三陽足之三陰三陽是也絡凡十五乃十二經各有一別絡而脾又有一大絡并任督二絡爲十五也難經謂陰維陽維也共二十七氣相隨上下如泉之流

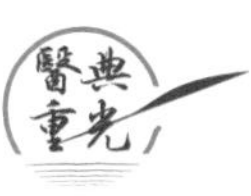

如日月之行不得休息故陰脈營於五臟陽脈營於六腑陰陽相貫如環無端莫知其紀終而復始其流溢之氣入於奇經轉相灌溉內溫臟腑外濡腠理奇經凡八脈不拘制於十二正經無表裏配合故謂之奇蓋正經猶夫溝渠奇經猶夫湖澤也正經之脈隆盛則溢於奇經是以絡脈流溢諸經不能復拘也故秦越人比之天雨降下溝渠溢滿滂霈妄行流於湖澤此發靈素之秘旨者也八脈散在羣書畧而不悉醫不察者何能明悉病機也

奇經八脈者陰維也陽維也陰蹻也陽蹻也衝也任也督也帶也陽維起於諸陽之會由外踝而上行於衛分陰維起於諸陰之交由內踝而上行於營分所以爲一身之綱維也陽蹻起於跟中循外踝上行於身之左右陰蹻起於跟中循內踝上行於身之左右所以使機關之蹻捷也督脈起於會陰循背而行於身之後爲陽脈之總督故曰陽脈之海任脈起於會陰循腹而行於身之前爲陰脈之承任故曰陰脈之海衝脈起於會陰夾臍而行直衝於上爲諸脈之衝要

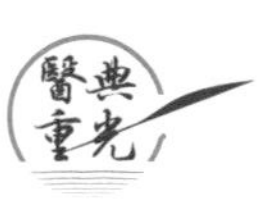

故曰十二經脉之海帶脉則横圍於腰狀如束帶所以總約諸脉者也是故陽維主一身之表陰維主一身之裏以乾坤言也陽蹻主一身左右之陽陰蹻主一身左右之陰以東西言也督主身後之陽任衝主身前之陰以南北言也帶脉横束諸脉以六合言也是故醫而知乎八脉則十二經十五絡之大旨無不得矣

○奇經八脉歌

督脉起自下極腧並於脊裏上風府過腦額鼻入

齗交爲陽脉澥蟹音都綱撫任脉起於會陰底上腹循喉承漿戶入面部目中央陰脉之海妊所賦衝脉出胞循脊中從腹會咽絡脣口女人成經爲血室脉並少陰腎經輔與任督本於會陰三脉並起而異行陽蹻起足之跟裏循外踝上風池裏陰蹻內踝循喉嗌本足陰陽脉別支諸陰交起陰維脉發足少陰築賓郄諸陽會起陽維脉太陽之郄金門部帶脉周圍季脇間會於維道足少陽奇經八脉系諸經灌溉周身脉絡數

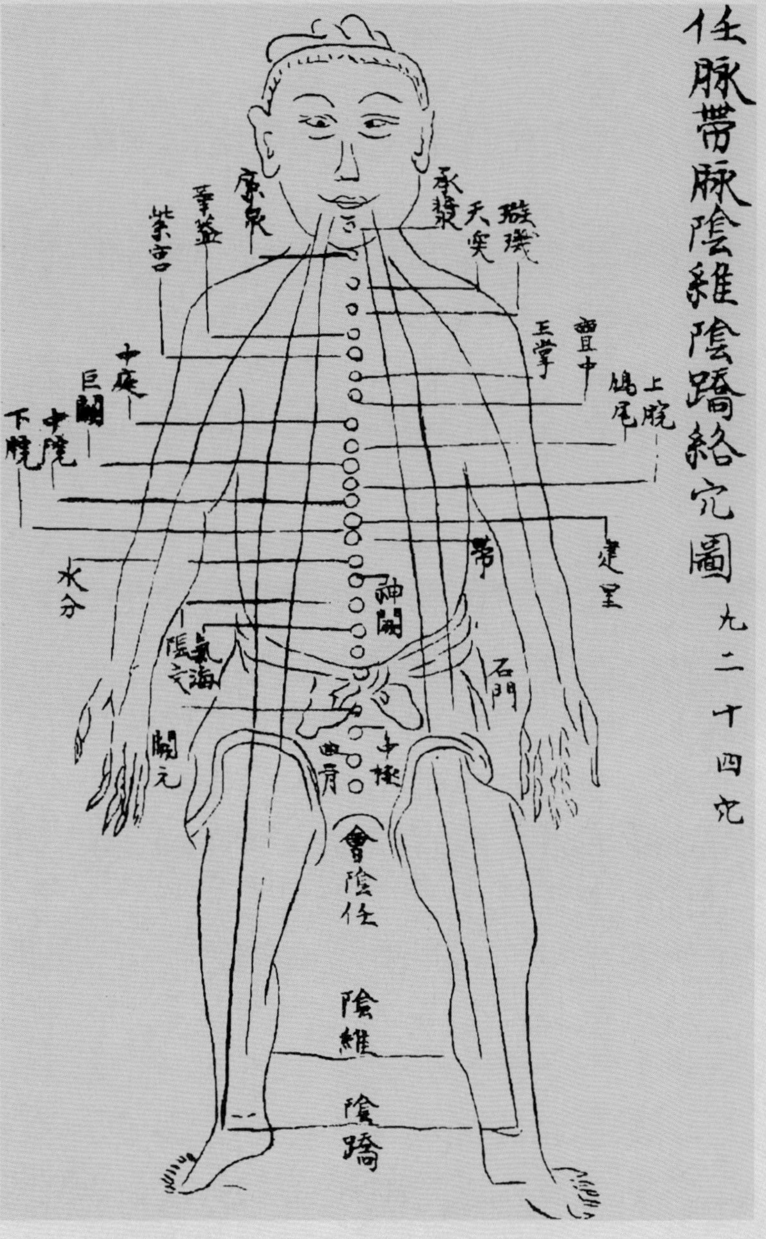

任脈帶脈陰維陰蹻各穴圖 凡二十四穴

承漿
天突
璇璣
廉泉
華蓋
紫宮
玉堂
膻中
中庭
鳩尾
巨闕
上脘
中脘
建里
下脘
水分
帶脈
石門
神闕
陰交
氣海
關元
中極
曲骨
會陰任
陰維
陰蹻

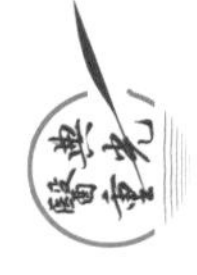

任脈者起於中極之下以上毛際循腹裏上關元至咽上頤循面入目屬陰脈之海也中行凡二十四穴難經甲乙經無上頤循面入目○要旨論云任者姙也此人生養之本故曰任脈起於中極之下長強之上此奇經之一脈也任衝二脈皆起於胞中循脊裏為經絡之海其浮而外者循腹上行會合咽喉別而絡唇其任脈起於少腹以下骨中央其少腹直上者貫臍中央上貫心入喉上頤環唇繫兩目下中央此任脈起於會陰穴在兩陰間任脈別絡挾督脈衝脈之會曲骨穴在橫骨之上毛際中陷中臍下七寸動脈應手中極穴在關元下一寸關元穴在臍下三寸石門穴在臍下二寸氣海穴在臍下一寸五分陰交穴在臍下一寸神闕穴在臍中是水分穴在下脘下一寸臍上一寸會足太陰於下脘穴在建里下一寸建里穴在中脘下一寸會手太陽少陽足陽明於中脘穴一名太倉在上脘下一寸自鳩尾至臍中長八寸然

冒有大小亦不可拘上紀者中脘也只以臍上四寸上脘穴在巨闕下一寸臍上五寸一云巨闕下寸半去蔽骨二寸巨闕穴在鳩尾下一寸鳩尾穴在蔽骨之端下五分有人無蔽骨者從岐骨下一寸是言其骨垂下如鳩尾形故以爲名中庭穴在膻下一寸六分膻中穴在玉堂下一寸六分兩乳中間玉堂穴在紫宮下一寸六分紫宮穴在華蓋下一寸六分華蓋穴在璿璣下二寸璇璣穴在大突下一寸陷中仰而取之上喉嚨會陰維於天突廉泉天突穴在結喉下四寸宛宛中廉泉穴在頷下結喉上舌本間仰而取之自廉泉上頤循承漿穴在頤前唇下宛宛中是陽明之會環唇循齦交穴督任脈之會復出分行循面鬐兩目之下中夾循承泣穴循目瞳子陷中蹻脈任脈足陽明之會分也

任衝之別絡名曰尾翳下鳩尾散於腹實則腹皮痛虛則癢搔取之所別也皆當取此尾翳別穴以治之也

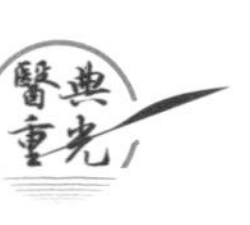

靈樞經曰缺盆之中任脈也名曰天突其側動脈人迎足陽明也

内經曰任脈爲病男子内結七疝女子帶下瘕聚

又曰女子二七而天癸至任脈通太衝脈盛月事以時下七七任脈虛太衝脈衰天癸竭地道不通故形壞而無子

又曰上氣有音者治其缺盆中謂天突穴也陰維任脈之會刺一寸灸三壯

脈經曰寸口脈来緊細實長至關者任脈也動苦少腹繞臍下引横骨陰中切痛取關元治下

人曰横寸口邊脉丸丸者任脉也苦腹中有氣如指上搶心不得俛仰拘急

○經穴歌

會陰一名屏翳正在兩陰間曲骨臍下毛際安中極一名玉泉一名氣原臍下四寸取三寸關元一名丹田一名大中極二石門一名利機一名精露一名命門一名丹田氣海一名脖胦一名下肓臍下一寸半陰交一名橫戶臍下一寸按分明臍內號神闕一名氣舍水分一名分水一寸臍上列下脘音管建里中上脘一名上管一名胃管各遠一寸爲君尊巨闕上脘上一寸鳩尾一名

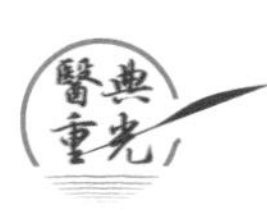

鳩翳（一名髑骭，任衝別絡也）蔽骨五分安中庭膻下寸六分膻中（一名元見）兩乳中間詣玉堂（一名玉英）紫宮及華蓋相去各寸六分貫華蓋璇璣下一寸量璇璣突下一寸看天突（一名天瞿，乃陰維陽維之會也）結下宛宛處廉前（一名舌本）啗下骨尖觀承漿（一名懸漿）頤前唇稜下任脈行腹陰脈煥

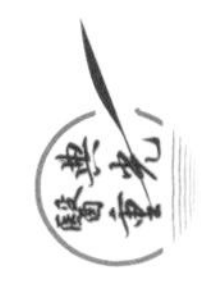

督脈衝脈陽維陽蹻總穴圖

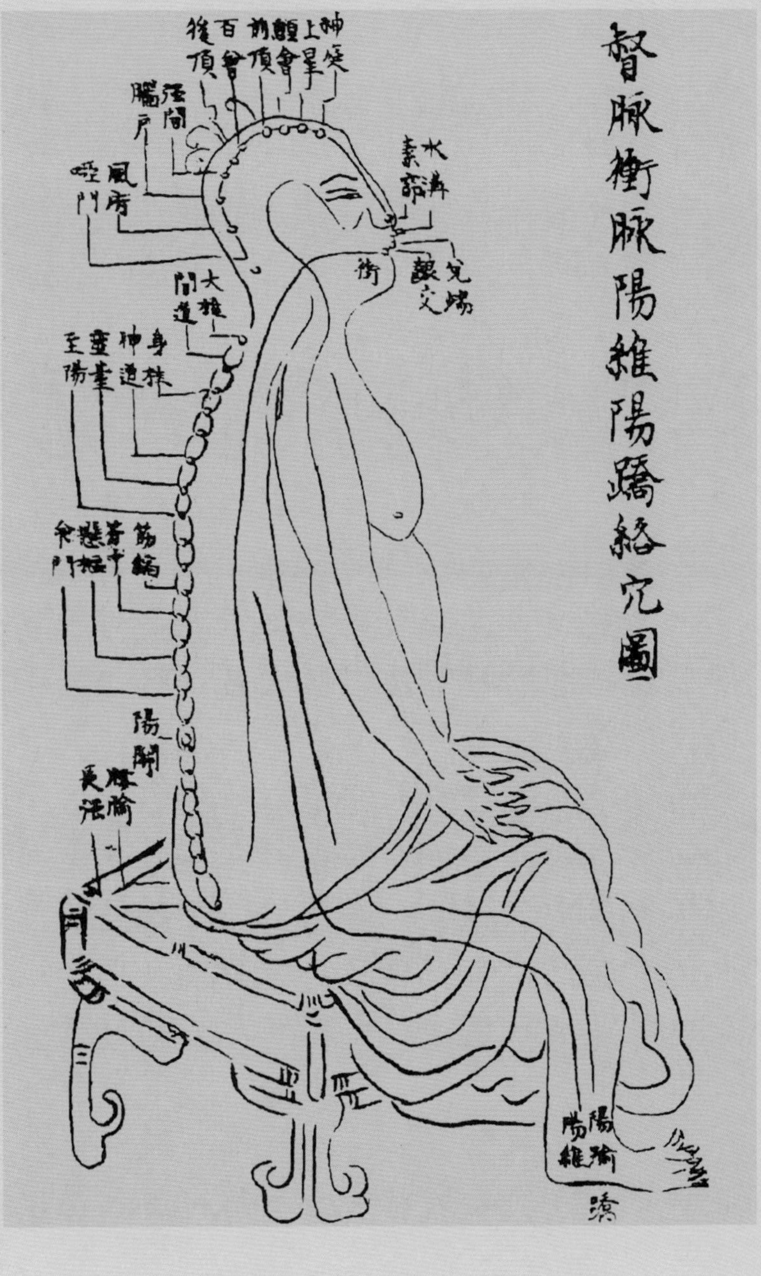

督脈者起於下極之腧難經曰兩陰之間穴名屏翳督脈生於此自屏翳之後並脊而上者為之督脈上至齦縫而終自屏翳前隨衝脈扶臍上至齦縫相連者謂之任脈要旨論云前陰後後陰前屏翳兩筋間為篡篡內深處為下極下極之前男為陰廷女為窈漏二景因云督之言都是人陽脈之都綱也人脈比於水故曰陽脈之海此奇經之一脈也總錄奇經八脈論曰人之氣血常行於十二經脈甚諸經滿溢則流於奇經焉奇經有八脈督脈督於後任脈任於前也並於脊裏上至風府脊見足太陽經○此督脈自會陰穴一名屏翳在兩陰間任脈別絡扶督脈衝脈之會屏翳之後並脊上行循長強穴在脊骶端計三分跌地取之乃得腰腧穴在第二十一推節下間宛宛中以挺腹地舒身兩手相並支額縱四體後乃取甚穴陽關穴在十六推下間伏而取之命門穴在第十四推節間伏而取之懸樞穴在第十三推節下間伏而取之脊中穴在第十一推節下間俛而取之筋縮穴在第九

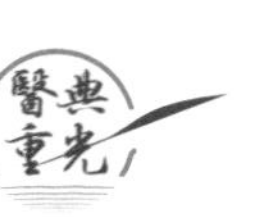

推下節間俛而取之至陽穴在第七推節下間俛而取之靈臺穴在第六推節下間俛而取之神道穴在第五推節下間俛而取之身柱穴在第三推節下間俛而取之風門穴在第二推下兩傍相去各一寸五分督脈足太陽之會陶道穴在大推節下間俛而取之大推穴在第一推上陷中手足三陽脈會瘂門穴在風府後入髮際五分宛宛中會陽維入繫舌本至風府穴入髮際一寸大筋內宛宛中疾言其肉立起言休立下

入腦上巔循額至鼻柱屬陽脈之海也中行凡二十七穴

腦巔額見足太陽經○此經自風府穴入腦上巔循腦戶穴在枕骨上強間後一寸五分強間穴在後頂後一寸五分後頂穴在百會後一寸五分抗骨上百會穴在前頂後一寸五分頂中央旋毛中可容荳一名三陽五會也前頂穴在顱會後一寸五分陷中顱會穴在上星後一寸陷中上星穴在神庭後入髮際一寸陷中神庭穴直鼻上入髮際五分取法用手掌後横紋接於鼻尖上中指盡

處是生星穴也先取上星下五分是也督脈足太陽陽明之交會循額中至鼻柱素髎穴在鼻柱上端下水溝穴在鼻柱下人中是也會手足陽明至兌端穴在唇上端齦交穴在唇內齒上斷筋中與任脈足陽明交會而終

素問骨空論曰督脈者起於少腹以下骨中央女子入繫廷孔任脈衝脈起於小腹之胞中督脈乃起於督下胞中至於少腹則下行於腰橫骨圍之中央繫陰廷溺孔上端也繫廷孔者謂窈漏近所謂前陰穴也以其陰廷繫屬於中故而名之其孔溺孔之端也孔則窈漏也窈漏之中其上有溺孔焉端謂陰廷在此溺孔之上端也其絡循陰器合篡間繞篡後督脈別絡自溺孔之端分而各行下循陰器乃合篡前陰後陰之兩間也自兩間之後已復分而行繞篡之後屏翳穴也別繞臀至少陰與

巨陽太陽也中絡者合少陰上股內後廉貫脊屬腎別謂

別絡分而各行之於焦也○足少陰之絡者自股內後廉貫脊屬腎足太陽之絡外行者循髀樞絡股陽而下其中行者下貫腎之胭中與外行絡合故言至少陰與巨陽中絡合少陰上股內後廉由會陽穴在陰尾尻骨兩傍貫脊會於長強與少陰會並脊裏上行歷腰腧至斷交等穴與任脈足陽明交會而終

與太陽起於目內眥上額交巔上入絡腦還出別下項循肩髆內挾脊抵腰中入循膂絡腎王啓玄曰摟繞腎而上行也

其男子循莖下至篡與女子等女子絡陰器合篡間俱繞篡後屏翳穴男子同此也

其少腹直上者貫臍中央上貫心入咽嚨上頤環唇上繫兩目之下中央李瀕湖曰督脈別絡自長強走任脈者由小腹

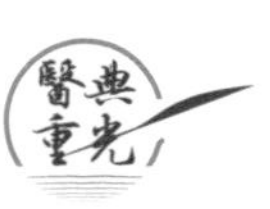

直上貫臍中央上貫心入喉上頤環脣上繫兩目之下中央會大陽於目內眥睛明穴上額與足厥陰同會於巔入絡於腦又別自腦下項循肩髆與手足太陽少陽會於大杼第一推下兩旁去脊中一寸五分內挾脊抵腰中入循膂絡腎

難經曰督脈任脈各四尺五寸合共九尺

張潔古曰督者都也爲陽脈之都綱任者妊也爲陰脈之妊養也

王海藏曰陰蹻陽蹻同起跟中乃氣并而相連任脈督脈同起中極之下乃水溝而相接

滑伯仁曰任督二脈一源而二岐一行於身之前一行

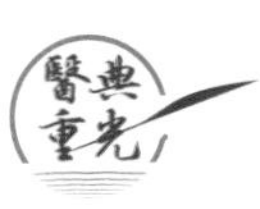

於身之後人身之有任督猶天地之有子午可以分可以合分之以見陰陽之不離合之以見渾淪之無間一而二二而一者也

浩然按天有南極北極以子午相對也人乃一小天地也故任督二脉亦以子午爲陰陽以人與天地之氣相爲流通也但人能窮理格物明天地間氣域中之變化悉從火氣水土四元行之升降相薄如天之彗孛地之化育人之情欲疾病皆係四元行之勝負也身之十二經絡猶天之列宿奇經之八脉猶天之有

經絡也然人惟賴四液之補養一或失調疾病頻興故人身謂一小天地也（四液詳在二卷）

骨空論曰督脈生疾從小腹上衝心而痛不得前後爲衝疝女子爲不孕癃閉遺溺嗌乾治在骨上（謂腰橫骨上毛際中曲骨穴也）甚者在臍下營（臍下一寸陰交穴也）

王啓玄曰此乃任衝二脈之病不知何以屬之督脈

李時珍曰督脈雖行於背而別絡自長强走任脈者則由小腹直上貫臍中貫心入喉上頤環唇而入於目之內眥故顯此諸症啓玄蓋未深考爾

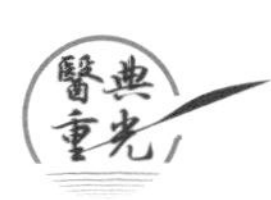

督脈之別絡名曰長強挾膂上項散頭上下當肩胛左

右別走太陽（足太陽膀胱也）入貫膂實則脊強反折虛則頭

重高搖之（頭痛難支必從高而搖之也）俠脊之有過者（此皆俠脊之有病所致也）

取之所別也（病皆痛取此長強別絡穴治之也）

秦越人曰督脈爲病脊強而厥

王海藏曰此病宜用羌活獨活防風荊芥細辛藁本黄

連大黄附子烏頭蒼耳之類

張仲景曰脊強者五痓之總名其證卒口噤背反張而

瘛瘲諸藥不已可灸身柱大椎陶道穴

又曰痓家脉築築而弦直上下行

王叔和曰尺寸俱浮直上直下此爲督脉腰背强痛不得俛仰大人癲病小兒風癎

又曰脉來中央浮直上下動者督脉也動苦腰背膝寒大人癲小兒癎宜灸頂上三壯

内經風論曰風氣循風府而上則爲腦風風入系頭則爲目風眼寒

王啓玄云腦戶乃督脉定太陽之會故也

○經穴歌

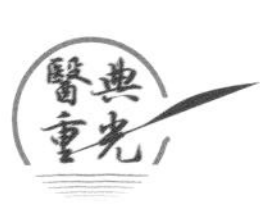

齦交唇內齗逢鄉兑端正在唇中央水溝一名人中鼻下溝內素素髎音節一名面王宜向鼻端詳頭形北高面南下先以前後髮際量分爲一尺有二寸髮上五分神庭當庭上五分上星位顖音信蓋骨也謂之顖門會星上一寸强上至前項一寸半寸半百會一名三陽一名五會一名天滿居中央神聰百會取四面各開一寸風癎詳後頂一名交衝强間一名大羽腦戶一名合顱腦前曰顱傳雜頂顱謂之髑髏也三相去各是一寸五後髮五分定瘂門一名瘖門一名舌橫一名舌厭門上五分是風府一名舌本上有大椎下尾骶分

爲二十有一推古來自有折量法靈樞凜凜細推
詳九寸八分一寸四上之七節如是量百勞一名大推
第一節上是一推節下陶道知身柱第三推節下
神道第五不可揭靈臺第六至陽一名肺底七筋縮第
九推下當脊中一名神宗一名脊俞懸樞命門一名屬累一名精宮穴
十一十三十四節陽關鎮住十六推二十一下腰
腧音書一名背解一名腰戶一名髓孔一名腰柱一名髓腧洋其下長强別絡曰長
强一名爲之一名陰郄趺地取督脉之部脊中量

量督脉法

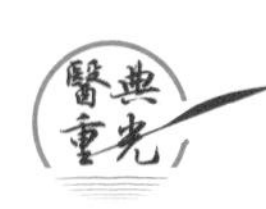

○人之脊骨節大椎至尾骶共二十一節須分上中下取上七節長九寸八分每節長一寸四分中七節長一尺一寸四分每節長一寸六分三釐下七節長八寸八分每節長一寸三分六釐

又一法

○命門穴與臍相當上至百勞十四節下至尾骶七節

陰維脉

陰維起於諸陰之交其脉發於足少陰築賓穴爲陰維之郄在内踝上五寸腨肉分中上循股内廉上行入小腹會足太陰厥陰少陰陽明於府舍上會足太陰於大横腹哀循脇肋會足厥陰於期門上胸膈挾咽與任脉會於天突廉泉上至頂前而終凡一十四穴

陽維脉

陽維起於諸陽之會其脉發於足太陽金門穴在足外踝下一寸五分上外踝七寸會足少陽於陽交爲陽

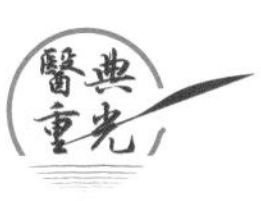

維之郄循膝外廉上髀厭抵少腹側會足少陽於居
髎循脇肋斜上肘上會手陽明手足太陽於臂臑過
肩前與手少陽會於臑會天髎却會手足少陽足陽
明於肩井入肩後會手太陽陽蹻於臑俞上循耳後
會手足少陽於風池上腦空承靈正營目窓臨泣下
額與手足少陽陽明五脉會於陽白循頭入耳上至
本神而止凡三十二穴

二維爲病

越人曰陽維陰維者維絡於身溢畜不能環流灌漑諸

經者也故陽維起於諸陽之會陰維起於諸陰之交陽維維於陽陰維維於陰陰陽不能自相維則悵然失志溶溶（溶溶緩慢貌）不能自收持王叔和脉經曰悵然者其人驚卽維脉緩緩則令身不能自收持卽失志善忘恍惚也

又曰陽維爲病苦寒熱陰維爲病苦心痛王叔和脉經曰陽維爲衛衛爲寒熱陰維爲營營爲血血者主心故心痛也

張潔古曰衛爲陽主表陽維受邪爲病在表故苦寒熱

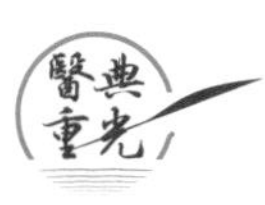

營爲陰主裏陰維受邪爲病在裏故苦心痛陰陽相維則營衛和諧矣營衛不諧則悵然失志不能自收持矣何以知之仲景云病常自汗是衛氣不與營氣和也宜桂枝湯和之又云服桂枝反煩不解先刺風池風府却與桂枝湯此二穴乃陽維之會也謂桂枝後尚自汗發熱惡寒其脉寸浮尺弱而反煩爲病在陽維故先鍼此二穴仲景又云藏無他病時發熱自汗出而不愈此衛氣不和也桂枝湯主之

又曰陰維爲病苦心痛治在三陰之交太陰證則理中

湯少陰證則四逆湯厥陰證則當歸四逆湯吳茱萸
湯主之

李瀕湖曰陽維之脈與手足三陽相維而足太陽少陽則始終相聯附者寒熱之證惟二經有之故陽維爲病亦苦寒熱蓋衛氣晝行於陽夜行於陰陰虛則內熱陽虛則外寒邪氣在經內與陰爭而惡寒外與陽爭而發熱則寒熱之在表而兼太陽證者有汗當用桂枝無汗當用麻黃寒熱之在半表半裏而兼少陽證者當用小柴胡加減治之若夫營衛慄卑而病寒

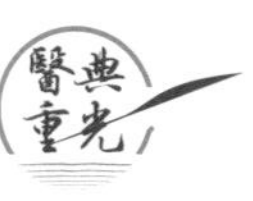

熱者黃芪建中及八物湯之類主之潔古獨以桂枝一證屬之陽維似未擴充至於陰維爲病主心痛潔古獨以三陰溫裏之藥治之則寒中三陰者宜矣而三陰熱厥作痛似未備矣益陰維之脉雖交三陰而行實與任脉同歸故心痛多屬少陰厥陰任脉之氣上衝而然暴痛無熱久痛無寒按之少止者爲虛不可按近者爲實凡寒痛兼少陰及任脉者四逆湯兼厥陰者當歸四逆湯兼太陰者理中湯主之凡熱痛兼少陰及任脉者金鈴散延胡索散兼厥陰者失笑

散兼太陰者承氣湯主之若營血内傷兼夫任衝手
厥陰者則宜四物湯養榮湯妙香散之類因病藥之
如此則陰陽虚實庶乎其不差矣

王叔和脉經曰寸口脉從少陰斜至太陽是陽維脉也
動苦肌肉痺癢皮膚痛下部不仁汗出而寒又苦顛
仆羊鳴手足相引甚者失音不能言宜取客主人

又曰寸口脉從少陽斜至厥陰是陰維脉也動苦癲癎
僵仆羊鳴又苦僵仆失音肌肉痺癢應時自發汗出
惡風身洗洗然也取陽白金門僕參

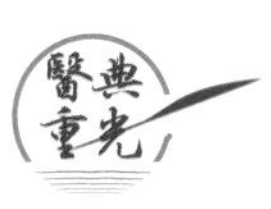

李瀕湖曰王叔和以癲癎屬陰維陽維靈樞經以癲癎屬陰蹻陽蹻二説義異旨同益陽維由外踝而上循陽分而至肩肘歷耳額而終行於衛分諸陽之會陰維由内踝而上循陰分而上脇至咽行於營分諸陰之交陽蹻起於跟中循外踝上行於股外至脇肋肩髆行於一身之左右而終於目内眥陰蹻起於跟中循内踝上行於股内陰氣行於一身之左右至咽喉會任脉而終於目内眥邪在陰維陰蹻則發癲邪在陽維陽蹻則發癎癎動而屬陽陽脉主之癲静而屬

陰陰脉主之大抵二疾當取之四脉之穴分其陰陽而已

王叔和曰診得陽維脉浮者暫起目眩陽盛實者苦肩息洒洒如寒○診得陰維脉沉大而實者苦胸中痛脇下支滿心痛其脉如貫珠者男子兩脇下實腰中痛女子陰中痛如有瘡狀

素問腰痛論曰陽維之脉令人腰痛痛上怫然腫刺陽維之脉與太陽合腨間去地一尺

○王啓玄曰陽維起於陽則太陽之所生並行而上

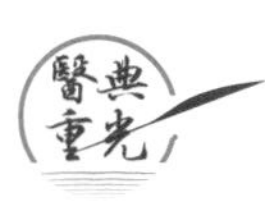

至腨下復與太陽合而上也去地一尺乃承山穴

也在鋭腨腸下分肉間陷中可刺七分

○肉里之脉令人腰痛不可以欬欬則筋縮急刺肉里

之脉爲二痏在太陽之外少陽絶骨之後

○王啓玄曰肉里之脉少陽所生陽維脉氣所發絶

骨之後陽維所過分肉穴也在足外踝直上絶骨

之端如後二分筋肉分間刺可五分

○飛陽之脉令人腰痛怫怫然甚則悲以恐

○啓玄曰此陰維之脉也去内踝上五寸腨分中並

少陰經而上也刺飛陽之脉在内踝上一寸少陰之前與陰維之會築賓穴也〇甲乙經云太陽之絡别走少陰者名曰飛陽

陰蹻脉

陰蹻者足少陰之别脉其脉起於跟中足少陽然谷穴之後同足少陰循内踝下照海穴上内踝之上二寸以交信爲郄（交信在内踝骨上少陰前太陰後廉筋骨間）直上循陰股入陰上循胸裏入缺盆上出人迎之前至咽嚨交貫衝脉入頄（目下爲頄）内廉上行屬目内眥與手足太陽足陽

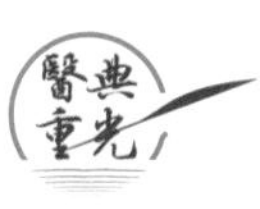

明陽蹻五脉會於睛明而上行凡八穴

張紫陽八脉經云八脉者衝脉在風府穴下督脉在臍後任脉在臍前帶脉在腰陰蹻脉在尾閭前陰囊下陽蹻脉在尾閭後二節陰維脉在頂前一寸三分陽維脉在頂後一寸三分也

陽蹻脉

陽蹻者足太陽之别脉其脉起於跟中出於外踝下足太陽申脉穴當踝後繞跟以僕叅爲本上外踝上三寸以附陽爲郄直上循股外廉循脇後胛上會手太

陽陽維於臑俞上行肩髆外廉會手陽明於巨骨會手陽明少陽於肩髃上人迎夾口吻會手足陽明任脉於地倉同足陽明上而行巨窌復會任脉於承泣至目内眥與手足太陽足陽明陰蹻五脉會於睛明穴從睛明上行入髮際下耳後入風池而終凡二十二穴

難經曰蹻脉從足至目長七尺五寸合一丈五尺

甲乙經曰蹻脉有陰陽何者當其數曰男子數其陽女子數其陰當數者爲經不當數者爲絡氣之在身也

如水之流如日月之行不休故陰脉營其藏而陽脉營其府如環之無端莫知其紀終而復始其流溢之氣内溉藏府外濡腠理

二蹻爲病

秦越人曰陰絡者陰蹻之絡陽絡者陽蹻之絡陰蹻爲病陽緩而陰急陽蹻爲病陰緩而陽急張世賢曰諸陰脉盛散入於陰蹻陰蹻受邪病在陰分而不在陽也故陽緩而陰急也諸陽脉盛散入於陽蹻陽蹻受邪病在陽分而不在陰也故陰緩而陽急也

脉經曰陰蹻在内踝病即其脉急當從内踝以上急外

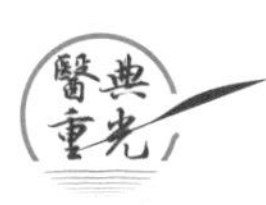

踝以上綫陽蹻在外踝病即其脉急當從外踝以上急内踝以上綫

又曰寸口脉前部左右彈者陽蹻也動苦腰背痛又爲癲癇僵仆羊鳴惡風偏枯𤸷痹身體强又曰微濇爲風癇並取陽蹻在外踝上三寸直絶骨是穴（附陽穴也）

又曰寸口脉後部左右彈者陰蹻也動苦癲癇寒熱皮膚淫痹又爲少腹痛裏急腰及髖窌下相連陰中痛男子陰疝女人漏下不止（髖髀骨也窌腰下穴也）

又曰癲癇瘛瘲不知所苦兩蹻之下男陽女陰

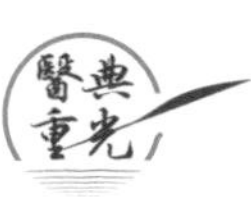

張潔古曰蹻者捷疾也二脉起於足使人蹻捷也陽蹻在肌肉之上陽脉所行通貫六府主持諸表故名爲陽蹻之絡陰蹻在肌肉之下陰脉所行通貫五藏主持諸裏故名爲陽蹻之絡陰蹻爲病陰急則陰厥脛直五絡不通表和裏病陽蹻爲病陽急則狂走目不眛表病裏和陰病則熱可灸照海陽陵穴陽病則寒可鍼風池風府風府乃督脉大陽陽維之會也又曰在陽表者當汗之在陰裏者當下之又曰癲癇晝發灸陽蹻夜發灸陰蹻

內經曰腰痛不可舉者申脉僕參舉之太陽之穴陽蹻之本也
腰痛論曰會陰之脉令人腰痛痛上漯漯然汗出汗乾
令人欲飲飲已欲走刺直陽之脉上三痏在蹻上郄
下五寸橫居視其盛者出血
○啓玄曰足太陽之脉循腰下會於後陰故曰會陰
直陽之脉俠脊下行貫臀至膕循腨過外踝之
後條直而行者故曰直陽之脉也蹻爲陽蹻所
生申脉穴也蹻上郄下乃承筋穴也即腨中央
如外陷者中也太陽脉氣所發禁鍼刺但視其

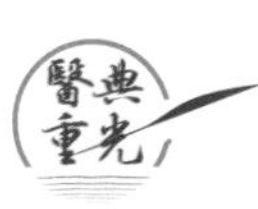

兩腨中央有血絡盛滿者乃刺之出血

又曰昌陽之脉令人腰痛痛引膺目䀮䀮然甚則反折舌卷不能言刺内筋爲三痏在内踝上大筋前太陰後上踝二寸所

○啓玄曰陰蹻脉也陰蹻者足少陰之别也起於然骨之後上内踝之上直上循陰股入陰而循腹入胸裏入缺盆上出人迎之前入頄内廉屬目内眥會於太陽陽蹻而上行故病狀如此内筋卽陽蹻之郄交信穴也

素問繆刺論曰邪客於足陽蹻之脉令人目痛從內眥始刺外踝之下半寸所各二痏（即申脉也）左刺右右刺左如人行十里頃而已

靈樞經曰目中赤痛從內眥始取之陰蹻（交信穴也）

又曰風痙反折先取足太陽及膕中及血絡出血若中有寒邪取陰蹻及三毛上及血絡出血

○李瀕湖曰足太陽京骨穴也在足外側小指本節後太骨下赤白際陷中鍼三分灸七壯膕中委中穴也在曲膝後横紋中鍼三分陰蹻取交信穴見

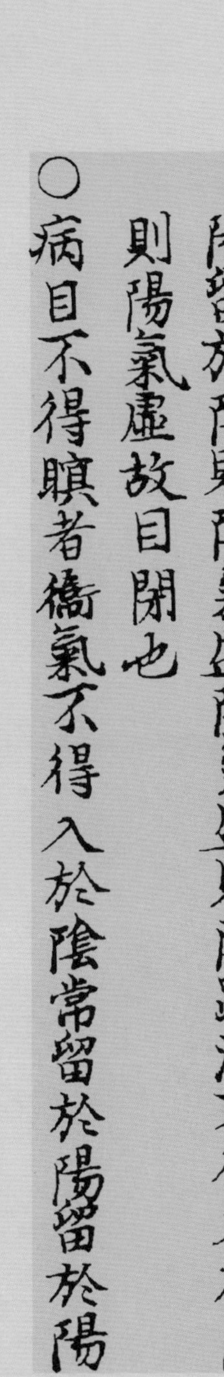

前三毛大敦穴也在足大指外側三毛中肝脉之
井也鍼三分灸三壯血絡者視其處有絡脉盛滿
者出其血也

又曰陰蹻陽蹻陰陽相交陽入陰陰出陽交於目鋭眥
陽氣盛則瞋目陰氣盛則瞑目熱厥取足太陽少陽

甲乙經曰人病目閉不得視者衛氣留於陰不得行於
陽留於陰則陰氣盛陰氣盛則陰蹻滿不得入於陽
則陽氣虚故目閉也

○病目不得瞑者衛氣不得入於陰常留於陽留於陽

則陽氣滿陽氣滿則陽蹻盛不得入於陰則陰氣虛故目不瞑也

靈樞曰五穀入於胃也其糟粕津液宗氣分爲三隧故宗氣積於胸中出於喉嚨以貫心肺而行呼吸焉營氣者泌其津液注之於脉化而爲血以榮四末内注五臟六府以應刺數焉衛氣者出其悍氣之慓疾而先於四末分肉皮膚之間而不休焉晝日行於陽夜行於陰常從足少陰分間行於五臟六腑今厥氣客於五臟六腑則衛氣獨衛其外行於陽不得入於陰

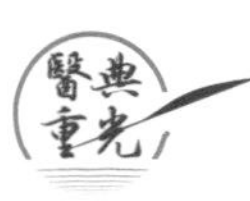

行於陽則陽氣盛陽氣盛則陽蹻陷不得入於陰則陰氣虚故目不瞑也治當補其不足瀉其有餘以通其道而去其邪飲以半夏湯一劑陰陽已通其臥立至其方用流水千里以外者八升揚之萬遍取其清五升煮之炊以葦薪火沸置秫米一升治半夏五合徐炊令至一升半去其滓飲汁一小杯日三稍益以知爲度故其病新發者覆杯則臥汗出則已久者三飲而已

○按瀨湖曰靈樞有云足太陽之筋爲目上綱足陽明

之筋爲目下綱寒則筋急目不合熱則筋縱目不開又云壯者血氣盛肌肉滑營衛不失其常故晝精而夜瞑老人氣血衰氣道澀衛氣內伐故晝不精而夜不瞑又云多臥者腸胃大而皮膚澀分肉不解衛氣行遲故也張子和曰思氣所至爲不眠爲嗜臥巢元方云脾病困倦而嗜臥膽病多煩而不眠王叔和云水流夜疾有聲者土休故也人亦應之人夜臥則脾不動搖脉爲之數疾也一云脾之候在瞼瞼動則知脾能消化也脾病則瞼澀嗜

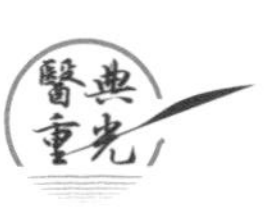

臥矣數說皆論目閉目不瞋雖不言及二蹻蓋亦不離乎陰陽營衛虛實之理可互攷者也

衝脈

衝爲經脈之海又曰血海其脈與任脈皆起於少腹之內胞中其浮而外者起於氣衝（足陽明穴也）並足陽明少陰二經之間循腹上行至橫骨（足陽明去腹中行二寸少陰去腹中行五分衝脈行於二經之間也○橫骨在陰上橫骨中宛如偃月去腹中行一寸半）挾臍左右各五分上行歷大赫氣穴（少陰衝脈之會也）四滿中注肓腧商曲石關陰都通谷幽門至胸中而散凡二十四穴

靈樞經曰衝任皆起於胞中上循背裏爲經絡之海其浮而外者循腹右上行會於咽喉別而絡唇口血氣盛則充膚熱肉血獨盛則滲灌皮膚生毫毛婦人有餘於氣不足於血以其數脫血任衝並傷脈不榮其口唇故鬚髭不生宦者去其宗筋傷其衝脈血瀉不復皮膚内結唇口不榮故鬚亦不生天宦不脫於血而任衝不盛宗筋不强有氣無血唇口不榮故鬚亦不生

素問水熱穴論曰三陰之所交結於脚也踝上各一行

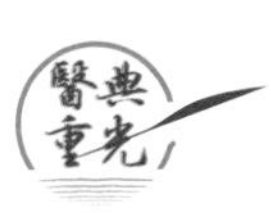

者此腎脉之下行也名曰太衝

○啓玄註曰腎脉與衝脉並下行循足合而盛大故曰大衝一云衝脉起於氣衝衝直而通故謂之衝

陰陽離合篇論曰聖人南面而立前曰廣明後曰太衝太衝之地名曰少陰其衝在下名曰太陰

○啓玄註曰心臟在南故前曰廣明衝脉在北故後曰太衝足少陰腎脉與衝脉合而盛大故曰太衝兩脉相合爲表裏也衝脉在脾之下故曰其衝在下名曰太陰

靈樞經黃帝曰少陰之脉獨下行何也岐伯曰不然夫衝脉者五藏六府之海也其上者出於頏顙滲諸陽灌諸精其下者注於少陰之大絡起於腎下出於氣街循陰股內廉斜入膕中伏行骭骨內廉並少陰之經下入內踝之後入足下其別者並於少陰滲三陰斜入踝伏行出屬跗屬下循跗上入大指之間滲諸絡而溫足脛肌肉故其脉常動則絡結則跗上不動不動則厥厥則寒矣

浩然按李時珍言三焦即命門之用與任衝督相通之

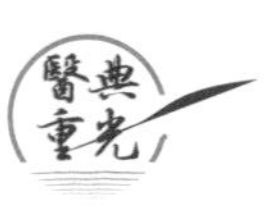

論但尚未發明原委也夫三焦者指人一身從頭至心心至臍臍至足分爲上中下三焦命門者在背脊骨從尻骨下上數七節間有命門穴乃真元精炁之息所即受胎時所禀之元炁乃充達周身百節經絡營衛無不貫通而五藏六府奇經八脉亦惟此一炁之運用非獨任衝督可相通也

衝脉爲病

難經曰衝脉爲病逆氣而裏急腎氣不足傷於衝脉逆氣不上行也裏急腹脹痛也

靈樞曰氣逆上刺膺中陷下者與下胸動脉腹痛刺臍
左右動脉按之立已不已刺氣街按之立已
李東垣曰秋冬之月胃脉四道爲衝脉所逆脇下少陽
脉二道而反上行名曰厥逆其證氣上衝咽不得息
而喘息有音不得卧宜調中益氣湯加吴茱萸五分
隨氣多少用之○夏月有此乃大熱之症用黄連黄
柏知母各等分酒洗炒爲末白湯爲丸每服一二百
丸空心白湯下卽以美膳壓之不令停留胃中直至
下元以瀉衝脉之邪也蓋此病隨四時寒熱溫涼治

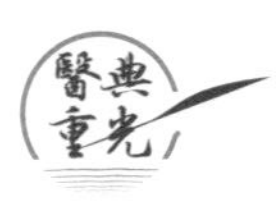

之

又曰凡逆氣上衝或兼裏急或作躁熱皆衝脉逆也若内傷病此宜補中益氣湯加炒蘗炒連知母以泄衝脉○凡腎火旺及任督衝三脉盛者則宜用酒炒黄蘗知母亦不可久服恐防胃也○或腹中刺痛或裏急宜多用甘草或虚坐而大便不得者皆屬血虚血虚則裏急宜用當歸○逆氣裏急膈咽不通大便不行者宜升陽瀉熱湯主之方見蘭室秘藏○麻木厥氣上衝逆氣上行妄聞妄見者宜神功丸主之方見蘭室秘藏

孫真人千金方云欬唾手足厥逆氣從小腹上衝胸咽其面翕熱如醉因復下流陰股小便難時復冒者寸脉沉尺脉微宜茯苓五味子湯以治其氣衝其方用茯苓五味子三錢桂心甘草一錢水煎服胸滿者去桂

程篁墩曰太平侯病膻中痛喘嘔吞酸臍上一點氣上至咽喉如氷每子後申時輒發醫以為太寒不效祝橘泉曰此得之大醉及厚味過多子後申時相火自下騰上故作痛也以二陳加芩連梔子蒼朮數飲而愈

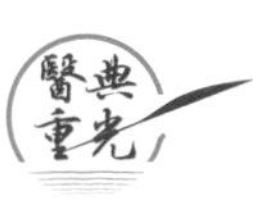

素問痿論曰治痿獨取陽明者何也曰陽明者五藏六府之海也主閏宗筋宗筋主束骨而利機關衝脉者經脉之海主滲灌谿谷與陽明合於宗筋會於氣衝而陽明爲之長皆屬於帶脉而絡於督脉故陽明虛則宗筋縱帶脉不引故足痿不用治之當各補其營而通其俞調其虛實和其逆順筋脉骨肉各以其時受月則病已謂肝甲乙心丙丁脾戊己王氣法時月也

李東垣曰暑月病甚則傳腎肝爲痿厥痿乃四肢痿軟厥乃四肢如火或如冰心煩衝脉氣逆上甚則火逆

名曰厥逆故痿厥二病多相須也經曰下氣不足則痿厥則心悗宜以清燥去濕熱之藥或生脉散合四苓散加酒炒黄蘗知母以洩其濕熱

李瀕湖曰濕熱成痿乃不足中有餘也宜滲泄之藥若精血枯涸成痿乃不足中之不足也全要峻補之藥

靈樞經曰胸氣有街腹氣有街頭氣有街脛氣有街故氣在頭者止之於腦氣在胸者止之膺與背腧氣在腹者止之背腧與衝脉於臍之左右之動脉氣在脛者止之於氣街與承山踝上以下取此者用毫鍼先

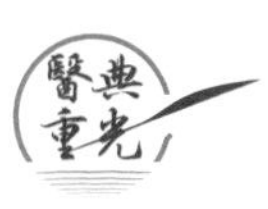

按在上久應手乃刺而與之所治者頭痛眩仆腹痛中滿暴脹及有新積作痛

攣痛論曰寒氣客於衝脉衝脉起於關元隨腹直上寒氣客則脉不通脉不通則氣因之故喘動應手

王叔和曰兩手脉浮之俱有陽沉之俱有陰陰陽皆實盛此衝督之脉也衝督之脉爲十二經之道路也衝督用事則十二經不復朝於寸口其人苦恍惚狂癡不者必當由豫有兩心也

又曰脉來中央堅實徑至關者衝脉也動苦少腹痛上

搶心有瘕疝遺溺脇支滿煩女子絶孕

又曰尺寸俱牢直上直下此乃衝脉胸中有寒疝也

張仲景曰傷寒動氣在右不可發汗汗之則衄而渴心苦煩飲水即吐（先服五苓散次以竹葉湯）不可下下之則津液内竭頭眩咽燥鼻乾心悸（竹葉湯）○動氣在左不可發汗汗之則頭眩汗不止筋惕肉瞤此爲難治（或先用防風白术牡蠣湯次用小建中湯）不可下下之則腹裏拘急不止動氣反劇身雖有熱反欲拳（先服甘草乾薑湯次服小建中湯）○動氣在上不可發汗汗之則氣上衝正在心端（李根湯）不可下下之

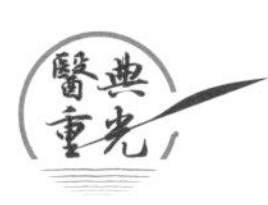

則掌握熱煩身熱汗泄欲水自灌竹葉湯○動氣在下不可發汗汗之則無汗心中大煩骨節疼頭痛目運惡寒吐穀先服大陳皮湯次服小建中湯不可下下之則腹滿卒起頭眩食則下清穀心中痞堅甘草瀉心湯

○浩然按時珍言臍之左右上下有氣築築然牢而痛正衝任足少陰太陰四經病也成無已註以爲左肝右肺上心下肺蓋未審四藏乃兼邪耳但下動是腎乃無已誤肺也

岐伯曰海有東西南北人亦有四海以應之胃者水穀

之海其輸上在氣衝下至三里衝脈爲十二經之海其輸上在於大杼下出於巨墟之上下廉膻中者爲氣之海其輸上在於柱骨之上下前在人迎腦爲髓之海其輸上在於蓋下在風府○氣海有餘氣滿胸中悗息面赤氣海不足則氣少不足以言○血海有餘則常想其身大怫然不知其所病血海不足亦常想其身小狹然不知其所病○水穀之海有餘則腹滿水穀之海不足則飢不受食○髓海有餘則輕勁多力目過其度髓海不足則腦轉耳鳴脛痠眩冒目

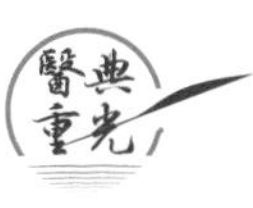

無所見懈怠安卧

浩然按諸髓皆屬於腦又腎生髓髓生肝足太陽經入絡於腦故五臟之精和合而為膏者内滲入於骨孔補益於腦髓今覌藏象其脊骨中髓上至於腦下至於尾骶其兩傍附筋脊每節兩向皆有細絡一道内連腹中與心肺系及五臟相連也

帶脉

帶脉者起於季脇足厥陰之章門穴同足少陽循帶脉穴章門穴厥陰少陽之會帶脉穴屬足少陽經圍身一周如束帶然又與

足少陽會於五樞維左右凡八穴
靈樞經曰足少陰之正至膕中別走太陽而合上至腎
當十四椎出屬帶脉
○楊氏曰帶脉總束諸脉使不妄行如人束帶而前垂
故名婦人惡露隨帶脉而下故謂之帶下
帶脉爲病
秦越人曰帶脉爲病腹滿腰溶溶如坐水中溶溶緩慢貌
明堂曰帶脉二穴至腰腹縱溶溶如囊水之狀婦人小
腹痛裏急後重瘛瘲月事不調赤白帶下可鍼六分

灸七壯

張潔古曰帶脉之病太陰主之宜灸章門二穴三壯

素問曰邪客於太陰之絡令人腰痛引小腹控眇不可以養息（眇謂季脇下之空軟處）

張仲景曰大病瘥後腰以下有腫氣壯𧔧澤瀉散主之若不已灸章門穴卽效

王叔和曰帶脉爲病左右繞臍腰脊痛衝陰股也

王海藏曰小兒癩疝可灸章門三壯而愈以其與帶脉行於厥陰之分而太陰主之〇女子經病血崩久而

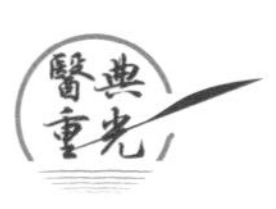

成枯者宜澀之益之血閉久而成竭者宜益之破之破血有三治始則四物入紅花調黃芪肉桂次則四物入紅花調鮻鯉甲桃仁肉桂童子小便和酒煎服末則四物入紅花調易老没藥散

張子和曰十二經與奇經七脉皆上下周流惟帶脉起少腹之側季脇之下環身一周絡腰而過如束帶之狀而衝任二脉循腹脇夾臍旁傳流於氣衝屬於帶脉絡於督脉衝任督三脉同起而異行一源而三岐皆絡帶脉因諸經上下往來遺熱於帶脉之間客熱

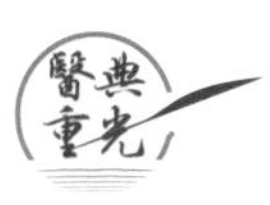

鬱抑白物滿溢隨溲而下綿綿不絶是謂白帶內經云思想無窮所願不得意淫於外入房太甚發爲筋痿及爲白淫白淫者白物淫衍如精之狀男子因溲而下女子綿綿而下也皆從濕熱治之與治痢同法赤白痢乃邪熱傳於大腸赤白帶乃邪熱傳於小腸後世皆以赤爲熱白爲寒流誤千載是醫誤之矣又曰資生經載一婦人患赤白帶下有人爲灸氣海未効次日爲灸帶脉穴有鬼附耳云昨日灸亦好只灸我不着今灸着我我去矣可爲酒食祭我其家如其

言祭之遂愈予初怪其事因思晉景公膏肓二鬼之事乃虚勞已甚鬼得乘虚居之此婦亦或勞心虚損故鬼居之灸既着穴不得不去自是凡有病此者每爲之按此穴莫不應手酸痛令歸灸之無有不愈其穴在兩脇季肋之下一寸八分若更灸百會穴尤佳内經云上有病下取之下有病上取之又曰上者下之下者上之是矣

劉宗厚曰帶下多本於陰虚陽竭營氣不升經脉凝澀衛氣下陷精氣積滯於下焦奇經之分蘊釀而成以

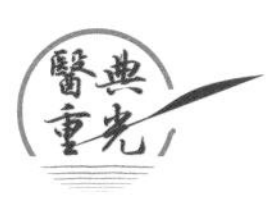

帶脉爲病得名亦以病形而名白者屬氣赤者屬血多因醉飽房勞服食燥熱所至亦有濕痰流注下焦者腎肝陰淫濕勝者或驚恐而木乘土位濁液下流或思慕無窮發爲筋痿所謂二陽之病發心脾也或餘經濕熱屈滯於少腹之下或下元虚冷子宫溼淫治之之法或下或吐或發中兼補補中類利燥中兼升發潤中兼温養或温補或收澀諸例不同亦病機之活法也

巢元方曰腎着病腰痛冷如氷身重腰如帶五千錢不

渴小便利因勞汗出衣裹冷溼而得久則變爲水也

〇千金用腎著湯三因用滲濕湯東垣用獨活湯主之

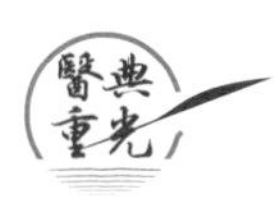

醫學原始　卷之六終

圖書寮

六七之巻原本ヨリ前缺ス

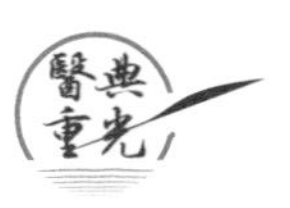

始

卷首

雲間浩然子惠源王宏翰著輯

吳門太醫院生洲尤　乘參訂

經絡色脉主症

靈樞黃帝曰皮有分部脉有經紀筋有結絡骨有度量其所生病各異別其分部左右上下陰陽所在諸經始終岐伯曰欲知皮部以經脉爲紀者諸經皆然馬玄臺註曰此言皮部以經脉爲紀盡各經而皆然也人身之皮分爲各部如背中行爲督脉督脉兩

石川文庫

傍四行屬足太陽經肋後背傍屬足少陽經肋屬足厥陰經等義是也其結絡骨度已於各藏腑部内俱詳悉矣

又曰皮者脉之部也邪客於皮則腠理開開則邪入客於絡脉絡脉滿則注於經脉經脉滿則舍於臟府也故皮者有分部不與而生大病也言皮部邪初感時不能分理而大病挺是生也

又曰百病之始生也必先於皮毛也邪中則腠理開開則入客於絡脉留而不去傳入於經留而不去傳入於腑廪於腸胃邪之始入皮也泝然起毫毛開腠理

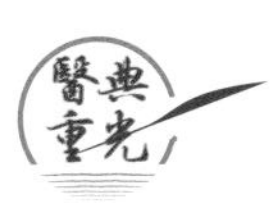

其入於絡也則絡脈盛色變其入客於經也則感虚乃陷下其留於筋骨之間寒多則筋攣骨痛熱多則筋弛骨消肉爍䐃破毛直而敗

直行者為經旁行者為絡絡脈主表經脈主裏經有常色而五色各異心赤肺白肝青脾黄腎黑也絡脈之色無常變陰絡之色應其經陽絡之色變無常隨四時而行也寒多則凝泣凝泣則青黑熱多則淖澤淖澤則黄赤此皆常色謂之無病多青則為痛多黑為痺多白則寒黄赤則熱五色俱見為寒熱相兼也

俞穴所屬補瀉法

五臟臟俞左右五十穴井滎俞經合之穴木火土金水也所出爲井所流爲滎所注爲俞所行爲經所入爲合臟屬陰陰井木井也六府府俞左右七十二穴井滎俞原經合之穴金水木火土以相生也府屬陽陽井金井也陰井木陽井金陰滎火陽滎水陰俞土陽俞木陰經金陽經火陰合水陽合土也井滎俞經合各配五行各有子母也故經曰虚則補其母實則瀉其子假如肝病實則瀉肝之滎屬火是其子也虚則

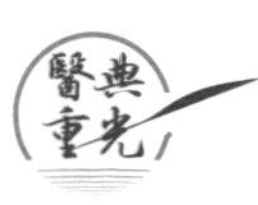

補肝之合屬水是其母也若他邪相乘陰陽偏勝先補其不足後瀉其有餘此針之大要也夫從前來者為虛邪從後來者為賊邪從所不勝來者為微邪本經自病者為自邪虛者補之實者瀉之不虛不實以經取之逐日養子五度循環流注惟三焦為陽氣之父包絡為陰氣之母二經尊重不係五行所攝或壬癸日刺之也

針法淺深禁宜論

春夏刺至肌肉用二十四息秋冬刺至筋骨用三十六

息如春刺肌肉無令傷筋骨臥針而刺之秋刺筋骨無令傷肌肉血脉先以指攝所針滎俞之處氣散乃納針不如是則傷皮膚過秋三月令人咳嗽傷血脉過夏三月令人心痛傷肌肉過四季令人黄疸傷筋骨過冬三月令人骨節痛切宜戒之

春刺井夏刺滎秋刺經冬刺合兼刺原及交會之處更詳井滎俞經合所主病也假令氣在足太陽經春刺陰穴兼刺京骨原穴其交會之處睛明穴是也并井滎俞所主病并主心下滿之類是也

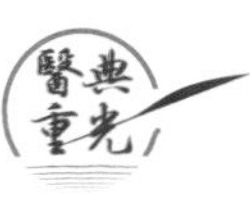

禁針穴歌

禁針穴道要分明腦户顖會及神庭絡却玉枕角孫穴顱顖承泣隨承靈靈臺神道膻中穴水分神闕并會陰横骨氣衝手五里箕門承筋及青靈更加臂上三陽絡二十二穴針須停孕婦不宜針合谷三陰交内亦通論石門針灸俱須忌女子終身無妊孕一有雲門并鳩尾缺盆客主人莫深肩井深時多暈倒三里急補人還平

禁灸穴歌

禁灸之穴四十五承光啞門及風府天柱素髎臨泣上睛明攢竹迎香數禾窌顴窌絲竹空頭維下關與脊中肩貞心腧白環腧天牖人迎共乳中周榮淵液并鳩尾腹哀少商魚際兗經渠天府及中衝陽關陽池地五會隱白漏谷陰陵泉條口犢鼻及陰中伏兔髀關并委中殷門申脉承扶同

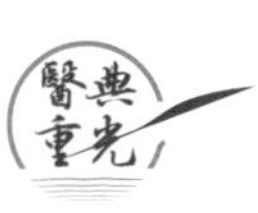

針灸尻神禁忌圖穴歌

尻神所在足跟遊坤内外踝震口留巽位神居頭乳口中宫兩骨尻眉求面目背從乾上數兑宫手膊亦須休艮腰頸項針難下膝肋離宫最可愁坎末若周禁忌法肚中肘脚亦神流

九宫尻神圖

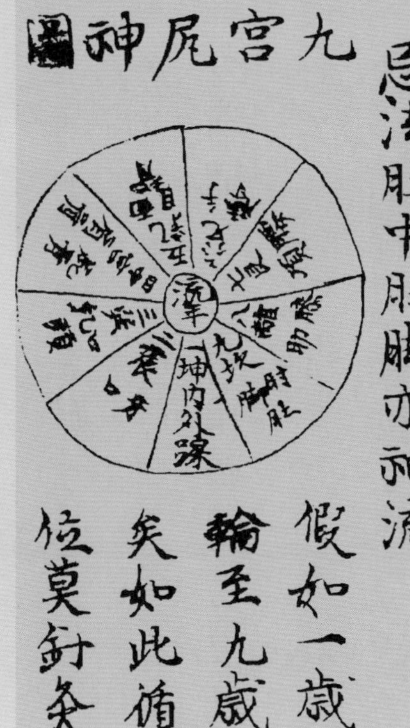

假如一歲尻神在坤二歲在震輪至九歲在坎十歲又在坤位矣如此循環輪數凡逢尻神在位莫針灸也

手少陽三焦經俞穴主症左右共四十六穴

關衝二穴金也在手無名指第四指也去爪甲角如韭葉手少陽脈所出爲井也針一分沿皮向後三分可灸三壯專治喉嚨閉塞頭目昏花心胸煩悶肘臂不能舉動目生翳膜視物昏花羞明怕日看虛實補瀉

液門二穴水也在小指次指岐骨陷中一取法捻拳覆按桌上陷中是穴手少陽脈所流爲滎也針一分沿皮向後三分可灸三壯專治手背腕骨紅腫疼痛宜彈針出血并手臂不能舉動寒熱頭目昏花語言失

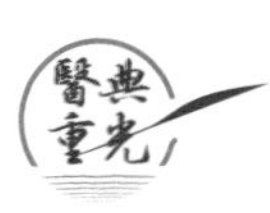

忘看症補瀉

中渚二穴木也在小指次指本節後陷中去液門五分是穴手少陽脉所注爲俞也針一分沿皮向後二寸透陽池岐伯云專治熱病汗不出手臂紅腫疼痛十指攣拳不能屈伸大治脊間心腹疼痛看症補瀉

陽池二穴在表腕上大骨下兩筋陷中手少陽脉所過爲原也針三分灸三壯岐伯云治寒熱瘧疾寒多則補熱多則瀉或跌折手腕疼痛不能舉看症補瀉

外關二穴手少陽別絡也在腕後二寸陷中針透内關

可灸三壯專治手臂不能屈伸五指疼痛不能握物耳聾不聽此穴亦通

支溝二穴火也在腕後三寸兩筋陷中手少陽脈所行爲經也直針透間使可灸三壯岐伯云專治筋骨疼痛大便閉澁瀉之立通又治四肢不能舉動語言蹇澁口噤不開暴啞難言可灸二七壯看症補瀉

會宗二穴在支溝外傍一寸空中灸三壯主耳聾肌膚痛風癎

三陽絡二穴在支溝上一寸灸七壯禁針岐伯云專治

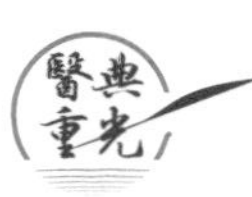

身倦耳聾氣閉暴啞不言口噤肘臂不能舉有症補瀉

四瀆二穴在肘前五寸外廉陷中主呼吸短氣咽中如息肉狀耳暴聾下牙痛

天井二穴土也在肘上大骨後一寸兩筋陷中屈肘取之手少陽脉所入爲合也針一分灸三壯岐伯曰專治心腹疼痛咳嗽氣喘瘰癧等症未潰者瀉已潰者補灸七壯立效又治傷寒發熱項强不能回顧兼治癮疹

清冷淵二穴在肘上三寸伸肘舉臂取之灸三壯主肩臂不舉頭痛曰黄脇痛振寒

消濼二穴在肩下臂外開腋斜肘分取之針五分灸三壯主治頭痛項如拔頸有大氣寒熱痹

臑會二穴在臂前廉去肩頭三寸針五分灸五壯主癭瘤氣咽腫寒熱瘰癧顛疾肘節痹臂酸重腋急痛肘臂痛難伸屈

肩髎二穴在肩端外陷臑會上斜舉臂取之針七分灸三壯主臂痛重不舉

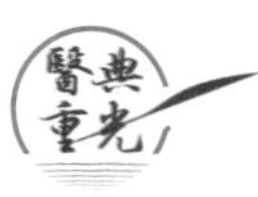

天窌二穴在缺盆上毖骨際陷中針八分灸三壯主肩臂肘痛或引頸項急寒熱胸滿缺盆中痛汗不出

天牖二穴在耳下頸大筋外缺盆上天容後天柱前髮際針一分沿皮向外一寸主治頭頸項强不能回顧禁灸灸則令人面腫眼閉切戒切戒

翳風二穴在耳珠後陷中按之引耳中針三分灸七壯主耳痛鳴聾口噤口眼喎斜下牙齒痛失欠脫頷頰腫牙車急痛

瘈脉二穴在耳本後雞足青脉上禁用針灸

顱顖二穴在耳後上青脉間禁針灸七壯主頭重目昏風聾耳痛耳塞耳鳴嘔吐胸脇引痛不得俛仰及發癎風瘲

角孫二穴在耳廓上中間髮際下開口有空禁針灸三壯主目生膚翳牙痛頸腫項痛

絲竹空二穴在眉尾骨後陷中一取法在眉尖後入髮際陷中禁灸灸則令人眼小針一分且如頭風等症針頭宜向後一寸一切眼疾針頭宜向前透瞳子窌治偏正頭風不可忍大凡眼赤頭痛癰疾傷寒此穴

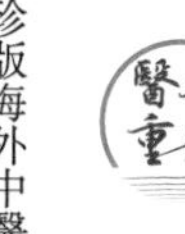

乃太陽盛則瀉若清涼方可補之

禾窌二穴在耳門前兑髮下横動脉針三分主風痛頭重牙車急耳鳴頷頰腫禁灸

耳門二穴在耳前起肉當耳缺處針三分灸三壯主治耳痛鳴聾有膿汁出生瘡耳𤸷耳痔齒痛

手太陰肺經俞穴主證 左右共二十二穴

中府二穴在雲門下一寸乳上三肋間針一分沿皮向外一寸可灸二七壯治症同前

雲門二穴在巨骨下夾氣戶旁開二寸針一分沿皮向外一寸治喉瘋等症咳嗽氣急不得安臥胸腹痛一切等症並灸五十壯禁防暈

天府二穴在腋下三寸動脉中取法用鼻尖點臂上到處是穴横針入一寸禁灸岐伯云專治逆氣喘急不能安息或鼻衄不止兩臂不能擧肩痠疼頭項强不

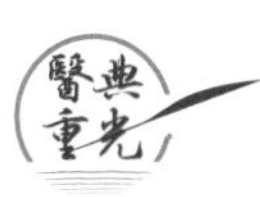

能回顧

俠白二穴在天府下去肘五寸動脉中灸五壯主治咳逆乾嘔煩悶心痛

尺澤二穴水也在肘中約紋上與曲池相近動脉中手如弓方得下針手太陰脉所入爲合也針入一寸岐伯云專治肘後筋緊宜瀉或臂不能舉手不能屈又治腰閒疼痛不能俛仰看虛實補瀉

孔最二穴在側腕上七寸針三分灸五壯治熱病汗不出肘臂厥痛不及頭

列鈌二穴在腕骨上側一寸五分取法以手交叉食指點處是穴兩骨罅中手太陰脉别絡走足陽明針入一分沿皮向前透經渠穴岐伯云專治半身不遂口眼喎斜或口禁不開肚腹疼痛針宜沿皮向後一寸太治咳嗽寒痰沿皮透太淵看虛實補瀉

經渠二穴金也在手寸口脉陷中一取法用食指交叉列鈌爲准次取食指爪甲角下是穴也手太陰脉所行爲經也針入二分沿皮向前透太淵岐伯云專治久虛寒熱寒補多瀉少熱補少瀉多又治心煩兩肋

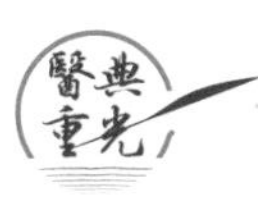

拘急背膊痠疼用針看虛實補瀉禁灸

太淵二穴土也在手掌後橫紋陷中手太陰脉所注爲俞也針入二分岐伯云治胸膈疼痛宜瀉牙齒痛宜補灸三壯如傷寒飲食過多咳嗽痰涎手心熱目生翳膜狂言妄語尊卑不識看虛實補瀉

魚際二穴火也在太指内側餘後散脉中手太陰脉所流爲滎也針入一分沿皮向後禁灸岐伯云專治煩熱或手心熱或身熱頭痛咳嗽痰涎背痛不得安卧看虛實補瀉

少商二穴木也在手大指端内側去爪甲如韭手太陰脉所出爲井也針入一分沿皮向後一分禁灸岐伯曰專治喉風或亂鶩用三稜針微出血又治傷寒閉結水穀不下宜瀉不宜補

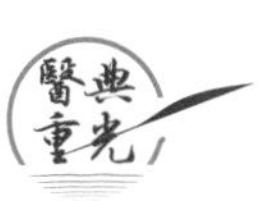

手少陰心經俞穴主症　左右共十八穴

少冲二穴水也在手小指内側去爪甲如韭葉手少陰脉所出爲井也針入一分沿皮向後三分岐伯云專治心腹疼痛吹嗽痰涎乍寒乍熱手攣不伸肘後疼痛

少府二穴火也在手小指本節後骨縫陷中相對掌心勞宫穴一取法屈掌摺紋是穴治病如前手少陰脉流爲滎也針入二分灸三壯專治掌心發熱心胸膨脹看症補瀉

神門二穴土也在掌後兑骨端陷中手少陰脉所過爲俞也針入一分沿皮向前透腕骨岐伯云專治五癇等症又治嘔咯等症可灸七壯看症補瀉

陰郄二穴在神門後半寸治盜汗不止灸七壯又治驚恐心痛失㾬洒淅厥逆霍亂胸滿衄血

通里二穴在腕後一寸針入三分灸三壯岐伯云治心中懊惱煩悶頭目昏疼肘臂不舉面目皆紅看虛實補瀉

靈道二穴金也去腕後寸半手少陰脉所行爲經也針

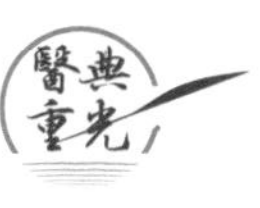

入一分沿皮向前一寸半岐伯云治心中恐怯先補後瀉

少海二穴水也在肘内廉横紋頭盡處陷中一法肘内廉節後大骨外去肘端五分針入三分灸三壯一曰禁灸手少陰脉所入爲合也主治頭痛目黄目眩項强齒痛嘔吐肩背肘腕腸引項痛顛癇吐舌瘧疾寒熱汗出四肢不舉看虚實補瀉

青靈泉二穴在肘上三寸伸肘舉臂取之禁針灸三壯主頭痛目黄脇痛肩不能舉看虚實補瀉甲乙經無此穴

極泉二穴在腋下筋間動脈入胸處灸七壯主目黄咽乾心痛脇滿乾嘔煩渴四肢不收

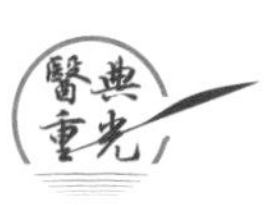

手厥陰心包絡經俞穴主證左右共十八穴

中冲二穴水也在手中指端去爪甲如韭手厥陰脉所出爲井也針入一分沿皮向後三分灸一壯岐伯云專治心腹疼痛手心發熱此穴能决人死生且如中風之症非止一也有中風中氣中暑此三者五藏六府受病中府可療中藏難治如中心針中冲無血出補之不知痛不省人事此乃心藏氣絶也針少商無血出不知痛肺藏氣絶也針大敦補之無血不知痛者肝絶也針隱白穴不知疼痛不省人事脾藏絶也

針湧泉不知痛又無血出腎藏絕也黃帝曰何以知五藏受病岐伯曰五藏者心肝脾肺腎也取井穴針之不知痛者乃五藏絕也思岐曰大槩中風先刺兩手中冲用三稜針出血可治無血非仙不可治也故述於此

勞宫二穴火也在手掌中屈無名指點處是穴手厥陰脉所流爲榮也針入二分禁灸岐伯曰專治翻胃心痛言語蹇澁熱病汗不出胸膈不寬嘔吐不已五心煩熱口內生瘡此穴上針一度令人虛一度凡針有

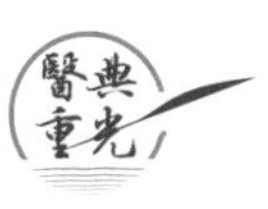

補瀉凡灸亦有補瀉就艾炷上吹火播去爲瀉按火
爲補

大陵二穴土也在手掌後横紋兩筋間手厥陰脉所注
爲俞也主治熱病汗不出心中疼痛渾身發熱悲喜
無常大小艱難氣血不和生瘡針入三分看虚實補
瀉

内關二穴在手掌後横紋二寸兩筋間陷中别走手少
陽宜針透外關此穴通陰蹻絡岐伯云專治心腹疼
痛胃脘停寒嘔吐酸水暴啞不言針入五分看症補

瀉語言蹇澁可灸三壯

間使二穴金也在掌後三寸兩筋間陷中手厥陰脉所

，行爲經也灸七壯直針透支滿穴岐伯云專治寒熱

瘧疾熱多則瀉寒多則補又治心中恐怯驚惕宜補

心中煩悶宜瀉

郄門二穴在掌後横紋五寸針三分灸五壯一法在大

陵後五寸主治心中疼痛鼻血不止心中恐怯神氣

不足盜汗不止看虛實補瀉

曲澤二穴水也在肘内陷中屈肘取之大筋内横紋中

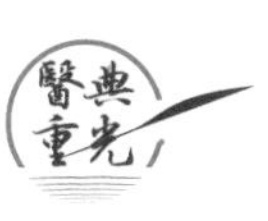

是穴手厥陰脉所入爲合也主治心氣疼痛憂愁思慮過多鬱結於心以致心痛無常渾身發熱口渴唇焦或吐嘔血針三分灸三壯看虛實補瀉

天泉二穴在曲腋下二寸舉臂取之針三分灸三壯主治咳逆胸脇支滿膺背胛臂内廉骨痛

天池二穴在乳後二寸側脇陷中一法在腋下乳後一寸腋下三寸針三分灸三壯主頭痛寒熱胸滿腋腫上氣喉中有聲

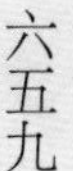

足太陰脾經俞穴主症左右共四十二穴

隱白二穴木也在足大指端內側去爪甲如韭足太陰脈所出爲井也治腹脹泄瀉不得安臥嘔吐飲水不下暴泄不止足寒不能立婦人月事過多不止針入一分沿皮向後三分看症補瀉禁灸一云灸三壯

大都二穴火也在足大指本節後內側陷中足太陰脈所流爲滎也針三分灸三壯治熱病汗不出手足厥冷五心煩熱口吐酸水久治腳面紅腫宜彈針出血

太白二穴土也在足內踝前核骨下陷中足太陰脈

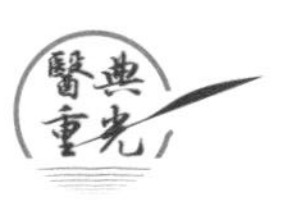

所注爲俞也横針三分灸三壯治渾身發熱肢體倦
怠飲食不化嘔吐酸水大便膿血小便閉腰疼
公孫二穴在足大指本節後一寸一法太白後一寸别
走陽明横針五分治傷寒瘧疾不飲食面浮心煩狂
言肚脹腹滿又治脚背腫痛看症補瀉
商丘二穴金也在足内踝下微前陷中足太陰脉所行
爲經也針五分治腹脹腸鳴寒熱進退脚氣紅腫心
中恐怯五痔等疾可灸七壯
三陰交二穴在足内踝上三寸骨節陷中針三分灸三

壯治腹中癖塊膝股內痛小便不利四肢沉重小腸疝氣偏墜難產胎衣不下惡露不盡敗血冲心針之立愈此穴最能墮胎孕婦禁針切戒之

漏谷二穴在內踝上六寸骨下陷中針三分禁灸治心悲氣逆腸鳴腹脹飲食不爲肌膚痃癖冷氣小便不利失精濕痺不能行足熱痛腿冷痳痺不仁

地機二穴在膝下五寸大骨後伸足取之針三分灸三壯標由賦云治腰肩背痛在裏之疾

陰陵泉二穴水也在膝下內側輔骨下陷中伸足取之

足太陰脉所入爲合也針三寸半透陽陵禁灸治腰痛飲食少思胸腹不快逆氣上喘不得安卧霍亂疝氣小便不利五淋等症大能開通水道

血海二穴在膝臏上內廉赤白肉際二寸用手按於膝上大拇指向內廉中指向外廉指頭盡處是穴針三寸半岐伯云治婦人漏下崩中月事不通氣逆腹脹可灸七壯又兩腿內廉血瘋等瘡腎藏風針之立愈

箕門二穴在魚腹上越筋間陰股內動脉中一法血海上六寸灸三壯禁針治淋小腹腫痛

衝門二穴在横下五寸横骨兩端約紋中針一分沿皮向外灸二七壯治寒氣滿腹積痛陰疝難乳子氣上冲

府舍二穴在腹結下三寸針一分沿皮向外寸半灸五壯治心腹脇痛積聚霍亂

腹結二穴在大横下三寸一云一寸三分針一分沿皮向外寸半灸五壯治繞臍冷痛搶心腹寒泄欬逆

大横二穴在腹哀下三寸平直臍傍四寸半針一分沿皮向外寸半灸五壯治腹熱欲走大息四肢不可動

多汗洞泄大風逆氣多寒善愁

腹哀二穴在日月下一寸針一分治皮向外一寸禁灸

一云灸十井穴能治風癇

食竇二穴在腋下三寸六分乳外一寸五分一云天谿下一寸六分舉臂取之針四分灸五十壯治痰飲氣食等症

天谿二穴在胸鄉下一寸六分陷中仰而取之針四分灸五壯治喘氣乳腫癰潰貫膺又治胸脇支滿膈間雷鳴

胸鄉二穴在周榮下一寸六分仰而取之針四分灸三壯治胸脇支滿引胸背痛

周榮二穴在中府下一寸六分陷中仰取之針四分禁灸治胸脇支滿咳唾膿血欬逆上氣飲食不下

大包二穴脾之大絡也在腋下三寸灸三壯禁針治胸腹脹滿

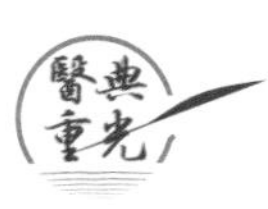

足厥陰經俞穴主症左右共二十八穴

大敦二穴木也在足大指端去爪甲如韭及三毛中足厥陰脉所出爲井也針三分灸三壯岐伯曰專治小腸膀胱疝氣小便不利陰囊腫痛大治頑麻氣塊其人昏暈痛不可忍按於腹則不痛看症補瀉

行間二穴火也在足大指端動脉應手陷中一法大指次指岐骨間動脉足厥陰脉所流爲滎也直針三分灸三壯專治腹脹滿腰間疼痛脚紅腫濕氣流注絡或脚背紅腫一切等症皆治彈針出血立效兼療膝

腫目疾

太冲二穴土也在足大指本節後二寸陷中一法行間上二寸動脉足厥陰脉所注爲俞也傷寒症此穴脉能决人生死岐伯曰專治小便不利大便滑泄小腹疼痛胸脇脹滿面色蒼黄或心血妄行脚氣紅腫行步艱難針一分沿皮向後透行間穴直針亦可灸三壯

中封二穴金也在足内踝前一寸仰足取之陷中是内踝骨尖上横過一寸半針五分足厥陰脉所行爲經

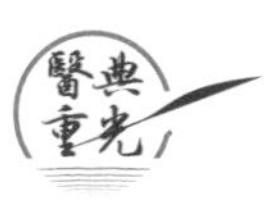

也岐伯曰專治久瘧不瘥寒熱往來面色蒼黄四支厥冷手足不仁腰間疼痛可灸七壯

蠡溝二穴在足内踝上五寸針二分灸三壯主卒疝小腹腫時小腹暴痛小便癃閉數噫恐悸少氣腹痛咽如有息肉背拘急女子赤白帶下暴腹刺痛

中都二穴在足内踝上七寸脛骨中針三分灸五壯主腸澼㿉疝小腹痛婦人崩漏因惡露不絶足下熱脛寒不能久立濕痺不能行

膝關二穴在犢鼻下胃旁間五分陷中内爲膝外爲穴

眼左透右右透左專治膝頭紅腫脾家受濕流於兩腕又治寉膝風針三分灸五壯看症補瀉

曲泉二穴水也在足內踝前輔骨下大筋上小筋下陷中一取法居士內屈膝取之上尖是横針一寸灸三壯足厥陰脉所入爲合也專治小便難大便閉胸腹脹四肢不舉或頭痛看症補瀉

陰包二穴在膝上四寸股內廉兩筋間陷中足厥陰脉所納也岐伯云治腰尻痛小腹疼遺溺不禁針一分灸三壯看症補瀉

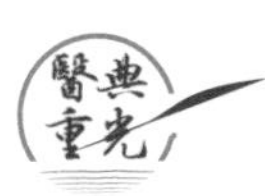

五里二穴在氣衝下三寸陰股中動脉灸五壯主治熱閉不得溺嗜臥四肢不得搖動

陰廉二穴在氣衝下二寸動脉中灸三壯治婦人絶産若未經生産者灸三壯即有子矣

羊矢二穴在氣衝外一寸動脉中陰旁股内約紋縫中皮肉間有核如羊矢與急脉相近諸書皆無惟甲乙經存之

章門二穴在臍上二寸横取六寸側脇季肋端陷中側臥屈上足伸下足舉臂取之針八分灸三壯至百壯止主治翻胃吐食大便閉結又治中風傷寒潮熱腹

中冷積氣痛嘔吐不進飲食乍寒乍熱久瘧不愈灸之立效

期門二穴肝之募也在不容外一寸半直乳下第二肋間一取法在乳下二寸是穴主治腹滿血崩傷寒過經泄利腹脹氣喘不得安臥脇下積氣女人產後諸症飲食不下針一分沿皮向外一寸半看症補瀉

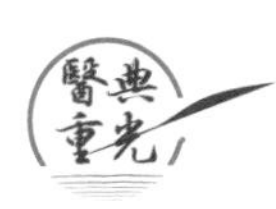

足少陰腎經俞穴主症　左右共五十四穴

湧泉二穴木也在足心陷中屈足拳指第三紋中足少陰脉所出爲井也針三分灸三壯專治腰疼大便難心中結熱五心煩躁心痛不嗜食婦人無子咳嗽身熱勞怯漢北齊王阿母患足下發喘滿醫云此熱厥也刺此穴立愈又治遺溺男左女右立效

然谷二穴火也在内踝前起骨陷中足少陰脉所流爲滎也横針一寸專治喉中痛心中恐懼足跗紅腫不能履地寒疝小腹痛胸脇滿咳血男子遺精女人血

崩骱骨痠痛不能久立看症補瀉
太谿二穴土也在足內踝後五分跟骨上動脉中足少
陰脉所注為俞也横針入透崑崙治心疼手足寒戰
骨節疼嘔血吐痰口中如膠小腸疝氣大便難小便
數大治紅腫寒濕脚氣及牙疼看症補瀉
大鍾二穴在太谿下五分針二分灸三壯主治實則小
便淋閉洒洒腰脊强痛大便閉澁嗜臥口中熱虛則
嘔逆多寒欲閉戶而處少氣不足胸脹喘息舌乾咽
中多噎不得下善驚恐不樂喉鳴咳血腹滿便難多

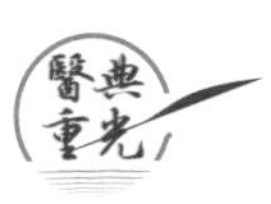

寒少熱

水泉二穴在太谿下一寸針二分灸三壯治月事不來來則心下悶痛目不能遠視陰挺出小便淋瀝腹中痛

照海二穴在足内踝下白肉際横針入半寸治喉腫痛久瘧不痊小腹疼嘔血男子偏枯半身不遂女子淋瀝中風秘結翻胃瀉之可灸二七壯餘症看虚實補瀉

復溜二穴金也在足内踝後骨尖上二寸陷中足少陰

脉所行爲經也針一分沿皮順骨上一寸此穴能决
人生死補之能回六脉虚汗盗汗補之立驗

交信二穴在足内踝上二寸復溜前三陰交後筋骨間
針四分灸三壯主氣淋㿉疝陰急股引腨内廉骨痛
泄痢赤白女子崩漏

築賓二穴在足内踝上腨分中骨後大筋上小筋下屈
膝取之針三分灸五壯主小兒疝痛不得乳顛狂嘔
沫足腨痛

陰谷二穴水也膝内輔骨大筋下 按之應手屈膝内横

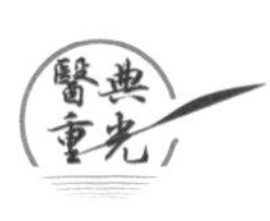

紋尖盡處是穴足少陰脉所入爲合也治膝腫不能屈伸舌縱涎出股内廉痛女子崩漏男子夢鬼交白濁肚腹胸脹不得安卧可灸二七壯治小便難女子轉脬等症

横骨二穴在大赫下一寸陰上横骨宛曲如仰月陷中曲骨外寸半治五藏虚竭腹脹小便難失精陰痛外臺云治大便不利奔豚疝氣等症灸三壯禁針一云刺五分

大赫二穴在氣穴下一寸去中行五分針一分灸五壯

治虛勞失精陰上縮莖中痛灸三十壯女子赤淋

氣穴二穴在四滿下一寸去中行五分左爲子戶右爲胞門針一寸灸五壯治女子月經不調泄痢不止䐜豚氣痛上下攻冲腰間疼痛

四滿二穴在中注下一寸去中行五分針一寸灸五壯

治腹痛奔豚臍下積疝婦人胞中惡血疞痛

中注二穴在盲俞下一寸去中行五分針一寸灸五壯

治病同商曲

盲俞二穴在商曲下一寸去中行各一寸平臍兩旁各

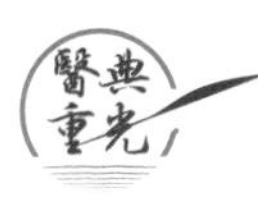

寸半針一寸灸五壯治病同商曲

商曲二穴在石關下一寸去中行五分針三分灸二七壯治腹中積聚飲食不下

石關二穴在陰都下一寸去中行五分針一寸可灸二七壯治大便閉結女人無子胞有惡血腹中痛不可忍治之如神

陰都二穴在通谷下一寸夾中脘相去五分針三寸灸三壯治渾身發熱虛病心下煩悶一云可灸二七壯

通谷二穴在幽門下一寸針五分灸五壯治頭痛目昏

鼻衄清涕項強口喎暴瘖咽喉不利心中憒鬱驚悸嘔吐胸滿留飲癖積

幽門二穴在巨闕兩傍各寸半針一分沿皮向後一寸治胸脇心驚氣喘嘔吐痰涎吐血灸二七壯

步廊二穴在神封下一寸六分去中行外二寸仰臥取之針四分灸五壯治鼻塞胸脇支滿喘息不得舉臂

神封二穴在靈墟下一寸六分去中行二寸針四分灸五壯主胸滿不得息咳逆乳癰惡寒

靈墟二穴在神藏下一寸六分陷中去中行二寸仰臥

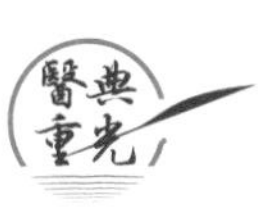

取之針一寸沿皮向外治病同城中

神藏二穴在域下一寸六分陷中去中行二寸仰臥取之針四分沿皮向外一寸治病同域中

彧中二穴在俞府下一寸六分去中行二寸仰而取之針一分沿皮向外一寸灸五壯治咳嗽氣喘兩脇攻築疼痛

俞府二穴在巨骨下璇璣兩旁各二寸仰而取之針一分沿皮向後一寸可灸二七壯治逆氣喘嘔吐胸膈痞滿

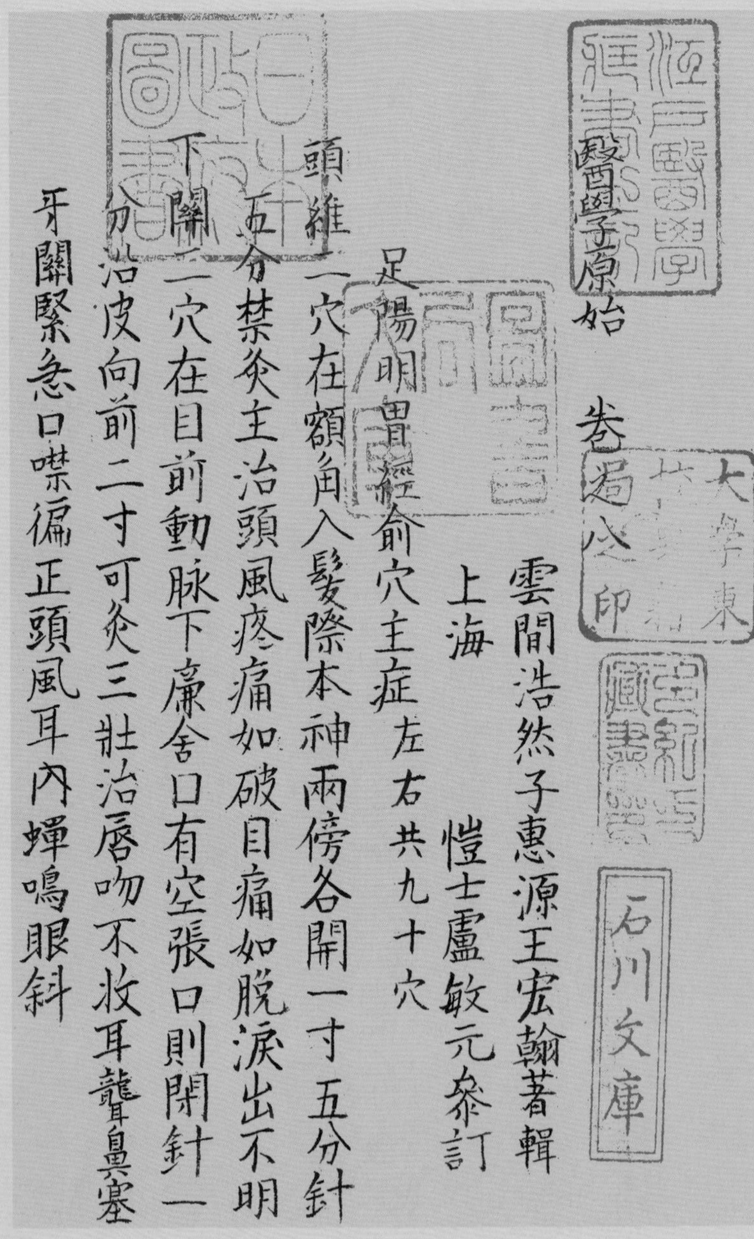

醫學原始　卷

雲間浩然子惠源王宏翰著輯

上海　愷士盧敏元參訂

足陽明胃經俞穴主症左右共九十穴

頭維　一穴在額角入髮際本神兩傍各開一寸五分針五分禁灸主治頭風疼痛如破目痛如脫淚出不明

下關　一穴在目前動脈下廉合口有空張口則閉針一分治皮向前二寸可灸三壯治唇吻不收耳聾鼻塞牙關緊急口噤偏正頭風耳內蟬鳴眼斜

石川文庫

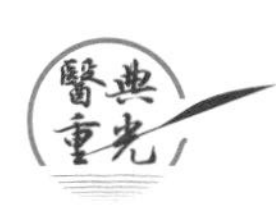

頰車二穴在耳珠下曲頰陷中針一分沿皮向下二寸
透地倉治耳闗不開口噤不言額角腫痛又治口眼
歪斜歪左瀉右歪右瀉左可灸七壯灸同針同

承泣二穴在目下七分上直瞳子禁針灸

四白二穴在目下一寸針三分不可深深則恐傷目睛
治頭目眩眼生膜且如生膜下生則合谷瀉之上生
則瀉臨泣

巨髎一穴俠鼻孔旁八分直瞳子針三分灸七壯主風
寒鼻準腫痛瘈瘲口僻目赤痛癢多淚白翳遮睛

地倉二穴侠口吻兩傍各四分近下有脉微微動中針一分沿皮向上二寸透頰車治中風口眼喎斜目不得開失音口喎右針左

大迎二穴在曲頷前一寸三分骨陷中動脉針三分灸三壯治頭痛面浮目瞤口喎口噤不言下牙齒痛寒熱瘰癧數欠氣風痓頰頷腫連面

人迎二穴在頸大筋動脉應手陷中結喉旁一寸半仰面取之針一分沿皮向外二分禁灸治症同缺盆

水突二穴在頸大筋前人迎下夾氣舍上內貼氣喉兩

穴之中針一分沿皮向外治症同缺盆

氣舍二穴直人迎下俠天突兩傍陷中貼骨尖上有缺針一分沿皮向外三分灸三壯治症同缺盆

缺盆二穴在肩上横骨下陷中針五分治寒熱瘰癧癰疽發背缺盆中腫痛腦膈熱痛咳嗽等症宜灸二七壯

氣户二穴在巨骨下俠俞府兩旁各二寸陷中仰卧取之針一分沿皮向外一寸灸五壯治病同庫房

庫房二穴在氣户下一寸六分仰卧取之針一分沿皮

向外一寸灸五壯治胸背拘急卧不得安飲食不知味

屋翳二穴在庫房下一寸六分針一分沿皮向外寸半灸五壯治四肢腫滿氣喘咳嗽痰涎壅盛大治乳癰寒熱進退坐卧不安

膺窗二穴在屋翳下一寸六分針四分灸五壯治胸脇癰腫腸鳴泄瀉乳癰寒熱短氣睡卧不安

乳中二穴當乳中 即乳頭上禁灸宜針一分治乳癰等症

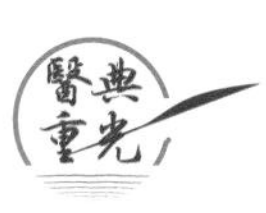

乳根二穴在乳中下一寸六分仰而取之治哮喘痰涎
　灸二七壯
不容二穴在幽門兩傍各寸半針五分灸五壯治胸膈
　痃癖不思飲食腸鳴嘔吐兩脇痛
承滿二穴在不容下一寸針一寸灸二七壯治病同前
梁門二穴在承滿下一寸針一寸灸二七壯治症同前
關門二穴在梁門下一寸針一寸灸二七壯治症同前
太乙二穴在關門下一寸針八分灸五壯治症同前又
　治顛狂吐舌心煩

滑肉二穴在太乙下一寸或以不容至天樞七穴折量之針二寸半灸二七壯治症同太乙

天樞二穴在臍兩傍各三寸針三寸治赤白痢疾藏府冷痛[illegible]泄不止婦人月水不通血成塊腸鳴腹痛男子遺精白濁可灸二七壯至五十壯多灸極妙又治面浮腫吐血狂言嘔吐千金云魂魄之舍禁針

外陵二穴在天樞下一寸針三寸灸二七壯治症同天樞

大巨二穴在外陵下一寸天樞下二寸針三寸灸二七

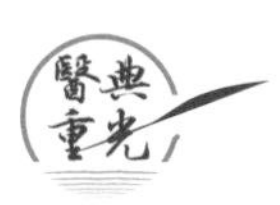

壯治病同天樞

水道二穴在大巨下三寸針一寸半治小腹痛陰中疼

腰背强不能屈伸膀胱痂氣三焦結熱大小便不利

灸五十壯

歸來二穴在水道下一寸針三寸半灸二七壯治賁豚

卵上陰中膀胱寒、

氣衝二穴在歸來下一寸天樞下八寸鼠鼷上動脉應

手宛宛中灸五壯禁針大治腹中熱大便閉結不得

安卧腹中逆氣上攻心腹脹滿女子月水不調身發

寒熱

髀關二穴在膝上伏兔後跨骨横紋中針六分灸三壯

主治黄疸痿痺不得屈伸股内筋急

伏兔二穴在膝上六寸起肉際蓋上七寸正跪坐取之

針三分禁灸治虚勞氣逆膝冷不能屈伸動止艱難

陰市二穴在膝上三寸直伏兔陷中拜而取之針三分

禁灸治腹滿痿厥少氣腰如氷冷痛不可顧

梁丘二穴在膝上二寸兩筋間針三分灸三壯治大驚

乳痛屈膝不能伸治病如犢鼻

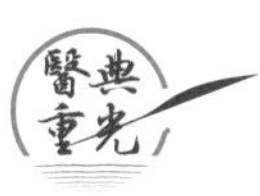

犢鼻二穴在膝臏下外側骭骨上尖陷大筋中針一分岐伯云專治雀膝風膝中疼痿不能跪拜膝若無力宜補不宜瀉禁灸

三里二穴土也在犢鼻下三寸骭骨外廉兩筋間舉足取之足陽明脉所入為合也針三分治五勞七傷胃氣不足飲食則吐心腹脹滿胃脘停寒嘔吐酸水腸鳴泄瀉諸病皆治食氣蠱毒水腫脹滿膝骭疼痛目無所視華陀云專治勞怯形氣羸瘦脚氣等疾外臺明堂經曰古人年三十以上若不灸三里火氣攻上

眼目可灸三七壯以瀉火也

上廉二穴在三里下三寸舉足取之一法在條口上一寸針三寸半灸三壯治四肢脹滿腸痛飲食不化喘息不能行動又治五臟不足邪氣相[illegible]手足不仁四肢偏枯拘急癱瘓

條口二穴在三里下五寸下廉上一寸舉足取之橫針三寸半禁灸治膝中疼足緩不收脚氣紅腫看症補瀉

下廉二穴在上廉下三寸兩筋骨間陷中舉足取之一

法豐隆上一寸治病同豐隆一法三里下六寸
豐隆二穴在足外踝上八寸下廉䯒骨外廉陷中。別走
足太陰也針三寸半灸五壯治逆氣上冲胸膈疼痛
大小便不便面目浮腫行步艱難咽喉腫痛不能語
解谿一穴火也在足腕上衝陽後寸半繫鞋帶處一法
去內庭上六寸半足陽明脉所行為經也直針五分
灸三壯治頭目浮腫氣[illegible]眼目面赤身發紅腫四肢
倦急行步艱難頭風及偏墜右取左左取右也
衝陽二穴在足趺上五寸去陷谷一寸足陽明脉所過

爲原也針一分沿皮向前二寸治偏風口眼歪斜脚
膝難伸飲食不化臍腹痛或登高棄衣而走可灸七
壯
陷谷二穴木也在足二指内側本節後陷中去内庭一
寸足陽明脉所注爲俞也針一分沿皮向前透内庭
灸三壯治面目浮腫水腫腹脹陽明熱病汗不出
内庭二穴水也在足次指三指岐骨間中足陽明脉所
流爲滎也直針五分灸三壯治四肢厥冷肚腹脹滿
惡聞人聲心中驚悸喉中疼久虚等症看症補瀉

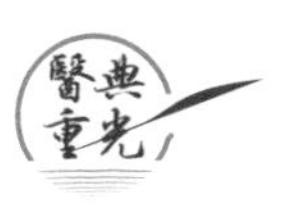

厲兑二穴金也在足第二指端去爪甲如韭足陽明脉
所出爲井也針一分沿皮向後三分灸一壯專治胸
腹脹滿寒熱往來冒弱飲食不化渾身浮腫看症補
瀉

手太陽小腸經俞穴主証左右三十八穴

少澤二穴金也在小指外側去爪甲如韭手太陽脉所出爲井也針入一分沿皮向後二分岐伯云専治乳癰之症宜補吐出痰涎爲妙左爲乳癰右爲乳房左右皆可療之又治舌強語言艱難咳嗽痰涎無乳汁針之立通也先瀉後補餘症看虚實

前谷二穴水也在小指外側本節前陷中手太陽脉所流爲滎也針入一分沿皮向後豁岐伯云専治熱病汗不出耳内蟬鳴咳嗽衄血鼻塞不開看虚實補瀉

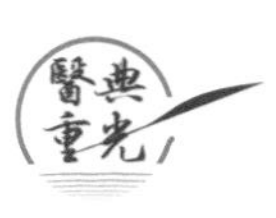

後谿二穴木也在小指外側本節後陷中手太陽脉所注爲俞也屈掌外側横紋尖盡處是穴。横針透掌心一寸灸一壯岐伯云專治傷寒頭疼久虚不愈手心煩熱看虚實補瀉

腕骨二穴在手外側腕前起骨下陷中䏲手取之手太陽脉所過爲原也針入三分灸三壯岐伯云專治渾身發黄熱痛汗不出頭痛煩熱臂膊曲伸難握物無力身如疸症灸七壯尤佳

陽谷二穴火也在手外側兑骨下陷中一取法大筋上

大骨下紋尖當中是穴手大陽脉所行爲經也針三分灸五壯岐伯云專治顛狂等症熱病汗不出頭項强痛針入沿皮透向前腕骨看症補瀉

養老二穴在腕骨後一寸陷中灸三壯主治手攣肩痛目昏

支正二穴在腕後五寸别絡走少陰針入一分沿皮向後寸半灸三壯岐伯云專治寒熱頭痛手臂不能動眼目不明

小海二穴土也在肘内大骨外去肘端五分陷中屈肘

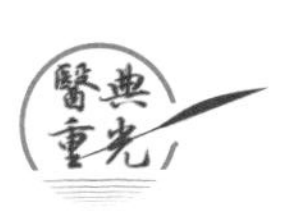

乃得手太陽脉所入為合也針入二分灸五壯岐伯
云治小腸攻刺膀胱疝氣手臂外廉紅腫疼痛賣太
師云治四肢[illegible]府股風腫小腹急痛疝氣瘧疾羊
癇顛走平針一分灸七壯

肩貞二穴在肩髃後兩骨罅間針一分禁灸主治頷痛
頭强耳鳴耳聾肩手臂風痺不舉

[illegible]俞二穴在肩髎後大骨下胛上廉陷中舉臂取之針
三分灸三壯主寒熱肩腫引胛中痛臂痠無力

天宗二穴在[illegible]風後大骨下陷中針三分灸三壯主肩

重臂痛肘後廉痛頰頷痛

秉風二穴在天髎外小髃後舉臂有空針五分灸三壯

主肩痛不舉

曲垣二穴在肩中央曲胛陷中按之應手痛灸十壯主

周痺肩胛拘急疼悶

肩外俞二穴在肩胛上廉去大杼傍三寸針入一分沿

皮向後一寸可灸七壯主肩胛痛至肘引項急寒熱

肩中俞二穴在胛內廉去大杼傍二寸陷中灸三壯主

目昏[illegible]吐血上氣寒熱

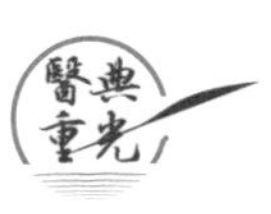

天窓二穴在頸大筋前曲頰下扶突後動脉應手陷中針入一分沿皮向後三分灸三壯主治耳聾耳鳴喉中痛肩頭痛難回顧

天容二穴在耳下曲頰後陷中針一分沿皮向後一寸灸三壯主治喉中閉塞井骨哽等症

顴窌二穴在面頰兊骨下下廉陷中禁灸主治目黄赤口喎僻齒痛

聽宮二穴在耳前珠子傍針一分灸三壯主耳鳴聾口噤喉鳴心腹痛滿臂痛失音

手陽明大腸經俞穴主病左右共四十穴

商陽二穴金也在次指內側去爪甲如韭手陽明脉所出為井也針入一分沿皮向後三分岐伯云專治氣滿喘欬耳內蟬鳴五心煩熱

二間二穴水也在次指本節前內側横紋尖盡處陷中手陽明脉所流為滎也針入一分沿皮向後透三間治病與商陽同看症補瀉

三間二穴木也在次指本節後內側横紋尖盡處是穴針入一分沿皮向後透合谷可灸三壯岐伯云專治

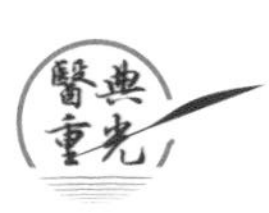

喉嚨閉塞胸脇攻築疼痛五心煩熱用針直向後透

合谷治病如前看虛實補瀉

合谷二穴在手大指次指兩筋陷中是穴手陽明脉所過爲原也針入寸半岐伯云專治口眼喎斜中風不語語言蹇澀眼赤痛羞明伯日目疾頭風等症齒痛耳聾口噤不開併治傷寒一切疾病看虛實補瀉

陽谿二穴火也在腕中上側兩筋陷中手陽明脉所行爲經也直針二分岐伯云專治狂言亂語如見鬼神厥足頭痛腹胸膨脹看虛實補瀉

偏歷二穴在腕後三寸針入三分灸三壯主寒熱[illegible]風
汗不出目視䀮䀮[illegible]疾多言耳鳴口喎齒痛喉痺嗌
乾鼻鼽衄血
溫溜二穴在腕後五寸䣮大士六寸小士五寸間針入
三分灸三壯主頭痛面腫口喎喉痺腸鳴腹痛噦逆
肩不能舉偏寒身熱癲狂見鬼
下廉二穴在曲池下四寸兊肉分外斜一法在三里下
一寸針入三分灸三壯主頭風肘臂痛溺赤腸鳴氣
走注痛

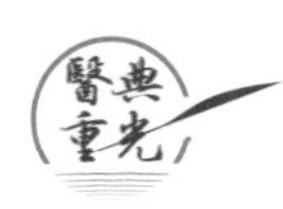

上廉二穴在三里下一寸直針入三分可灸三壯岐伯云專治頭痛兩臂不能舉動握手艱難或筋寒骨痛看虛實補瀉，

三里二穴在曲池下二寸按之[illegible]起兌骨之端針入五分灸三壯主治肩臂疼痛又治齒痛頰頷腫瘰癧

曲池二穴土也在肘外以手拱橫紋尖是穴手陽明脉所入爲合也針二寸半岐伯云專治兩筋之拘攣宜補四肢癱瘓宜瀉半身不遂口眼喎斜語言謇澀兩臂不能舉動十指攣拳疼痛大治渾身發熱傷寒宜

瀉又治陰虛發熱宜補虛羸劳怯之弱宜先補後瀉

看虛實補瀉

肘髎二穴在肘大骨外廉陷中針入三分灸三壯主肘

節風痺臂痛攣急

五里二穴在肘上三寸行向裏大脉中央一取法在曲

池横紋尖盡上二寸是穴宜灸禁針岐伯云專治風

劳驚恐四肢不能舉動寒熱往來或有瘰癧等症灸

十壯

臂臑二穴在肘上七寸[illegible]肉端平手取之針入五分灸

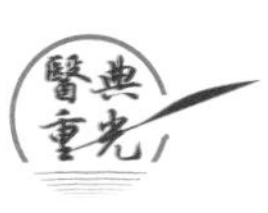

三壯主寒熱頸項拘急瘰癧肩臂痛不能舉

肩髃二穴在肩端上兩骨間舉臂取之有陷是穴又手捘於腰四肢向前大指向後方可針針入六分灸七壯風盛灸二七壯爲[illegible]過多恐致臂細主治偏風不遂手臂攣急臂細無力筋骨酸疼肩中熱頭不可顧一切風熱癮瘮

巨骨二穴在肩端上行兩骨間陷中針入一寸可灸七壯專治手痺骨痛不能掘物針灸甚效又治癰疽發背

天鼎二穴在缺盆上一寸一法側頸直[illegible]盆扶突後一寸針入一分沿皮向後三分灸三壯主治耳聾耳頷喉中痛頸難回顧

扶突二穴在人迎後寸半針入三分沿皮向後三分灸三壯一云在頸曲頰下一寸仰面取之治病同前又治舌本出欬逆上氣喘急喉中如水雞聲

禾窌二穴直鼻孔下俠水溝旁五分針入一分禁灸主治鼻窒口僻鼻多清涕不止鼽衄有瘡口噤不開

迎香二穴在鼻孔兩旁直縫是穴一法禾窌上一寸鼻

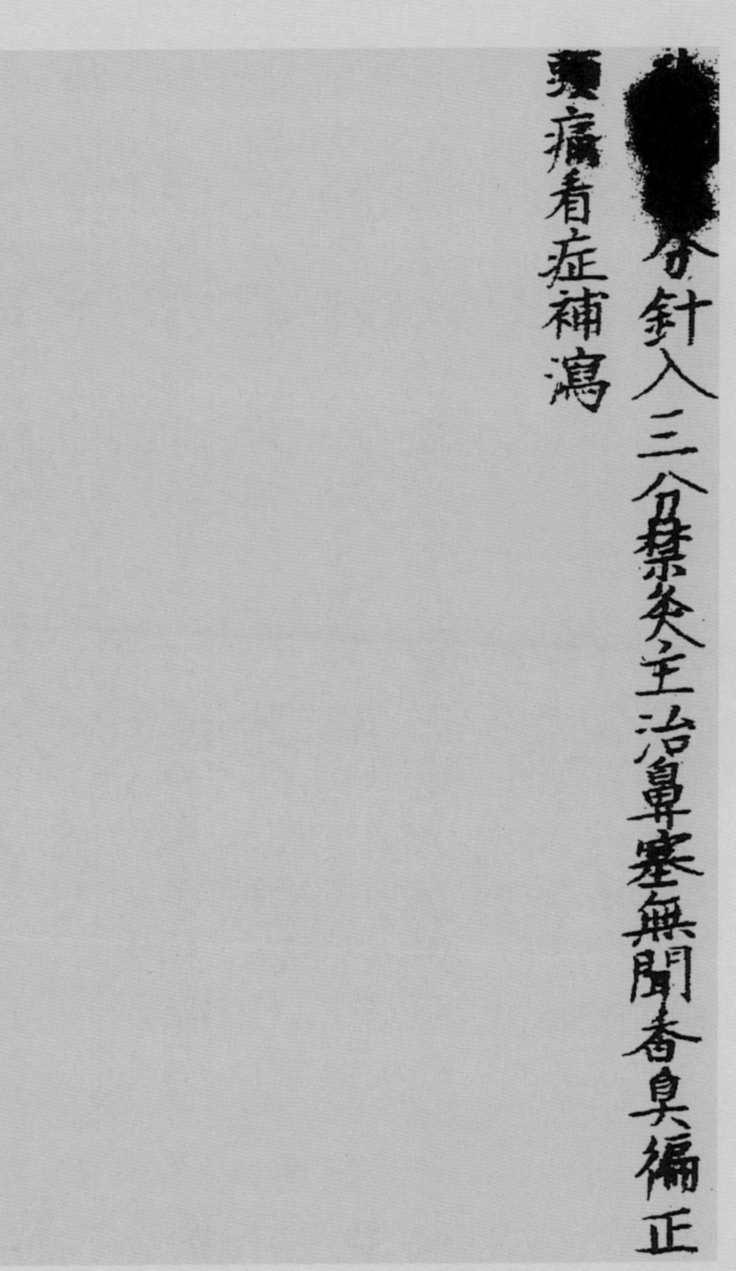

[illegible]分針入三分禁灸主治鼻塞無聞香臭偏正
頭痛看症補瀉

足少陽膽經俞穴主症左右共八十八穴

瞳子窌二穴去目外眥兩傍各五分一法在眉稍頭尖下盡處治偏正頭風不可忍及眼赤頭痛瘧疾傷寒、

聽會二穴在耳珠前陷中上關下一寸開口有空動脈中張口得之一取法盡口內嘶之方可針三分灸二七壯治耳鳴聾齒痛口噤牙車急痛或脫嘔吐骨痠顛狂瘈瘲

客主人二穴在耳前起骨上廉開口有動脈宛中針一分治皮向前一寸治唇吻不收耳聾鼻塞耳鳴緊急

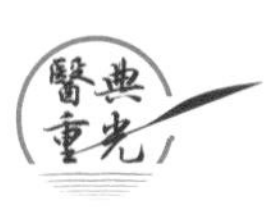

口噤偏正頭風耳內蟬鳴眼斜可灸二七壯艾不可
大針不可深深則令人吁吸不得看症補瀉
頷厭二穴在顳顬上廉對耳額角外針一分灸二七壯
治頭風耳聾虛鳴
懸顱二穴斜上額角中在懸厘間針三分灸三壯主面
皮赤腫身熱煩滿汗不出餘同頷厭
懸厘二穴從額斜上頭角下陷針三分灸三壯治偏頭
痛目外眥赤痛面赤痛羊巔煩滿熱病汗不出
曲鬢二穴在耳上入髮際曲隅陷中鼓頷有空以耳掩

前尖處是穴針三分灸三壯主暴瘖齒齲頰頷腫口噤牙車急痛

率谷二穴在耳尖上入髮際寸五分針三分灸三壯治病同竅陰

天衝二穴在承靈後一寸半耳上如前三分針三分灸三壯主頭痛牙腫顛症善驚恐

浮白二穴在耳後入髮際一寸直針五分灸七壯治咳嗽逆痰胸中脹滿氣喘急直耳聾虛鳴

竅陰二穴在完骨上枕骨下搖耳有空針三分灸七壯

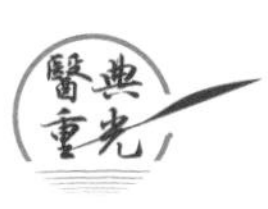

治胸膈寒涎飲食過多傷於肺久不治變爲肺癰并
顖角錐痛
完骨二穴在耳後髮際四分針三分灸七壯主頭面痛
口喎牙車急齒痛喉痺頸項腫耳頰痛肘腫足痿顛
仆狂癨小便黄赤
本神二穴在臨泣外一寸半一云神庭各開三寸曲差
旁一寸五分治顛疾嘔吐涎沫
陽白二穴在眉上一寸直瞳子針二分灸三壯治瞳子
痛痒昏蒙目系急上插頭目痛目眵背寒

臨泣二穴在目上髮際五分針一分沿皮向外一寸禁
灸治中風不語目生翳

目窗二穴在臨泣後一寸針入向外一寸灸五壯治鼻
中疼痛目昏頭風等症一云主諸陽之熱

正營二穴在目窗後一寸針入向後半寸灸五壯治病
同承靈

承靈二穴在正營後一寸五分治鼻中痛牙疼唇吻不
收項痛不回顧偏正頭風針三分灸七壯

腦空二穴在承靈後一寸五分俠王枕傍枕骨陷中針

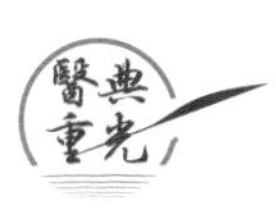

四分治羸弱之症項不回顧可灸七壯魏武患頭風
發則心下悶悶不省人事華陀刺之立愈

風池二穴在耳後一寸半横俠風府一云腦空後髮際
陷中針三分灸七壯至一百壯止一法先取風府後
用銅身寸四寸各開二寸是穴治熱病汗不出頭風
項强傷風眼赤中風不語痿癱宜瀉四肢攣宜補

肩井二穴在肩上陷中缺盆上大骨前一寸半一取法
以手小指頭節按於巨骨上取中指第二節横紋是
穴針三寸治肩膊骨胖疼又治癰疽發背等症華陀

云此穴不可針到穴令人悶倒不省宜三度停針方可瀉岐伯云此乃眞氣所集之地不可多瀉瀉則令人耗散五臟之陽故謂險穴也如針此穴暈倒急補三里孫眞人云此穴下針可入二寸得氣凡合谷走氣至此穴要接一針向右方可過也

淵液二穴在側腋下三寸宛中舉臂取之針一分沿皮向外 治痰飲氣食等症禁灸

輒筋二穴在腋下三寸復前行一寸着脇針三分沿皮向外治忘腹脹痛

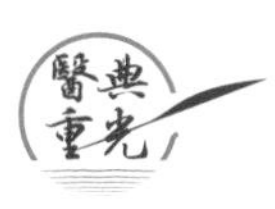

日月二穴在期門下五分乳下三肋端針一分沿皮向
外寸半灸五壯主小腹熱欲走大息喜怒不常多言
語[illegible]不止四肢不收

京門二穴在監骨下腰中俠脊處季肋本針三分灸三
壯主腰痛不得俛仰寒熱䐜脹引臂不得息小便赤
澁小腹痛腫腸鳴洞泄髀樞引痛肩背寒痓肩胛內
廉痛脊痓反折體痛

帶脉二穴在季肋下一寸八分針六分灸五壯主婦人
小腹堅痛月水不調赤白帶裹急瘛瘲

五樞二穴在水道旁一寸半針一分灸五壯主男子寒
疝陰卵上入小腹痛婦人帶下赤白裏急瘈瘲
維道二穴在章門下五寸三分針八分灸三壯主嘔逆
不止三焦不調水腫欬逆
居窌二穴在環跳上一寸針入四寸一云章門下八寸
三分陷中針八分灸三壯思岐曰子用針極效每每
不可缺治病同前
環跳二穴在髀樞硍子骨後伸屈宛宛中側臥蹺上足
伸下足取之治瘋痺濕瘋癮疹偏風不遂腰膝胯痛

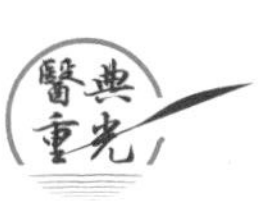

不得安臥跬側可灸五七壯針入五寸此穴髀樞髀骨尖下一寸陷中是治髀尖疼痛腰間小腹痛治諸般中風症

風市二穴在膝上外廉兩筋中直立以兩手垂腿中指點到處是穴治一切厲風症針五分灸五壯

中瀆二穴在膝上五寸大骨外分肉陷中禁針灸

陽關二穴在陽陵上一寸犢鼻外廉陷中針二寸半治病同陽陵泉禁灸

陽陵泉二穴土也在膝品骨下一寸外廉輔骨陷中[illegible]

坐取之足少陽脉所入爲合也針三分得氣卽瀉又
宜灸停爲妙專治足膝不得屈伸半身不遂脚冷又
治鶴膝風宜灸七壯至七七壯

陽交二穴在外踝斜七寸一云與外丘　斜向三陽分
肉間針六分灸三壯治寒厥驚狂喉痺胸滿面腫寒
痺膝脛不收

外丘二穴在外踝上七寸骨陷中針五分灸三壯主治
皮膚痛痺胸脇脹滿頸項痛惡風寒顛疾

光明二穴在外踝上五寸針三分半灸五壯專治心中

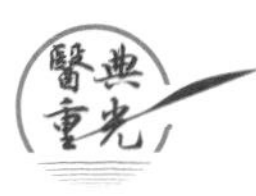

發熱汗不出膝腫不能久立與輔骨療病一般又治
眼目疼痛
陽輔二穴火也在足外踝上四寸絶骨前三分一云坵
墟上七寸足少陽脉所行爲經也針三分半岐伯云
治左癱右瘓筋脉拘攣渾身節痛脚氣痠疼風痺不
仁可灸二七壯
懸鍾二穴在足外踝上三寸一取法用手小指頭節按
骨上尖指第二節横紋尖上是穴横針三寸半透三
陰穴灸三壯岐伯曰治渾身發熱筋寒骨痛脚氣紅

腫心腹脹滿胃中熱飲食不下起坐艱難

坵墟二穴在足外踝微前陷中去臨泣三寸足少陽脉所過爲原也直針五分專治紅腫繞踝風氣痛坐卧不能起目生翳膜腿膝痠疼小腸疝氣寒熱疼痛可灸二七壯看症補瀉

臨泣二穴木也在足小指次指端本節後陷中去俠谿二寸一法一寸五分足少陽脉所注爲俞也治胸中痛缺盆中及腋下腫馬刀瘰癧婦人月水不調兩支滿厥逆氣喘不能行又治咳嗽瘧疾目紅腫痛并脚

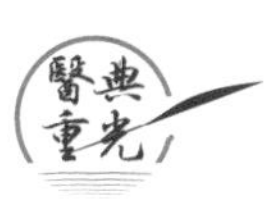

面腫痛大治水腫與出血一身之水針一分沿皮向
後一寸灸三壯　瀉
地五會二穴在本節後去俠谿一寸五分一法去俠谿
一寸針一分沿皮向前三分治內傷吐血足外皮膚
疼痛此穴不宜灸灸則令人羸瘦不過三年
俠谿二穴水也在小指次指骨間本間陷中足少陽脉
所流為榮也直針三分灸三壯治脇肋肢滿寒熱進
退汗不出視物羞明胸中拄側難
竅陰二穴金也在足小指次指端外側去爪甲如韭足

少陽脉所出爲井也針一分沿皮向外灸三壯專治氣逆腹脹脇肋疼痛手足發熱心下虚寒怕驚看症補瀉

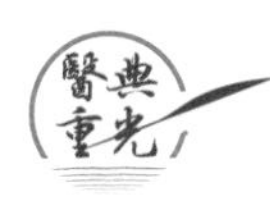

足太陽膀胱經俞穴主病左右共一百三十四穴

睛明二穴在目內眥直紋中是穴針三分一云目內眥紅肉陷中禁灸治瘾癀後生上黑子惡風一切目疾

攢竹二穴在兩眉頭尖陷中針一分沿皮向外一寸透魚腹治眼疾赤爛或生翳膜大治頭風用三稜針出血熱氣散目自明禁灸

眉冲二穴直眉頭上神庭曲差之間針三分禁灸主五癇頭痛鼻塞

曲差二穴在前髮際俠神庭兩旁各一寸五分足太陽

脉所發針一分治皮向後一寸灸七壯治心中煩悶汗不出頭項痛及偏正頭風

五處二穴在上屋旁寸半針一分治皮向前三分灸五壯治鼻不聞臭口眼喎斜鼻流清涕頭目昏眩嘔吐

痿涎

承光二穴在五處後一寸五分治病同前禁灸

通天二穴在承光後一寸五分針三分灸三壯治頭痛重暫起僵仆鼻塞喘息不利口喎多涕鼽衄有瘡

絡郄二穴在通天後一寸五分灸三壯禁針治頭旋耳

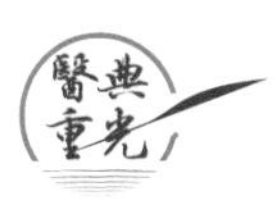

嗚目盲內障顛狂僵仆瘈瘲腹脹滿不得息

王枕二穴在絡郄後一寸五分一取法起肉枕骨入髮際三寸禁針治眼痛賊風入腦中寒不可忍可灸七壯

天柱二穴在項後髮際大筋外廉陷中針三分治頭項筋急不能回顧頭痛針五分得氣即瀉立愈禁灸

大杼二穴在第一椎兩旁各開寸半陷中針一分治皮向外一寸可灸五七壯治項强傷寒汗不出久嗽勞怯渾身發熱胸腹痛

風門二穴在二椎兩傍各寸半直針一分沿皮向後寸
半可灸三七壯治腠理不密不時傷風大治傷寒頭
項强鼻淵不已並治五勞七傷咳嗽等症
肺俞二穴在第三椎兩傍各寸半針三分可灸二七壯
至百壯治日久咳嗽五勞七傷身熱傳屍勞瘵
厥陰俞二穴在四椎下兩傍各寸半針一分沿皮向後
寸半可灸二七壯治逆氣嘔吐痰飲流注胸膈飲食
不下
心俞二穴在五椎下兩傍各寸半針一分沿皮向外寸

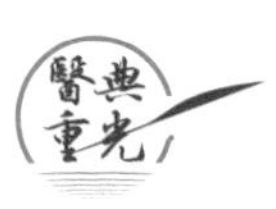

半治咳嗽嘔逆胃家停寒痰涎飲食不下一切胸膈
滿兩肋痛四肢倦身黃遍體痛禁灸專治心氣疼或
先瀉後補不可深泄其氣
督俞二穴在六椎下兩傍各寸半灸三壯主寒熱心痛
腹痛雷鳴氣逆
膈俞二穴在七椎下兩傍各寸半灸五壯主喉痺胸脇痛
肩背不能傾側心痛痰飲吐逆汗出寒熱骨痛虛脹
支滿痎瘧痃癖氣塊膈上痛身常溫不食
肝俞二穴在九椎下兩傍各寸半針一分沿皮向後寸

半治一切目疾痛赤昏花視物不明或生癰瘼可灸
七壯
膽俞二穴在第十椎下兩傍各開寸半針一分沿皮向後
寸半可灸二七壯治一切腹脹滿飲食不思口苦舌
乾喉痛面目黃兩肋痛不能轉側
脾俞二穴在十一椎下兩傍各寸半針一分沿皮向外
寸半大治胃中停寒嘔吐酸水可灸二七壯
胃俞二穴在十二椎下兩傍各寸半針三分灸三壯治
[illegible]痛脊痛腹脹腹痛腸鳴嘔吐不食筋脉攣急

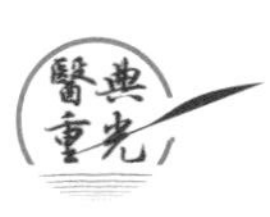

三焦俞二穴在十三椎下兩傍各寸半針一分治皮向外寸半治腹中腸鳴飲食不化腰脊强痛不能屈伸大治三焦滯熱發指等症灸二七壯

腎俞二穴在十四椎下兩傍各寸半針一分治皮向外寸半可灸七壯至百壯或隨年壯多灸爲妙一取法用一根竹與臍平量折斷移後對臍脊點墨爲記兩傍各用寸半是穴治久虛夜夢鬼交遺精白濁小便出血此乃腎家大敗也五勞七傷四肢倦怠兩膝痛坐立不得只可五分瀉後補也

氣海俞二穴在十五椎兩傍各寸半主腰痛痔病

大腸俞二穴在十六椎下兩傍各寸半針一分沿皮向外可灸三壯治腸鳴繞臍痛大小便不利洞泄不止看症補瀉

關元俞二穴在十七椎下兩傍各寸半治風勞腰痛泄痢虛脹小便難婦人瘕聚諸疾

小腸俞二穴在十八椎下兩傍各寸半針一分沿皮向外寸半治小便數五般淋瀝大便膿血五般痔漏婦人赤白帶下可灸二七壯

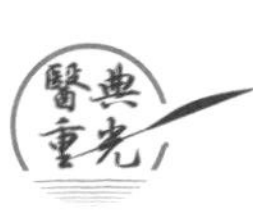

膀胱俞二穴在十九椎下兩傍各寸半針一分沿皮向外寸半治膀胱疝氣小腸偏墜腎硬等症可灸三壯

治病同前

中膂俞二穴在二十椎兩傍各寸半伏而取之針三分可灸三壯治赤白痢虚渴汗出腰不能俛仰腹脹脇痛疝寒熱痓反折

白環俞二穴在二十一椎下兩傍各寸半針一分沿皮向外寸半治腹中冷氣泄瀉不止五痔等症陽氣虚陰中汗濕可灸二七壯治腎臂癱等症

上窌二穴在腰髁骨下第一空俠脊兩傍陷中餘三窌少斜上濶下狹是也針二寸灸三壯治鼻衄嘔逆寒、熱腰痛婦人絶子瘧寒、熱陰挺出不禁白痢痓反折大小便利

次窌二穴在第二空俠脊兩傍陷中針二寸灸三壯主腰下至足不仁惡寒、婦人赤白瀝下心下積脹大小便利疝氣下墜

中窌二穴在第三空俠脊兩傍陷中針二寸灸三壯主五勞七傷六極腰痛婦人赤淫時白氣癃月事少大

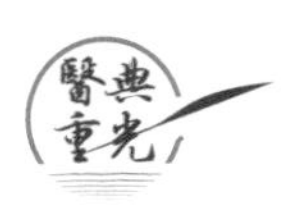

便難小便利腹脹飧泄
下窌二穴在第四空俠脊陷中針二寸灸三壯主腰痛
婦人下泔汁不禁赤瀝陰中癢痛引小腹不可俛仰
大小便利腸鳴腹脹欲泄
會陽二穴在陰尾骨兩傍各開寸半針八分灸三壯主
腹中有寒泄瀉腸澼便血久痔陽虛陰汗濕
附分二穴在脊第二椎下兩傍各開三寸正坐求之針
一分治皮向外治肩背拘急風冷入腠理頸項强痛
難回顧

魄户二穴在脊第三椎下兩傍各三寸針一分沿皮向外寸半治症同附分

膏肓二穴在脊第四椎微下一分五椎微上二分兩傍各開三寸是穴百脉皆從此經過無病不療虛損勞怯遺精白濁五勞七傷一切骨蒸欬逆等症多灸爲佳禁針

○取穴法

○一令人正坐曲脊伸兩手以臂着膝前令[illegible]直手大指與膝頭齊以物支肘勿令臂得搖動從[illegible]骨上角摸索至胛骨下頭其間當有四肋三間灸中間從胛骨之裏去胛骨容側指許摩肋肉之表筋骨空處按

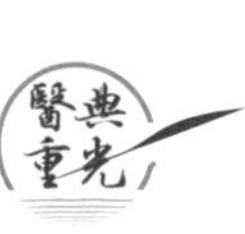

之但覺牽引肩骨中是穴動左右各灸百壯多至千壯當覺下礱礱然如流水狀若停痰宿疾亦必有所下也○若病人已困不能正坐當令側臥挽一臂令前求穴灸之也

○又法以右手搭左肩上中指頭所不及處是穴左手亦然乃以前法灸之若不能正坐當伸兩臂亦可伏衣樸上伸兩臂令人挽兩胛骨使相推不爾胛骨遮穴不得眞穴也所伏衣樸當令大小得宜不然則失其穴也此穴灸後令人陽氣康盛當消息以自補養身體平復則病無所不治也

○一法醫者先自坐以目平正却干壁上以墨作一天圓却令息者坐常使其目視圓不使斜視別處此亦良法也令患人正坐曲脊伸臂依法醫士以指揣頭後脊脊一節爲一寸自一椎至五推逐一墨點記令上下端直分明然人有頭骨者亦有無者當以平肩爲一椎是百傍穴也以四椎至五推用稈心比量兩推上下遠近揩爲三分亦以墨界脊上推間取笞四椎下二分微多至椎上一分微少用筆點定横過相

去六寸之中左右以爲兩穴交下遠近之準大要兩
椎上下合銅身寸一寸三分七經微縮有無大段長
短不同可與奇經內督脉有量脊骨之法兩相參考
庶得真穴也
○若人肥大背厚骨節難尋當以平臍十四椎命門穴
爲準上自大椎下至命門揩量
○一法令患人正坐曲脊伸臂如前法以草心千中指
第二節横紋內一寸量六寸以椎骨一寸四分記六
寸先將筆點百勞穴爲準下六寸盡頭點墨將草心
折中横兩傍盡處是穴也
○一法令病人兩手交在兩膞上灸時亦然脚骨遂闊
其穴立見以手指摸索第四椎下兩傍各三寸四肋
三間之中按之瘆瘆是穴灸至千壯小亦七七壯也
當依千金方立點立灸坐點坐灸臥點臥灸爲準
○又法取膏肓二穴當除第一椎小骨不算若連算一
椎數下當在五椎下兩傍各三寸半共折七寸分兩
旁按其瘆瘆處乃是真穴每依此法量灸療治諸症

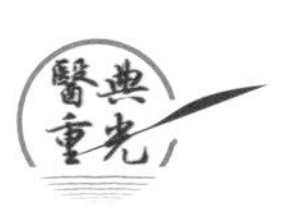

神堂二穴在五椎下兩傍各三寸正坐取之針一分沿皮向外一寸治肩背痠疼胸膈脹滿寒熱進退脊膂痛可灸二七壯

譩譆二穴在六椎下兩傍各三寸膊內廉以手壓之令病人抱肘作譩譆之聲則指動矣灸五壯針一分沿皮向外一寸治五勞七傷等症

膈關二穴在七椎下兩傍各三寸正坐開肩取之針五分可灸五壯治背痛脊強食不下吐噦涎沫

魂門二穴在九椎下兩傍各三寸針五分灸五壯治食

飲不下腹中雷鳴大便不節嘔吐多涎

陽綱二穴在十椎下兩傍各三寸針五分灸五壯治小便黄腸鳴泄瀉消渴身熱面目黄怠惰不嗜食餘治同魂門

意舍二穴在十一椎下兩傍各三寸針一分沿皮向外一寸治肚腹膨脹飲食不化惡寒熱一切癰疽等疾可灸二七壯

胃倉二穴在十二椎下兩傍各三寸針五分灸五壯主腹內虛脹[illegible]食不消惡寒不能俛仰水腫[illegible]脹飲食

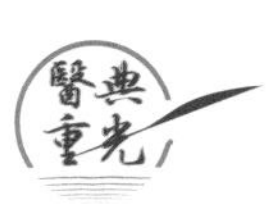

不下

肓門二穴在十三椎下兩傍各三寸針五分灸三十壯主

心下堅滿婦人乳有餘疾

志室二穴在十四椎下兩旁各開三寸針五分灸五壯

主腰脊强腹痛陰痛下[illegible]大精小便淋瀝

胞肓二穴在十九椎下兩傍各開三寸針一分沿皮向

外一寸治病同志室

秩[illegible]二穴在二十一椎兩傍各開三寸針五分灸三壯

[illegible][illegible]取之主腰痛尻重不能舉發腫五痔等症

承扶二穴在尻臀下陰股上横紋中針五分禁灸主腋下腫脊腰尻臀陰股寒痛痔瘡小便不禁大便直出遺精胞寒又治大便難

殷門二穴在承扶下六寸針五分禁灸主腰脊不可俛仰股外腫因瘀血注之

浮郄二穴在委陽上一寸屈膝取之針五分灸三壯主小腹熱大便堅膀胱經熱大腸結股外筋急

委陽二穴在膝腕横脉尖外廉兩筋間委中外二寸屈身取之針七分灸三壯主陰跳遺精小便難小腹堅

痛引陰中淋瀝腰痛脊强瘈瘲顛疾頭痛筋急腋腫胸脹身熱飛尸遁注痿厥不仁

委中二穴土也在膝腕内膕横紋中動脉應手足太陽脉所入爲合也針五分禁灸此穴以紫血出爲妙若無紫血止取穴治腰痛一切癰疽及傷風沭瘴瘡癬並宜出血寒濕脚氣流注於經絡并宜彈針出血可治也

合陽二穴直委中下三寸針五分灸五壯主腰脊强痛引腹膝股熱䯒痠痛癀疝女人崩中腹痛[illegible]癖陰痛

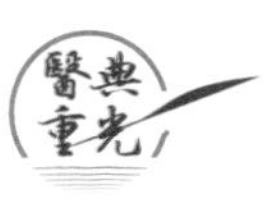

承筋二穴在脛後腨股中央從腳跟上七寸灸三壯禁針治頭痛鼻鼽衄指腫腰脊腹痛疝氣大便難腳攣脛痠痺跟痛足下熱不能久立轉筋霍亂痔瘕久痔支腫寒熱汗不出

承山二穴在腸腨一分肉間拱足去地一尺取之一法在足後跟橫紋上八寸是穴橫針二寸半治腰背痛腳攣筋拳不能久立腸風下血大便難小便數霍亂轉筋刺之立安可灸二七壯大治久癰不瘥不思飲食刺之立效看症補瀉

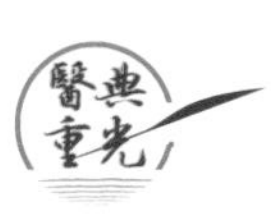

飛揚二穴在外踝上七寸骨後針五分灸三壯主頭痛目眩鼻衄頸項痠歷節風足指不能屈伸腰痛腨痛寒瘧狂癲疾吐舌痓反折痔篡傷痛野雞痔逆氣足痿失履不收

附陽二穴足外踝上三寸太陽脉處小陽脉後兩筋陷中針一分灸三壯治症同崑崙

金門二穴外踝下骨空陷中針三分灸三壯主癲疾馬癎反張尸厥暴死轉筋霍亂脚脛痠身戰不能久立

崑崙二穴火也足外踝骨上陷中足太陽脉所行為經

也横針二寸半透天鋊灸三壯主治腰尻骨痛足不能履地鼻衄脚氣紅腫左癱右瘓脚腕疼痛

僕叅二穴在足後跟骨下赤白肉陷中針三分治症同

申脉

申脉二穴在外踝下五分容爪甲赤白肉際陷中針三分禁灸治目反上視或赤痛從内背始腰痛脛寒熱不能久立坐顛疾鼻衄

京骨二穴在足外側大骨下赤白肉際中足太陽脉所過爲原也針三分灸三壯治膝痛不能屈伸寒熱瘧

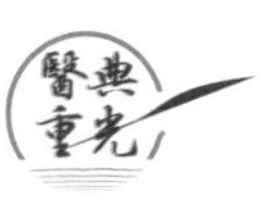

疾項不能回顧腰不能俛仰鼻衄不止脚氣紅腫横

針寸半

束骨二穴木也在足小指外側本節後陷中足太陽脉

所注爲俞也針一分沿皮向後半寸治腰疼不能屈

伸兩眼痛耳聾虛鳴傷風頭强不能回顧眼赤看症

補瀉

通谷二穴水也在足小指外側本節後陷中足太陽脉

所流爲榮也針三分治病同至陰

至陰二穴金也在足小指端外側去爪甲如韭足太陽

脉所出爲井也針一分沿皮向後三分灸三壯專治目生翳膜鼻塞頭痛胸脇痛無常處小便不利看症補瀉

醫學原始　卷之八終

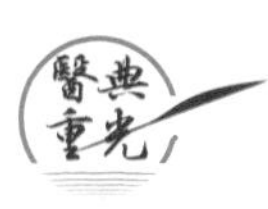

醫學原始　卷之九

雲間浩然子惠源王宏翰著輯
男　聖來王兆文叅訂

任脉俞穴主症腹部中行共二十四穴

會陰穴在肛門前前陰後兩陰間禁針可灸二七壯主五痔治女人陰門痛産後昏迷及經水不通男子陰寒陰縮不得大小便前後相引痛陰汗陰中諸病一云女爲會陰男爲海底其實一也

海底一穴在陰囊十字紋中避外腎針入一寸半治

小便縮陰中腫大如斗三稜針出血爲妙

曲骨穴在横骨之上毛際陷中動脉應手一法在中極下一寸毛際陷中針一寸半灸五壯治小腹膨脹小便不利淋瀝遺精白濁女人赤白帶下一切膹豚疝氣

中極穴在臍下四寸針一寸二分日灸三七壯至三百壯主治陽虚淋漓失精恍惚尸厥膹豚水腫疝氣小便赤澀道痛臍下積塊如石婦人白帶産後惡露不止遂成疝瘕或月事不調血結成塊拘攣腹疝月水

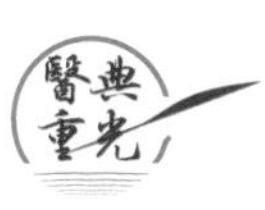

不下乳餘疾絶子陰癢子門腫痛小腹若寒、飢不能食胎衣不下轉脬不得小便

關元穴在臍下三寸針三寸半治小便閉澀不通婦人轉胞小腹脹滿不宜針可灸三七壯又小便頻數大便閉結宜瀉不宜補大便附泄宜補男子遺精白濁女人赤白帶下一切臏豚瘕氣婦人三十四不破腹可灸五十壯針三寸半補之立旺

石門穴在臍下二寸針五分灸二七壯至百壯惟婦人灸之及針令絶孕治病同氣海

氣海穴在臍下一寸五分針三寸半治臍下疼痛上攻
心腹小便赤澀婦人月事不調產後惡露不止繞臍
疼痛此乃生氣之海也大治臟氣虛憊元氣不足一
切氣疾結如覆杯之狀大宜針灸氣至隔而即補也
又治小兒顖不合

陰交穴在臍下一寸針三寸半可灸七七壯治小腹痛
手足拘攣女人月水不調或產後惡露不止繞臍痛
男子遺精女人赤帶

神闕穴在臍中央禁針鹽泥填孔可灸三十壯治小便

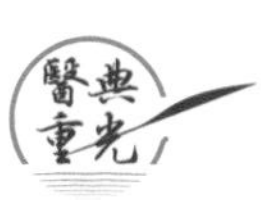

閉澀水腫單腹脹腸鳴又治泄瀉不止久冷虛憊中
風不省人事急灸即甦大治百病老人虛人泄瀉

水分穴在下脘下一寸臍上一寸治水腫腹脹四肢浮
腫腸鳴頭目昏沉宜灸七壯禁針

下脘穴在建里下一寸臍上二寸針灸治病同建里

建里穴在中脘下一寸一法鳩尾下四寸 針六分治嘔
飲食心腹痛宜灸二七壯

中脘穴在上脘下一寸臍上四寸 一法鳩尾下三寸針
一寸二分日灸二七壯至百壯止治翻胃吐食心下

脹滿狀如伏梁胃脘傷寒嘔吐清水心腹痛五積痰
涎癖塊

上脘穴在鳩尾下二寸臍上五寸一法巨闕下一寸針
三寸治心中積熱膹豚氣脹飲食不進霍亂吐瀉或
吐血乃心血妄行熱則行寒則止又治心膈氣脹灸
二七壯

巨闕穴心之募也在鳩尾下一寸拒者小淩强一寸中
有鳩尾拒之直針三寸可灸七壯治症同鳩尾

鳩尾穴在臆前蔽骨下五分一取法令人仰臥致下針

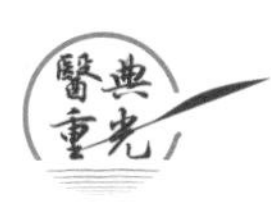

令人將冷水一盞針透皮即喫水一口於患人面上
患人驚恐即針入三分半非高手不可針此穴岐伯
云針中心隨針而死中肝二日死中脾三日死中肺
四日死中膽五日死禁灸灸則令人骨蒸勞熱治五
勞七傷傳屍骨蒸消渴此穴乃一身之原諸脉從此
行過乃五藏所聚之地五藏皆系於心穴中三寸三分思岐
云此穴乃一身主宰生血之源道不可輕針恐傷於
心宜端坐仰倒頭於後擡起手於後方可針蓋頭目
金木水火土手亦有六經頭手俱起於心可亦弔起

故刺之無碍大治心氣諸病皆治看症補瀉

中庭穴在鳩尾上一寸膻中下一寸六分陷中直針三分灸五壯治胸滿噎氣飲食不下嘔血翻胃

膻中穴在玉堂下一寸六分直向兩乳中間陷中仰臥取之治諸氣喘或生肺俱或哮喘或吐鮮血胸膈悶上膈氣塞灸二七壯禁針針則令人壽夭

玉堂穴在紫宮下一寸六分陷中仰面取之針三分灸五壯主胸滿喘息膺骨痛吐逆上氣煩心嘔吐寒痰

紫宮穴在華蓋下一寸六分針三分灸五壯治胸脇滿

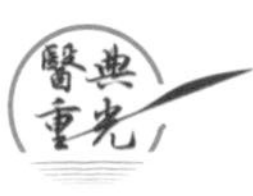

痛膺骨痛飲食不下嘔逆上氣煩心

華蓋穴在璇璣下一寸陷中仰頭取之針一分沿皮向
外三分可灸五壯治胸膈脹滿咳嗽逆上氣喘不能
言語

璇璣穴在天突下一寸陷中仰面取之針一分沿皮向
外寸半可灸五壯治胸膈咽痛水粒不下

天突穴在結喉下三寸宛宛中一法結喉下一寸宜潭
宛宛中乃陰維任脉之會也針一分沿皮向外一寸
左右皆可治氣喘咳嗽傷寒閉塞或生乳癖或瘿氣

壅或嘔吐鮮血咽喉乾燥生瘡水粒不下狀如雞聲
宜灸七壯
廉泉穴在頷下結喉上中央舌本間針三分灸三壯治
舌下腫難言痺瘲涎多咳嗽少氣喘息嘔沫口噤舌
根急縮飲食難下
承漿穴在頤前下唇下宛宛陷中開口取之針五分治
偏風口眼喎斜面目浮腫宜瀉可灸七壯頸項強痛
不能回顧亦宜瀉或牙關緊急不開先瀉後補又治
疾灌經絡語言蹇澀暴啞不言一云可灸三壯或四

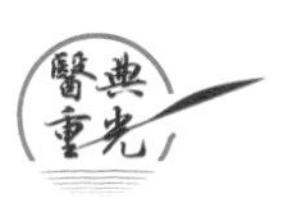

十九壯停四五日灸多則恐傷陽明脉斷令風不差

此艾炷止許一分半大

督脉俞穴主症　頭背中行共二十七穴

齗交穴在唇内齒上縫中央爲任督之會可逆刺之針三分灸三壯主鼻室喘息不利口喎僻多涕鼽衄有瘡鼻生息肉鼻頭額頞中痛鼻中蝕瘡口噤項如拔面赤頰中痛心煩痛頸項急小兒面瘡

兑端穴在上唇中央尖尖上灸三壯主唇吻强上齒齲痛顛疾吐沫小便黄舌乾消渴衄血不止

水溝穴在鼻準下離五分含水丁口空珠是穴針五分吐水方可補瀉治牙關緊急口眼喎斜唇吻不收水

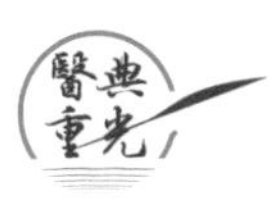

秥漏出宜先補後瀉也

素髎穴在鼻準上陷中針三分禁灸

神庭穴在額顛直鼻入髮際五分取法用手掌後横紋按於鼻大上中指盡處是上星穴也先取上星下五分是穴也督脉太陽陽明之交會也禁針治鼻無聞傷寒鼻流清涕鼻衄鼻痔等症宜灸二七壯

上星穴直入髮際一寸督脉所發針一分沿皮向後治頭風宜補不聞香臭眼疼不能遠視用細棱針畧出血爲度此乃諸陽熱氣攻於目可灸七壯

顖會穴在上星後一寸陷中督脉所發禁針針則令人
夭可灸二七壯治面瘋發腫鼻塞
前頂穴在顖會後一寸半骨陷中針四分治頭風目眩
頭面赤腫小兒癇症鼻流清涕可灸七壯
百會穴在前項後一寸半頭頂中央取法將兩耳尖量
記當中是穴督足太陽交會針一分沿皮向後三分
可灸百五十壯停三五日訖繞四圍以三棱針出血
以井水淋之令氣宣通頻灸拔氣上升免令人眼闇
治諸頭風中風不省言語不能口眼喎斜女人小產

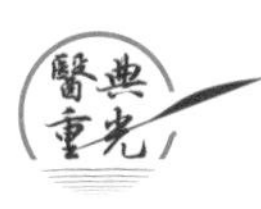

後惡血冲心口不開灸立愈但頭風等症諸般風痛
偏墜治皆立愈取百會三陰交
後頂穴在百會後一寸半枕骨上督脉氣所發治頭風
痛不可忍傷風傷寒可灸立愈
强間穴在後頂穴後一寸五分治頭風并心下煩悶嘔
吐不止頭項不能回顧針五分宜灸七壯
腦戶穴在强間後寸半禁針針則令人啞宜灸二七壯
治症同强間
風府穴在腦戶後寸半一法項後人髮際上一寸大筋

内宛宛中督脉太陽脉之後禁灸灸則令人失音主治頭項急鼻衄咽喉腫痛中風不語脊膂强針五分不可深深則令人啞

啞門穴在項後入髮際五分宛宛中仰頭取之禁灸灸則令人啞針五分不可深深則令人言語塞澀治頭頸項痛不能回顧舌緩不言鼻衄傷風汗出不止一切頭面等症

大椎穴一名百勞在第一椎上平肩節中針五分可灸二七壯治五勞七傷寒熱日作脊膂强鼻衄勞嗽癰

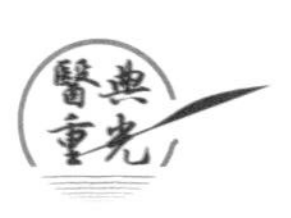

瘵

[illegible]穴在大椎下針三分可灸二七壯治病同前

身柱穴在三椎下間針五分灸五壯治顛疾瘈瘲怒欲殺人胸熱口乾煩渴喘息頭痛吐而不出

神道穴在五椎下間禁針灸三壯主腰脊急强痎瘧恍惚悲愁健忘驚悸寒熱往來熱喘目昏頭痛

靈臺穴在六椎下針三分可灸二七壯治寒熱進退勞嗽久嗽痰涎腰脊强痛看症補瀉

至陽穴在七椎骨節下間針三分可灸七七壯治脛痠四

肢重痛怒氣難言

筋縮穴在九椎骨下間針三分灸七壯治驚癇狂走顛疾脊急强目轉上垂

脊中穴在十一椎骨節下間針三分禁灸灸則令人傴僂治顛癇勞瘧腹中積塊心腹疼痛背脊强不可屈伸

懸樞穴在十三椎骨下間直針三分可灸二七壯治水穀不化下利腰脊强痛不能屈伸並治一切積塊胸腹痛胃脘停寒口吐酸水

命門穴在十四椎骨下間針三分宜灸三壯主頭痛

破身熱如火汗不出瘈瘲裏急腰腹引痛

陽關穴在十六椎下間針三分禁灸治症同懸樞

腰俞穴在二十一椎下間針三分灸二七壯治腰脊痛

或癱痪四肢無力並治

長强穴在脊骶尾骨端伏地取之針一分沿皮向旁開

二寸大治腸風下血五種痔疾脊膂强痛可灸三七

壯此痔根聚也切忌房事注冷之物專治赤痢大腸

有熱下血可瀉

奇穴主症

小骨空二穴在手小指二節治眼疼

大骨空二穴在手大指二節可灸七壯

中魁二穴在手中指節尖可灸五壯治翻胃吐食

五虎四穴在食指二節可灸七壯治五指[illegible]不開

八邪二穴在足　指縫中治手背紅腫針宜出血大效

獨陽二穴在足第二指內踝尖骨上可灸七壯治婦人胎衣不下男子小腸疝氣

手肘尖骨二穴在肘骨尖上可灸七壯治瘰癧等症

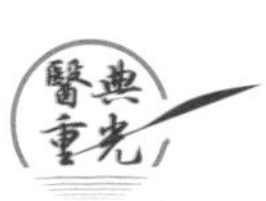

骨髓二穴在膝上梁丘兩傍開五寸針寸半可灸二七壯治兩腿疼痛

龍玄二穴在手側腕上交叉紫脉中可灸七壯治牙疼

内迎香穴在鼻孔中治兩眼紅腫不可開用蘆管或竹葉尖搐之出血

鬼眼四穴在手足兩拇指爪甲邊半肉半爪處是也用線將手足兩拇指並縛向縫灸七壯主治顛狂發時灸之

海泉一穴在舌底根當中用三稜針出血主治舌腫

金津一穴在舌底左邊紫脉中用小三稜針出血主治
舌腫[illegible]
王液一穴在舌底右邊紫脉中用小三稜針出血主治
舌腫[illegible]
四脉穴在胦腕後横紋四畔紫脉上治忽然肚脹大痛
者霍亂吐瀉人呼爲吸沙症出血神效
十宣穴在十指端井穴出血治中風不省人事三稜針
出血立效
兩乳中穴在乳下肋中針一分治皮向外寸半治婦人

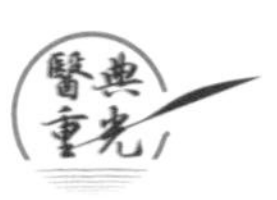

乳癰等症瀉男子忽然氣喘瀉可灸七壯立效

氣中二穴在氣海兩傍寸半針入二寸半治婦人血弱

氣盛先補後瀉腹痛腸鳴可灸三壯

闌門二穴在玉莖兩傍各開三寸半針二寸半可灸三十壯治偏墜木腎乳弦等症

雀頂二穴在膝蓋骨尖上可灸七壯治兩腿無力兩足癱痪

海底穴在脬囊海底下十字縫中治陰中濕癢外腎生瘡可灸二七壯瀉任脉内已詳

外膝穴在膝兩曲紋尖中可灸三七壯治膝攣筋不開
內踝尖穴治牙疼取穴如前
至陽一穴在足小指第二節可灸七壯治紅腫脚氣眼
目紅腫疼痛頭運頭旋
足根二穴在正面後跟赤白肉際骨下針三分彈針出
血可灸二七壯治紅腫脚氣兩足生凍瘡
印堂一穴在眉中間治孩兒驚風應百會穴

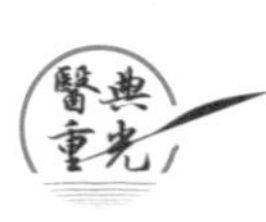

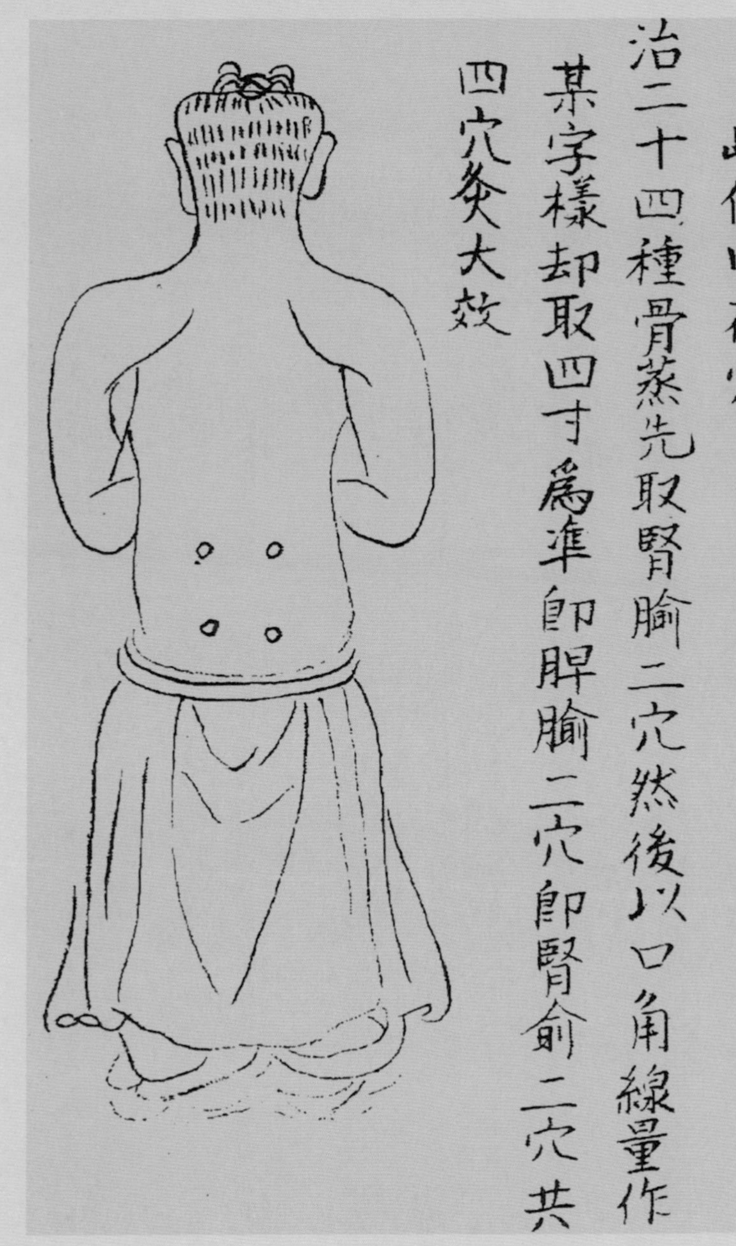

岐伯四花穴

治二十四種骨蒸先取腎腧二穴然後以口角線量作某字様却取四寸爲準卽脾腧二穴卽腎俞二穴共四穴灸大效

崔氏四花六穴圖 此三穴名曰患門四穴名四花故曰四花六穴

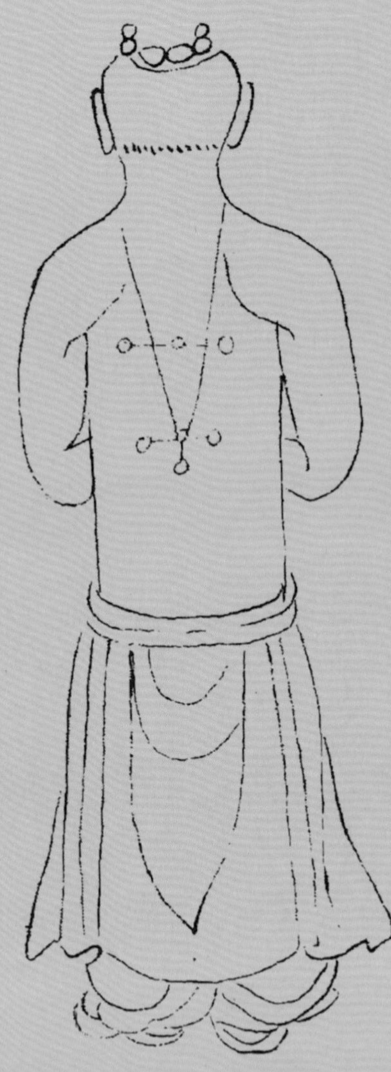

崔氏灸治骨蒸勞瘵若人初得此疾即便如此法灸之無不效者但醫者多不得真穴以致有悮今具真格使學者一見瞭然

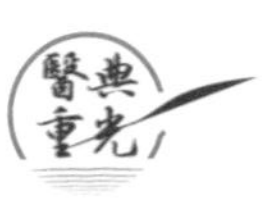

先用細繩一條約三四尺以蠟抽之勿令展縮以病人脚底貼肉量男取左足女取右足從足大拇指頭齊起從脚板底當脚跟中心向後引繩循脚肚貼肉直上至膝腕曲叉中大横紋截斷次令病人解髪分開兩邊令見頭縫自顖門平分至腦後乃平身正坐取前所截繩子一頭從鼻端齊也鼻尖引繩向上正循頭縫至腦後貼肉垂下循脊骨引繩向下至繩盡處當脊骨以墨點記此墨不是灸穴别以稻稈心令病人合口將稈心按於口上兩頭至吻却勿起稈心沖心至鼻端

根下如人字樣齊兩吻截斷將稈展直於先在脊中
墨記處取中橫量勿令高下於稈心兩頭以墨記之
此是灸穴名曰患門二穴初灸七壯累灸至一百壯
妳初只灸此二穴次令病人平身正坐稍縮臂膊取
一繩繞項向前平結喉骨骨平大杼骨俱以墨記向
前雙垂下與鳩尾齊即截斷却翻繩向後以繩原點
結喉墨放大杼上大杼墨放結喉上脊中雙繩頭齊
會處以墨點記（此亦不是灸穴）別取稈心令其人合口無得
動笑橫量齊兩吻截斷還於背上墨記處摺中橫量

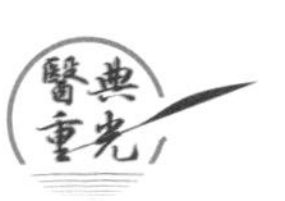

兩頭點之此是灸穴又將循脊直量上下點之此是灸穴名曰四花穴初灸七壯累灸至百壯迨瘥愈疾未愈依前法復灸故云累灸至百壯但當脊骨上兩穴切宜少灸凡一次只可灸三五壯多灸恐人蹺背凡灸此六穴亦要灸足三里穴以瀉火氣爲妙若婦人纏足以致足短小所以一次患門穴難以準量但取右手肩髃穴貼肉量至中指爲盡亦可不若只取膏肓穴灸之其穴載于足太陽經次灸四花穴亦效

萬康叔四花穴圖

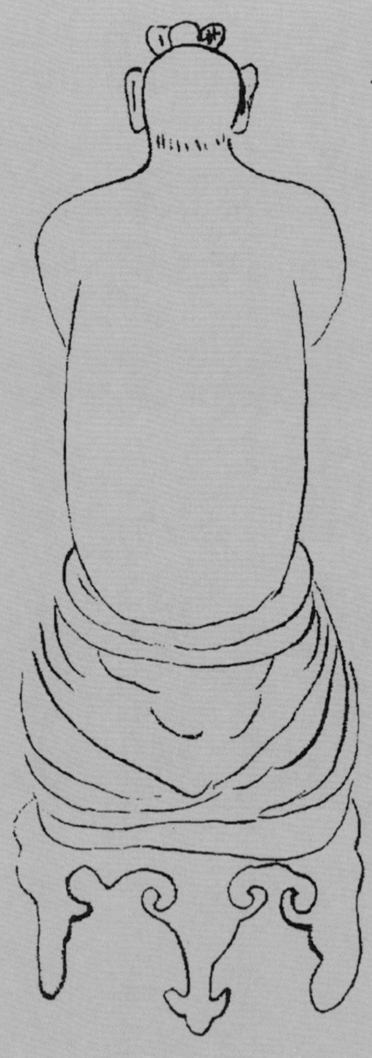

萬氏灸治勞症第四椎骨下中心各取二寸兩邊各垂下二寸是穴俱灸五壯治虛勞咳嗽更於三椎下脊中灸三壯而安

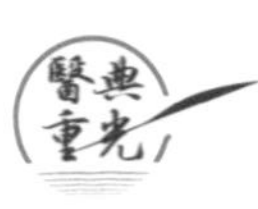

○治黄腫病將線於頸上過則於頭復住將線轉則背上住横各一寸半又用線則臍中住又復線則背脊止却各一寸半濶灸

○治腸風臓毒下血宜平立視脊骨平處椎上灸七壯或年深歳久下椎骨兩傍各灸七壯

醫學原始　卷之九終